第一辑

周凤梧 张奇文 丛林 主编

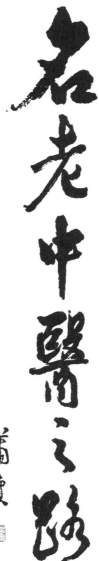

名老中医之路

萧璜

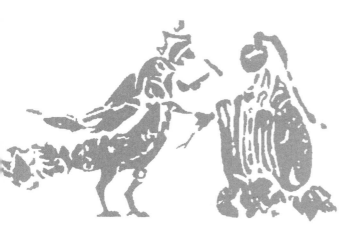

山东科学技术出版社

·济南·

图书在版编目（CIP）数据

名老中医之路. 第 1 辑 / 周凤梧，张奇文，丛林
主编. -- 济南：山东科学技术出版社，2015.1（2024.9
重印）
ISBN 978-7-5331-7633-4

Ⅰ.①名…　Ⅱ.①周…　②张…　③丛…　Ⅲ.①
中医师—生平事迹—中国—现代　②中医学—临床医
学—经验—中国—现代　Ⅳ.① K826.2　② R24

中国版本图书馆 CIP 数据核字 (2014) 第243769 号

名老中医之路（第 1 辑）

MING LAO ZHONGYI ZHI LU（DI 1 JI）

责任编辑：韩　琳
装帧设计：魏　然

主管单位：山东出版传媒股份有限公司
出 版 者：山东科学技术出版社
　　　　　地址：济南市市中区舜耕路 517 号
　　　　　邮编：250003　电话：（0531）82098088
　　　　　网址：www.lkj.com.cn
　　　　　电子邮件：sdkj@sdcbcm.com
发 行 者：山东科学技术出版社
　　　　　地址：济南市市中区舜耕路 517 号
　　　　　邮编：250003　电话：（0531）82098067
印 刷 者：山东新华印务有限公司
　　　　　地址：济南市高新区世纪大道 2366 号
　　　　　邮编：250104　电话：（0531）82091306

规格：小 16 开（170 mm×240 mm）
印张：15　字数：200 千　印数：31 001~34 000
版次：2015 年 1 月第 1 版　印次：2024 年 9 月第 10 次印刷
定价：28.00 元

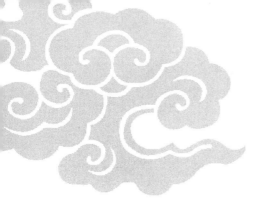

出版者的话

　　1981～1985 年,《名老中医之路》分三辑陆续出版,自其问世以来,深受广大读者与专家的好评。为满足广大读者的要求,我们特再版本书,现将有关情况说明如下:

　　1. 本次再版本着原书原貌的原则,仍分三辑(三册)出版,每辑内容与首版保持一致。按照当今读者的阅读习惯,将开本改为 16 开。

　　2. 精益求精,对错字、别字进行改正。

　　3. 由于本书中收录的名老中医多已辞世,其后人及门生的联系方法也不得而知,故请各位作者或其继承人见到本书后与我们联系,我们将按规定支付稿酬(联系方法:山东省济南市玉函路 16 号 山东科学技术出版社 邮编 250002 电话 0531－82098051 联系人:韩琳)。

　　由于时间紧促,书中不当之处在所难免,敬请广大读者批评指正。

　　《山东中医学院学报》创办"名老中医之路"专栏，陆续发表一些名老中医谈治学经验的文章，深受读者欢迎。现在将这些文章集印成册，是广大读者所需要的。这有助于鼓励广大青壮年中医师进一步下苦功深入研究和精通中医药学，有助于当今一代名中医的成长，而这正是青壮年同道们当应努力的方向。

　　中国医药学是一个伟大的宝库，这是客观存在的现实。我们要有民族自豪的气魄，放宽眼界，解放思想，以自然辩证法为武器，去珍视和研究这个宝库。应当真正认识到，中国医药学是中国人民几千年来在与自然作斗争、与疾病作斗争的实践中积累起来的、有丰富内容的一门科学。我们古代和先辈的高深学者，常常站在朴素的、唯物辩证的角度去观察人体生命现象和疾病现象，把这些现象与整个自然界的某些宏观规律联系起来，并将长期实践得来的医疗经验不断加以深化，从而逐渐形成了具有独特理论体系、具有高度系统性和科学性的中国医药学。对此，我们中华民族应当引以自豪。

　　我们应当继续做好对中国医药学宝库的继承发掘和整理提高工作，使它同现代最先进的自然科学的多种学科直接结合起来，从而在自身的基础上实现现代化，为人类防病治病、健康长寿做出伟大的贡献。

　　《名老中医之路》第一辑的出版，是山东中医学院和山东科学技术出版社的领导以及作者、编者共同努力的结果。我们希望看到第二、三辑的顺利出版。

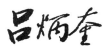

一九八一年四月

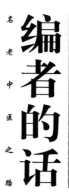

编者的话

　　《山东中医学院学报》自一九八〇年下半年起,开辟"名老中医之路"专栏,邀请全国著名中医学者和名老中医撰文,回忆其艰难曲折的治学道路,总结其多年积累的治学经验,以启迪中医后学,诱掖一代新的名医成长。应读者要求,专栏征文除在学报陆续发表之外,将有计划地辑成专集出版,这是其中的第一辑。

　　由于时间的推移和十年动乱的原因,目前尚在的著名中医学者和名老中医已经是寥若晨星了。而且,据我们所知,他们之中有相当一部分已经是弱病交加,甚则是久卧病榻了。所以,从这项工作的开展之初,我们就怀抱着一种难以稍缓的急迫感。及至工作全面展开,虽然许多名老的热情应征使我们欣喜过望,但一些令人不安的消息还是时有传来:有的同志在接到征文函时已经久卧病榻,但仍然抓紧神志尚清的时候,时辍时续地口述成文;有的同志在接到征文函后未及动笔,或为文及半,就溘然长逝了;而有的同志抱病成文后曾风趣地说:希望能看到文章印出时名字上不带黑框,但时过仅月,噩耗就传到了编辑室……这些消息使我们难以平静,使我们在翻阅诸老文稿时手里如同捏着一团火,直感到一个无声的命令在催促我们:快些整理,快些誊清,快些使专辑问世;抢救老中医经验的工作实属刻不容缓了!

　　我们认为,著名中医学者和名老中医多年积累的治学经验,是祖国医药学宝库的重要组成部分。尽管时代有了迁延,抢救和发掘这些经验,仍然具有重要的现实意义:第一,有利于一代新的名医成长。名老们走过的道路,无论是家传、自学或从师,都可以作为后学者的借鉴;他们步入中医堂奥的门径和方法，无论是较为捷当的，或较为迂回的，对于后学的入境都有重要的参考价值；至于名老们百折不回的攻关精神，精诚专一、艰苦奋斗的治学态度以及高尚的医德医风，对于青年中医的健康成长，也是不无裨益的。第二，有利于改善中医教育。中医教育有其特殊的规律，名老们有许多见解或建议动中肯綮，对于进一步办好中医院校肯定有所启示。第三，名老们总结一生的成败，顾后而瞻前，对于中医学术的发展、对于中医现代化问题，也提出了一些来自实践的真知灼见。

由于实践的道路、方法各有所异，诸老们的经验各有所长，对于一些学术问题的见解也近山近水，见仁见智。本着百家争鸣的精神，编辑中采取了兼收并蓄、异卉斗艳的原则。这样有利于借鉴，有利于思考，有利于掌握规矩而又不拘于方圆。我们相信，这是比较有利于读者的正确态度。

我们打算，全部征文将分三辑陆续出版。第一、二辑为当代名老的回忆文章，第三辑为门人回忆解放前后故去的名老的文章。全部工作争取在一九八二年底以前完成。

借本书第一辑出版的机会，谨向所有积极为本书撰文的著名中医学者和名老中医们致以敬意，向在征文过程中故去的同志们表示深切的悼念之情！同时，又要向曾经对此次征文给以宝贵支持的各地卫生行政部门、各兄弟院校、各中医药刊物同行表示感谢，并希望继续得到他们的指导和支持。

编者
一九八一年二月于济南

2

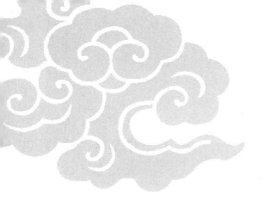

名老中医之路

目录

无恒难以做医生 ………………………………… 岳美中（1）

我的治学门径和方法 …………………………… 任应秋（12）

我的学医过程 …………………………………… 姜春华（27）

路，是人走出来的 ……………………………… 金寿山（38）

在研究防治冠心病的道路上 …………………… 郭士魁（47）

业精于勤　荒于嬉

　　——医林跬步之回顾 ………………… 李聪甫（53）

学习中医的点滴体会 …………………………… 刘渡舟（62）

学无捷径　贵在有心 …………………………… 彭履祥（69）

医林四十年 ……………………………………… 何　任（80）

杏林春暖忆旧迹 ………………………………… 周凤梧（86）

学医、行医话当年 ……………………………… 李克绍（96）

学医四十年的回顾 ……………………………… 方药中（103）

精在明理　知在成行 …………………………… 赵金铎（113）

往事重提　温故知新 …………………………… 王伯岳（125）

寝馈岐黄五十年 ………………………………… 万友生（132）

追忆旧迹　寄奉后学 …………………………… 魏长春（139）

医林寻踪 ………………………………………… 陈耀堂（145）

我的老师和我的学医道路 ……………………… 彭静山（154）

回顾与前瞻 ……………………………………… 陈苏生（163）

能定能应谓之成

    ——谈我的治学经验 ……………………………… 董廷瑶（169）

以"治学三境界"的精神学习《内经》 …………… 徐荣斋（178）

刻苦勤奋　自强不息 ……………………………… 朱良春（187）

教学《内经》的体会 ……………………………… 凌耀星（193）

学贵有恒　实践第一 ……………………………… 贺本绪（208）

学医关键是在青年时代 …………………………… 龚志贤（214）

学医"五字经" ……………………………………… 刘炳凡（221）

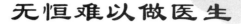

无恒难以做医生

中医研究院教授

中华全国中医学会副会长　　　　岳美中

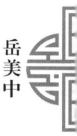

岳
美
中

作者简介

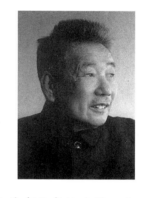

　　岳美中（1900～1982），名岳钟秀，号锄云，以字行。河北省滦县人。早年攻读文史，二十五岁时因肺病吐血，发愤自学中医。曾行医于冀东、鲁西一带。解放后曾任唐山市中医公会主任、唐山市卫生局顾问。调中医研究院工作后历任全国人大常委会委员、中华医学会副会长、中华全国中医学会副会长、中医研究院研究生班主任、中医教授。从事中医工作数十年，有较深的理论造诣和丰富的临床经验。对肾病、热性病、老年病等有深入研究，在国内外有较高的名望。主要著述有《岳美中论医集》《岳美中医案集》《岳美中医话集》《岳美中治疗老年病的经验》以及《中国麻风病学汇编》等。

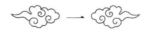

一

　　我出生在河北省滦县一个贫苦农民家庭里。父亲早年扛活，后来靠种几亩薄田兼做挑担叫卖支撑家计。我们兄妹五人，我是老大。八岁上，父母看我体弱多病,难务耕事,也为将来添个识文断算的帮手,咬咬牙送我上学,东挪西借地巴结着供我读了八年私塾。我看家里作难,跑到滦县县城考进半费的师范讲习所学了一年多。这种求学的情况,我在《六十初度》的诗中,有一首写到过:

> 少小家贫病不休,
> 学耕无力累亲忧。
> 因规夜课迟安梦,
> 为备束修早饭牛。
> 酒食屡谋精馔供,
> 序庠频遣远方游。
> 严亲纵逝慈亲在,
> 六十孩儿也白头。

我十七岁当小学教员,一面教书,一面随乡居的举人李筱珊先生学习古诗文词。其时,军阀混战,滦县正当直奉军争夺的要冲。烧杀奸掠,民不聊生。我当时抱着空洞的救国心,慷慨激昂,写了小说《灾民泪》和鼓词《郑兰英告状》《民瘼鼓儿词》等许多诗文,发表在《益世报》等报刊,想转移风俗,唤醒痴迷。但少年意气,呐喊无应,转而想从古书文中找出路。一九二五年夏,听说梁任公、王静庵创办清华国学研究院,又和裴学海等几个同好一起重温经学,兼研小学、史学,准备投考。暑期应试落榜。虽然受了一次打击,却更加发愤读书,每日教书、写稿、苦读并进。不久,累得吐了血。某医院诊云:"肺病已深,非短期可治。"考学无望,教职也被辞了,真觉得前路漆黑,大难将临,几无生趣,又不甘心那样死去。难道医学对肺病真的没有办法吗?床第呻吟之中,萌发了学习中医的念头。买了《衷中参西录》《汤头歌诀》《药性赋》和《伤寒论》等书,边读边试着吃药。一年多田野间的生活,休息为主,吃药为辅,肺病竟慢慢地好起来了。觉得中医确能治病,于是决心学医,自救救人。

学医,到哪里学呢?穷乡僻壤,无师可投;家口为累,又无力外出从师。只好托朋友找了一个村塾,学生不多,一边教书,一边学医,一边继续写诗文。这一是多年养成的习惯和爱好,二是想小补于经济。学资供养家口,稿费就用来买医书。三年之中拖着病弱的身体，日教夜学，读了宋元以后许多医学家的名著多种。缺少师友商问，就反复钻研揣磨；为了体察药性，就攒钱买药回来品尝体验。能尝的药，大都尝试过。有一次尝服石膏过量，泄下不止，浑身瘫软，闹得几天起不来床。学东知道我在读医书，有时家里人生病也找我看。我慎重地认证用药，往往有些效果。一九二八年春天学东一个亲戚的女人患血崩，找我去治。初不敢应，后经学东面恳往治。几剂药后，竟见平复。春节时，全家人坐车前来致谢，引起轰动。就在这同时，邻村一个叫徐福轩的小木匠，突然"发疯"，烦躁狂闹，忽地登高跳房，忽地用手抓炕，新铺的炕席一抓就是一片。发病月余，家里人捆管不住，经医不愈，村人荐我。我细察其脉象症候，系阳狂并有瘀血。予调胃承气汤，仅一剂竟拉赤屎而愈。阳狂一病，并非难证。但在当时，村人却传为神奇。找我看病的人就越来越多了。

一九二八年秋天，好友吴绍先古道热肠，和几个朋友凑了点钱，在司各庄帮我开了个小药铺，力劝我行起医来。说是个药铺，起初就是一间小房，里边一张床，两个药箱，几堆书。睡觉、吃饭、看病、卖药，都在里边。后来起名叫"锄云医社"。因为原来教的一些学生的家长不愿易人，恳我继续执教。一则于情难却，二则光靠行医难糊家人之口，就和两个友人一起在医社后边的一间房子里办了个"尚志学社"。白天，看病卖药之外，在这里讲四书五经；晚上，攻读医书，思索日间的病案。我行医之初，靠书本上的一些知识辨病投方，疗效并不明显。但几年之中，却对农村的经济状况、疾病种类、药品需要等，获得了不少的经验。同时，从读书的惑豁、临证的效失、病家的愁乐之中，进一步体认到中医学术对社会人群的作用，益发坚定了终生研讨中医学、献身学术的决心。业医之初，生活十分艰苦。出诊看病，经常以病弱的身体，骑一辆破旧的自行车，奔波于夏日的湿暑、隆冬的海风。有人劝我还是读书找事谋个前程，我当时曾作《道情歌》数首述说心境。其一是：

懒参禅，

不学仙。

觅奇方，

烧妙丹，

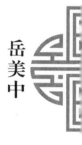

岳美中

针砭到处症瘕散。
秋风橘井落甘露，
春雨杏林别有天，
山中采药云为伴。
莫讥我巫医小道，
且羞他做吏当官。

一九三五年,朋友把我介绍到山东省菏泽县医院任中医部主任。一边看病,一边教授几个中医学生。不久,灾难就接连而来。先是丁丑夏,山左地震,烈风雷雨,屋倾墙崩,连续数月,辗转逃避,仅存生命。不久就是日寇进攻山东。一九三八年春,我应诊到博山,遇日寇攻城,被围在城内五天五夜。城破后,落荒逃到济南。身上一文不名,几箱书籍无处去找,仅剩下随身珍藏的《伤寒论》《金匮要略》各一本和数册医稿及《习医日记》。为防路上丢失,从邮局寄回家。郝云杉先生送给了二十元路费,只身由洛口过黄河,千折百难地逃回了家乡。人倒是活着回来了,邮寄的书稿却总未收到。行医十载,流落千里。身上,仅一条御寒的破被和一根逃难用的棍子;眼前,是一个沦落了的家乡。茫茫冀鲁,竟没有一个医生悬壶之地!

悬壶无地,只好重操旧业,又当了半年小学教员。暑期,教员集训要受日本的奴化教育。我不愿,跑到唐山躲避。经亲友协助,在唐山行起医来,一直到一九四八年解放。十年间,我朴素地抱着两条宗旨:做一个无愧于祖宗的中国人;当一个对得起病人的医生。这,又谈何容易! 一九四三年,当时做地下工作的一个学生为八路军买药,暴露被捕。经我保释放走后,日本特务每日或隔日上门寻衅,一直监视了我三四个月。在这样的环境下,哪里能够从容临证和专心治学呢? 但是,既做医生,又不容对病人不负责任,不甘于学业的荒废。十年间,我以经方为主兼研各家,以求提高疗效;搜读各家中药学说,摘选验证,写成了二十余册《实验药物学》笔记;研读《甲乙》,访求师友,对针灸学进行了一定的研究和应用。这十年,我正当壮年,刀匕壶囊,黄卷青灯,用功不为不苦。因为没有一个安定的环境,又缺少明确的哲学思想作指导,苦自苦矣,却没有做出多少可观的成果来。

解放后,特别是一九五四年纠正了歧视中医的错误倾向以后,中医受到了党和国家的重视。我调到中医研究院工作后,才有条件结合读书与临证,对一些问题进行较系统地整理和研究。治疗方面,除在国内执行医疗任务外,还曾九次到欧亚一些国家,参加苏加诺、胡志明、崔庸健等人的治疗和进行学术交流,这是过去不曾想到的。晚年,我考虑得多的有两件事:一是把多年积累的经验多整理出一些留给后人;二是再为中医事业培养一些后继人才。"文化大革命"的一段时间,我被抄走书物,在医院里喂兔和清扫厕所,其他无从进行。一九六九年八月周恩来总理亲自安排我去越南为胡志明主席治疗。不久,我被恢复工作。我自知身体渐差,来日无多,要抓紧做些事情。一九七六年,我为培养高级中医人才倡议多年的"全国中医研究班"招收了第一期学员。我的学术经验开始整理出版。在科学的春天里,工作刚刚开头,我却在一九七八年七月一次讲课后,病发不起,一至于今……

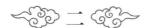

二

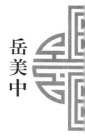

我年近中岁学医。一跨入医林,面前数千年发展起来的中医学术是如此繁茂丰厚,而又如此庞芜错杂,走一条什么样的做学问之路呢?既没有家学可依托,又没有专师引导或学校的规范,只能靠自己摸索、探求。回过头来看,也有两个有利条件。一是十几年的旧教育,培养了读书的能力和习惯。二是几十年来未脱离过临床。我的注重临床,起初是经济条件不允许去进行专门的理论学习和研究。后来,也是因为我认识到,中医学术的奥妙,确在于临床。书,没有少读;目的首先是为当好一个医生,争取当一个好医生。围绕这个目的,对历代中医大家的学术思想都做过一些探索。有过徘徊,出现过偏执,也走过弯路,才逐渐地得到了稍好一些的疗效和较为深入一步的认识。认识发展的过程,大体可分为这样几个阶段:

第一,我学医之初,是从张锡纯的《衷中参西录》入手的。临证稍久,逐渐感到其方有笨伯之处,往往不能应手。转而学习吴鞠通、王孟英等人的温热著作。用之于临床,效失参半。其效者,有的确为治疗之功;有的则非尽是药石之力。在一个时期里,疗效总不能很快地提高。思索其原因,一方面固然是对其学术研究的功力不到,经验不够;但细察其方剂,也确有琐细沉弱的方面。苦闷彷徨之中,又重读张仲景的《伤寒论》《金匮要略》(前此虽然学过,但未入细)。见其察症候而罕言病理,出方剂而不言药性,准当前之象征,投药石以祛疾。其质朴的学术,直逼实验科学之堂奥,于是发愤力读。初时,曾广置诸家诠注批阅。其中不乏精到之言,也常有牵附穿凿反晦仲师原意之处,反不如钻研原著之有会心。于是专重于研讨原著。将读书所得用于临床,每有应手,则痊大症,更坚定了信仰之心。稍后,又涉猎唐代《千金》《外台》诸书,觉得其中精华,亦是祛疾之利器。当时,曾有过一个认识,以为中医之奥妙,原不在宋元以后。从三十年代中期到四十年代后期,主要是以古方治病。这中间,还在另一个方向上走过一段弯路。一九三六年前后在山东的一段时间里,为了应付门面,生搬硬套地学了一阵中西汇通的学说。在这种理论的指导下,疗效不仅没有提高,反而降低了。真所谓"邯郸学步,失其故封"。苦闷之下,害了三个月的眼病。不能看书。经常闭眼苦思其故,好久好久,得出了两句话:"人是精神的不是机械的;病是整个的不是局部的。"这也许是仅存未丢的一点灵光吧!当时既不敢自信为是,也不敢人前道及,只取它指导着自己的治学。于是,又归真返璞地研习古老的祖国医学。

第二,在第一阶段的后几年,实践得多了,逐渐感觉到偏执古方存在的一些弊端。一方面,临床遇到的疾病多,而所持的方法少,时有穷于应付、不能泛应曲当之感。一方面也觉得经方究竟是侧重于温补,倘有认证不清,同样可病随药变。持平以论,温、热、寒、凉,一有所偏,在偏离病症、造成失误的后果上,是一样的。临证治病若先抱成见,难免一尘眯目而四方易位。只有不守城府,因人因证因时因地制宜,度长短,选方药,才能不偏不倚,恰中病机。一九五○年我在唐山就此问题和孙旭初等同仁做过长时间讨论,进一步受到启发。归纳当时的认识是:仅学《伤寒》易涉于粗疏,只学温热易涉于轻淡;粗疏常致于偾事,轻淡每流于敷衍。应当是学古方而能入细,学时方而能务实;入细则能理复杂纷乱之繁,务实则能举沉寒痼疾之重。从临床疗效方面总结,治重病大证,要注重选用经方;治脾胃病,李东垣方较好;治温热及小病轻病,叶派时方细密可取。把这些认识用之临床,确乎有法路宽阔、进退从容之感。这是四十年代末到五十年代初这段时间的认识。

第三,一九五四年前后,我在治学思想上又有了一些变化。此时,我治医学三十年,在读书和临证方面,有了一些积累和体验,也开始学习《矛盾论》和其他一些唯物辩证法的著作,并结合自己治学道路和方法上的问题进行总结和思索。在肯定以往经验的基础上，也感觉到执死方以治活人，即使是综合古今，参酌中外，也难免有削足适履的情况。但若脱离成方，又会无规矩可循，走到相对主义。要补救此弊，不但需要在正确思想的指导下深入地研究辨证论治的原则，还要在足够的书本知识和临床经验的基础上，以若干病类为对象，从研究药物如何配伍入手，进而探讨方剂如何组织。因为中医治病，基本是采用复方。复方从根本上是作为一个有机的整体逞奏疗效，而不是群药分逞其能。而复方方剂中药物配伍和组织，又有它历史地演进变化的过程。从它演变的痕迹中探求用药制方的规律，并结合当前的实践加以验证、补充和发展，指导临床，就能高屋建瓴，动中肯綮。对一个医生，这是提出了更高的要求。习医至此，不禁废书而三叹：学问没有止境，学问不可少停。在我，其知之何晚也。我在当时的一首诗中，写了这种感慨和决心：

于今才晓作医艰，

敢道壶中日月宽。

研古渐深方悟细，

临床愈久始知难；

星槎不惮一身老，

雪案浑忘五夜寒。

假我数年非望寿，

欲期补拙在衰残。

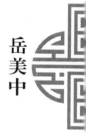

从五十年代中期以后，十几年的时间里，我结合临床、科研与教学任务，对药物配伍和方剂组织方面的材料做了一些整理和研究，对肾病、热性病和老年病等病种的用药与组方规律做了一些探索，得到了一些初步的认识。但是，因学力不足和环境的耽阻，远未能达到预期的目标。

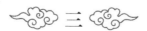

三

如何学习和掌握祖国医学这门科学，应当是有规律可循的，对此我们还总结研究得不够。我个人没有多少成功的经验可谈，能说的大半是走过弯路后的一些感触。

（一）读书宁涩勿滑　临证宁拙勿巧　学医离不开读书。但我国医学著作汗牛充栋，一个人的时间精力有限，欲有所成，就要摘要而攻，对主要经典著作要扎扎实实地下功夫，读熟它，嚼透它，消化它。读每本书都要在弄清总的背景的前提下，一字字一句句地细抠，一句句一字字地读懂。无论是字音、字义、词义，都要想方设法地弄明白。不可顺口读过，不求甚解，不了了之。也不可用望文生义的简单办法去猜测。更不能拿今天的意思硬套上去。比如《金匮要略·痰饮咳嗽篇》中的"痰饮"有二义：篇名中之痰饮，是津液为病的总称；条文中之痰饮，是指水在肠间摇动有声之流饮。读书时若不细考究，把痰饮当作今义的"稠则为痰，淡则为饮"，就失去了经典的原意。这样逐字逐句地读书，看似涩滞难前，实则日积月累，似慢实快。那种一目十行，浮光掠影的读法，不过是捉摸光景，模糊影响，谈不到学问。

要把主要的经典著作读熟、背熟，这是一项基本功。"书读百遍，其义自见"。读一遍有一遍的收获，背得熟和背不熟大不一样。比如对《金匮要略》《伤寒论》，如果能做到不加思索，张口就来，到临床应用时，就成了有源头的活水。不但能触机即发，左右逢源，还会熟能生巧，别有会心。否则，读时明白了，一遇到障碍又记不起，临证时就难于得心应手。我自己虽曾在主要著作的背读上下过一番功夫，但总不能像童时读的《论语》《孟子》和古诗文那样至今仍背诵无遗，常有学医恨晚之叹。因此，背书还要早下手。

读医书，还要边读边记，勤于积累。积累的形式则宜灵活。比如说，可以结合自己研究方向相近的一个或几个方面的专题摘要积累，读书时留意于此，随时摘抄记录，并部别类居，主要的加以标志，散漫的贯以条理，怀疑的打上问号，领悟的做出分析，大胆地附以己见。日积月累，对日后的研究工作是会有好处的。

临证宁拙勿巧。对症状要做"病"与"症"的综合分析，寻求疾病的本质，不可停留在表面的寒热虚实。立方遣药，要讲求主次配伍，加减进退，不可用套方套药取巧应付。遇到大病复杂症，更要格外细密，务期丝丝入扣，恰合病机。既要有临证时的分析，还要做事后的总结。数年来，我自己无论在哪里应诊，坚持每诊必做记录，半月做一次阶段性的检讨，找出需要总结的经验，发现有进一步探讨价值的问题，提高疗效。

（二）**自视当知其短　从师必得其长**　我学医，主要是自学。但决不是说，自学不需求师。做任何一种学问，绝对意义上的无师自通是没有的。自学，难免遇到思而不解之惑、攻而不破之谜，更需要请教师友。因而凡有从师学习的机会，尤知珍惜。一九三五年，我读到陆渊雷先生的《伤寒论今释》《金匮要略今释》，觉有自己未见之义，稍后就加入先生所办的遥从（函授）部学习。当时，我看病教徒，诸务虽繁，但对所学课业必认真完成，寄去请教。记得我写过一篇《述学》的课卷，陆渊雷先生曾加了鼓励的按语，发表在《中医新生命》上。这段函授学习的时间虽然不长，但对我这样一个自学出身的人来说，感到十分宝贵。一般来说，一个人从师学习的机会和时间毕竟是不多的，而在共事的同道中，学术精湛、经验丰富之人却随时都有。只要虚心汲取，他人之长皆可为攻错之石。我在中医研究院和蒲辅周等同志共事多年。在一起临证、执教的过程中，有时见到他们的得意之笔，恰是自己薄弱之处，从中比对思索，得到不少有益的启示。比如，早年我用玉屏风散治"习惯性感冒"，多是大剂突进。虽数剂可效，往往不易巩固。蒲老治"习惯性感冒"，也用玉屏风散，却是小量长服，疗效颇好。我思索这里的原因，加深了对慢性病的转化要有一个逐渐积累的过程，有"方"还需能"守"这个道理的认识。从师是为了求学问，在学问面前不能有丝毫的架子。我在任唐山市中医公会主任时，市内有一位高怀医师精针灸术，擅长用"大灸疗法"，系其祖传，能起大证。年事已高，秘未传人。为防绝技失传，我和王国三等几个同道以弟子礼前去执赞受学。每至已夜，即趋集灯前，问难请业，无间风雨，袒臂跣足，按桥量度，力求一是。终于掌握并整理了这个疗法。当时我虽年过五旬，不无劳顿之感；而其中授受之乐，也确有非可言喻者。

（三）**读书多些有益于专　知识博些源头更活**　我习医以后，半是积习，半是追求，研读文史和爱好旧诗词的兴趣一直很浓厚。习医之余，喜读《二十四史》。对六经、诸子、宋明学案以至佛教、道教的部分主要著作，都做过一些涉猎。兴之所致，还习作了一千多首诗词。我常以占用了一些业余时间为惜。但回顾起来，由这种爱好中得来的一定的文史知识和修养，对中医的学习和长进，也并非全无益处。第一，中医经典是古文字，和现代白话距离较大。又流传辗转，版本繁杂，字词驳错。诠释者既多，难免见仁见智，言人人殊。如果没有一定的古文化、文字知识，对这些经典著作就不

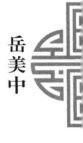

易读懂,读懂了,也难于读深。理解上,或浮于约略,或止于沿演,可以逐浪而难能探源;临床上,则易于套对而难能用活。要想对经典医籍的研究深入一些,就非有一定的古代文化、文字知识不可。我自己对《伤寒论》等经典的文字做过一些研究,写过一篇《〈伤寒论文字考〉补正》,就很借力于早年积累的一点古文和"小学"的知识。第二,文史的书籍和古诗文中,掩藏着丰富的医学资料。这些虽是不期而遇的零金碎玉,却常可补某些医学著作之不足,亦属珍贵。读书时随手积累,需要时即可驱遣使用。我在整理中医麻风病学,写作《中国麻风病学汇编》时,就从文史著作中得到了许多有用的材料。第三,中医学是从中华民族古代文化这个土壤中生发出来,是整个民族文化之林的一枝。它的形成和发展,受整个社会文化特别是哲学思想发展状态的影响和制约。对各个时代社会文化特别是哲学思想的发展状况有所了解,对由当时时代所产生的医学思想的理解就可以更深刻一些。比喻地讲,专一地研讨医学,可以掘出运河;整个文化素养的提高,则有助于酿成江海。养到功深,是可以达到境界上的升华的。不待说,今天的青年人学习掌握古代文化知识,应当有目的,有选择,要适当,要因人制宜。全无目的,漫无边际的读书,也不足取。

(四)勤能补拙恒斯效　俭可养廉贞自清　有时青年问及学问之道,我常说,论天分,我至多是中中之材。几十年来,如果说掌握了一些中医知识而能承乏医务,所靠的一是"勤",二是"恒"。做任何学问都要勤奋和持久,治医学尤需如此。医生这个职业的特殊之处,在于他一举手一投足都接触病人,医术好些精些,随时可以助人、活人;医术差些粗些,随时可以误人、害人。从这个意义上说,医生真可以说是病人的"司命工"。一个医生,如果不刻苦学习,医术上甘于粗疏,就是对病人的生命不负责任。当然,就是勤奋学习,也不等于就能万全地解决疾病。但无怠于学,至少可以无愧于心。这是我早年用做鞭策自己读书习医的一点认识。如今我垂老病榻,回顾治医生涯,成果之少,每自赧颜;稍可自慰者,唯有勤奋读书未从松懈这一点。几十年的生活,基本是"日理临床夜读书"。临床常无暇日,读书必至子时。六十岁以后,医责益重而年事渐高,为了抓紧晚年,完成温课和研究计划,曾规定了几条自我约束的"自律"。大致是:①要有恒。除极特别的事情外,每日按规定时间温课,不得擅自宽假,时作时辍。②要专一。不得见异思迁,轻易地改变计划。要有始有终地完成一种计划后,再做另一种。"主一无适"谓专。非专，则不精、不深、不透。③要入细。不可只学皮毛，不入骨髓；只解大意，不求规律；只涉藩篱，不求堂奥。入细，还要防止轻淡，轻淡则流于薄弱，薄弱则不能举大症；要防止琐屑，琐屑则陷于支离，支离则不能集中主力，也不能理细症。④戒玩嬉。此后，忌看小说。非周末不着棋，不赋诗。非有应酬不看戏。⑤节嗜好。衣食方面，不求肥甘，不务华美，随遇而安，自甘淡泊。否则必致躁扰不宁，学术上难于探深致远。此后，不独茶酒不事讲求，即书画篆刻，也不宜偏好过多，免得耗费有限的光阴。现在检查起来，除在旧诗词方面，有时情有难禁，占了一些时间外，其他都尽力遵守了。

人们都知道医德的重要。我以为，做一个医生，治医之时，有两条至为要紧：治学，要忠诚于学术的真理，直至系之以命；临证，要真诚地对病人负责，此外决无所求。只有这样，才能认真热诚地对待患者，谦虚诚挚地对待同道，勇敢无畏地坚持真理，实事求是地对待成败。相反，如果对自己从事的事业不热爱、不相信、惜献身，对患者缺乏负责的精神，甚至把自己掌握的一点技术当作追求个人利益的手段，那就丧失了做医生的根本。不特失之于医德，且将毁及于医术。

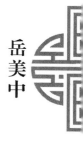

在祖国医学发展的长河中，每一代中医都有自己不容推卸的责任。我们这一代中医的命运是幸福的，毕竟也是坎坷的。半个多世纪以来，我亲见了中医界的同道们，在旧社会的贫苦中自处，与反动派的压迫作抗争，对偏见者的歧视不动摇，在存亡、兴衰的磨难中迎来了国家的解放，为民族保存、继承、丰富了中医学这份珍贵遗产。他们是无愧于历史的。我仅是同辈先进的一个追随者。蹉跎时月，如今也已是行将就木之人了。向前展望下几代中医，他们将处于社会安定、思想解放、科学昌兴的时期，只要他们勤奋而能够持久，善于继承又勇于创造，中医事业在他们的手里必将有一个大的发展。中国医学必将以更绚丽的身姿，挺立于世界科学之林。顾后瞻前，寄希望于未来。

（岳沛芬整理）

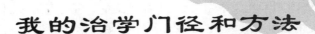

我的治学门径和方法

国务院学位委员会医学科学评议组成员

北京中医学院教授　　　任应秋

作者简介

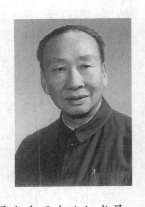

任应秋(1914～1984),字鸿宾,四川江津县人。幼年读经,"十三经"皆能成诵;少年时问难于经学大师廖季平,打下了治学的坚实基础。十七岁开始学医,二十三岁就学于上海中国医学院,并得到沪上名医丁仲英、曹颖甫、陆渊雷等人指教,但因日寇侵华,未及卒业,旋回四川,一面业医,一面执教于高级中学。解放后,先执教于重庆市中医学校兼教务主任,后于一九五七年调北京中医学院任教至今。历任卫生部学术委员会委员、国家科学技术委员会中医专业组成员、中医研究院学术委员会委员、北京中医学院学术委员会副主任、北京中医学院各家学说教研室主任、《医学百科全书·中医基础理论分卷》主编、《中医历代名医精华》主编等职。五十年来,穷治医经,精研医理,孜孜不倦地献身于中医事业,在理论研究和临床方面都取得显著成就,对整理、继承和发扬祖国医学遗产做出了重大贡献。主要著作有:《仲景脉学法案》(1944 年)、《任氏传染病学》(1945 年)、《脉学研究十讲》(1953 年)、《中医病理学》(1954 年)、《中国医学史略》、《中医药理学》(1955 年)、《伤寒论语释》(1956 年)、《金匮要略语释》(1957 年)、《阴阳五行》(1959 年)、《五运六气》(1961 年)、《病机临证分析》(1963 年)、《濒湖脉学白话解》(1973年,修订)、《中医舌诊》(1976 年)、《医学启源》(1978 年,校勘)、《中医各家学说》(1980 年)等。

不管学习任何科学,最重要的是要找到正确的门路,正如子贡所说:"夫子之墙数仞,不得其门而入,不见宗庙之美、百官之富。"这段话的意思是说,凡是一门科学,都是有一堵墙隔着的。必须设法找到门径,穿墙而入,才有可能看见科学内容的富和美。做学问又要下刻苦工夫。学问多半都是一望无涯的汪洋大海,不具备一点牺牲精神,甘冒风险,战胜惊涛骇浪,坚定地把握着后舵,航船是不可能安全到达彼岸的。下面把我学习中医学的经过略述如次。

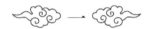

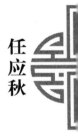

我十七岁开始学习中医学。在未学医之前,从四岁开始通读"十三经",如《尔雅》那样难读的书,都曾熟读背诵。同时,还读一些有关诗文典故的书,如《幼学故事琼林》《龙文鞭影》《声律启蒙》《唐诗三百首》《赋学正鹄》《少岩赋》《清代骈文读本》《古文观止》之类。先后凡经历十四年。教我的老师,都是清代的秀才、举人、进士之流,我的古汉语知识,便从此打下了基础,也是我后来学习中医学较雄厚的资本。当我读完"十三经"的时候,老师许君才先生要我看张文襄的《輶轩语》,这是南皮张之洞在光绪元年(1875 年)做四川提督学政时写的一本"发落书",但确是当时指导读书的一本好书。其中特别是《语学》一篇,对我颇多启发。全篇主要提出如何读经、读史、读诸子、读古人文集以及通论读书五个问题。如"读经宜读全本,解经宜先识字,读经宜正音读""读经宜明训诂,宜讲汉学,宜读国朝人经学书,宜专治一经,治经宜有次第,治经贵通大义"等,至今在我脑子里还有较深刻的印象。可以说,我后来学习《黄帝内经》等经典著作的许多方法,都是由于张文襄所影响的。尤其是他在谈到"读书宜有门径"时说:"泛滥无归,终身无得;得门而入,事半功倍。此事宜有师承,然师岂易得,书即师也。今为诸生指一良师,将《四库全书总目提要》读一过,即略知学问门径矣。"后来我终于买到一部《四库全书总目提要》来看，果然大有收获。例如我对"十三经"都已背诵如流了，但却说不出为什么《论语》《孟子》《大学》《中庸》又叫《四书》？而《提要》则明白告诉我们："《论语》《孟子》，旧各为帙；《大学》《中庸》，旧《礼记》之二篇。其编为《四书》，自宋淳熙始；其悬为令甲，则自元延祐复科学始。《明史·艺文志》别立《四书》一门。"不仅《四书》的沿革比较清楚了，同时亦知道《四书》各种注本经《四库》著录的有六十二部之多，存目还有一百零一部，真是洋洋大观。更有意义的是，在读《提要》的过程中，亦知道了《四库》著录的医家类书凡九十七部、一千八百一十六卷，存目书凡九十四部、六百八十二卷。这给我后来阅读医书提供了很好的书目索引。

一九二九年奉先父益恒公命，受医学于先师刘有余先生门下。先授以陈修园《公余六种》，半年内悉能背诵。又授以《伤寒论浅注》《金匮要略浅注》，须正文与浅注同时串读。例如："太阳主人身最外一层，有经之为病，有气之为病，主乎外，则脉应之而浮。何以谓经？《内经》云'太阳之脉连风府，上头项，挟脊抵腰至足，循身之背'，故其为病，头项强痛。何以为气？《内经》云'太阳之上，寒气主之'。其病有因风而始恶寒者，有不因风而自恶寒者，虽有微甚，而总不离乎恶寒。盖人周身八万四千毛窍，太阳卫外之气也，若病太阳之气，则通体恶寒；若病太阳之经，则背恶寒。"这样正文和注文连串起来读，当然大大增加了诵读的工夫。好在我早已练就了背诵的基本功，在一年的时间内，便达到指点条文的首句，便能连注串背出来的程度。有余先生腹富而口俭，不善于讲说，我必须且诵读、且理解，全凭自己下工夫。只有到理解不通时，才去请教先生。先生语言虽简，却非常中肯。他是以善用乌梅丸治杂证蜚声一时的，记得有一次侍诊，半日中曾经四次疏乌梅丸方，一用于肢厥，一用于吐逆，一用于消渴，一用于腹泻。毕诊以后，问难于先生，他说："凡阳衰于下，火盛于上，气逆于中诸证，皆随证施用。腹泻与肢厥两证，均阳衰于下也，故重用姜桂附辛，而去二黄；呕吐一证，气逆于中也，故重用黄连、黄柏，去辛轻用附姜以平之。"从此以后，我对乌梅丸的运用便灵活多了。诸如此类，刘先生对我的诱掖是很大的。但先生毕竟是个经方学家，而不是医经学家。我的思想既受到张文襄治经诸说的影响，亦欣赏南雷黄宗羲"先穷经、后证史"的学习方法，学习中医学似乎亦应该先从经典著作下一番工夫，才可能奠定比较坚实的理论基础。因此,便在刘先生的同意下,从事《灵枢》《素问》的学习。

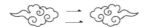

二

我治医经学的方法,亦如读"十三经"那样,先从篇章句读下手。例如"生气通天论"是素问的第三篇,主要是阐述机体中的阴阳二气与自然界的阴阳二气息息相通,并赖以维持其生命的健康存在。全篇可分为三大章,篇首至"气之削也"为第一章,概括叙述生气与天气的关系,人们必须做到"传精神、服天气"相与适应,以维持寿命之本。至"形乃困薄"止为第二章,包括四个小节:章首至"阳气乃竭"为第一节,阐述外感邪气伤害阳气的病变;至"郁乃痤"止为第二节,叙述阳气伤于内的病变;至"粗乃败之"句止为第三节,畅发阳气受伤、邪陷经脉的病变;第四节指出保护和调养阳气的方法。第三章亦分做四节:"气立如故"句止为第一节,说明阴阳不能偏胜的道理;至"乃生寒热"句止为第二节,叙阳气不能外固,发生一系列伤损阴精的病变;至"更伤五脏"句止为第三节,说明阳不固于外,四季都可感受外邪;最末一节畅叙阴气内伤影响各脏而产生的病变,并提出保护阴气的方法。这一工作,我是搞了相当长的一段时间,从此以后,我对《灵枢》《素问》才有了比较具体的概念。

其次是校勘。校勘是清人治经学最有成就的手段。它必须具备文字学、声音学、训诂学等小学的基本功,然后博览群籍,才谈得上校勘。我对此仅具备一点常识而已,乃尽量搜集前人对两经校勘的资料,作为借鉴,辅导我进行研究。如:林亿的《新校正》、胡澍的《素问校义》、俞樾的《读书余录》、孙诒让的《札迻》、顾观光的《素问校勘记》《灵枢校勘记》、张文虎的《舒艺室随笔》、于鬯的《香草续校书》、冯承熙的《校余偶识》、江有诰的《先秦韵读》、沈祖绵的《读素问臆断》,以及日人丹波元简的《素问识》《灵枢识》等,我都曾充分利用,确实解决了不少问题,收到了事半功倍之效。

关于《灵枢》《素问》的注家,本来就屈指可数,全注的不外杨上善、马莳、张介宾、张志聪、黄元御五家。单注《素问》的,仅有王冰、吴崑、高世栻、张琦四家。这些注家均各有独到之处,亦各有其不足的地方。如何汲取其所长,并摒弃其所短,择善而从,这就要下一番研究工夫。日人丹波元简的《素问识》《灵枢识》,丹波元坚的《素问绍识》,曾对各注家有个比较选

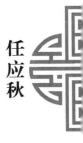
任应秋

15

择，而且是做得较好的，足资借鉴。但衡量注家的好坏，更重要的是必须结合临床现实来考虑。如《素问·阴阳别论》："二阴一阳发病，善胀，心满善气。"王冰注解为"气蓄于上故心满，下虚上盛，故气泄出"。以气泄出解释善气，不符合《素问》的习惯用语，而吴昆、马莳、张介宾不作解释。独张志聪注云："善气者，太息也。心系急，则气道约，故太息以伸出之。"满，同懑。心懑不舒，故时时想太息而得到伸舒，不致憋闷，是临证常见的。心肾之气不能相交，可以见此，故曰二阴。因此，我对王冰所注善气，便持保留意见。

　　我之所以要对《内经》下这一些工夫，主要是想从中找出它的理论体系以及它的指导思想来。《灵枢》《素问》均为八十一篇，都是采用综合叙述的方法来表达的，但其中毕竟存在着它独特的理论体系，这一点从杨上善开始便已经认识到了。《太素》之所以要拆散原篇次第，分做摄生、阴阳、人合等十九大类，每类又分若干细目，其主要目的就是探求它理论体系的脉络。后来滑寿分为十二类，张介宾的分法基本与滑寿同。李中梓分八类，汪昂分九类，沈又彭仅分为平、病、诊、治四类，不管分类的多与少，目的都是在寻找其理论体系。概括言之，脏腑学说、病机学说、诊法学说、治则学说，这是《内经》理论体系最基本的部分。至于病症、辨证、刺法、摄生等内容亦很丰富，都有待于做进一步的研究。特别有待于认真探讨的是，它的整个理论体系之中，都贯穿着当时朴素的对立统一思想——阴阳学说，以及朴素的系统观——五行学说。首先，它用阴阳这一概念来说明各种事物之间存在着普遍联系和事物变化的复杂多样性。而且指出事物的运动，总是存在着平衡和不平衡两种状态，所谓"阴平阳秘，精神乃治；阴阳离决，精气乃绝"。并说明阴与阳的对立统一，既是相互依存，又能相互转化，故说："四时之变，寒暑之胜，重阴必阳，重阳必阴。"同时还认为阴之与阳，固然是一对矛盾，但阳却居于主要方面，而以阴为次要，所谓"阴阳之要，阳密乃固，阳强不能密，阴气乃绝"。至于五行学说，它具有明显的整体观念，它从唯物主义的立场明确地把五行当作宇宙的普遍规律提出来了。所以它说："五行阴阳者，天地之道也。"道，就是规律。五行生克制胜的结构联系，提出了事物循环运动的根源，也就是为了探索自然界循环式动态平衡的规律性提出来的，故说："五运之始，如环无端。"又说："终而复始，是谓天地之纪。"于此，我认为五行学说与阴阳学说的区别在于，阴阳是在说明世界最一般最普遍的联系,而五行则在企图刻画事物的结构关系及其运动方式。中医学的许多理论之所以具有巨大的生命力,直至今天仍有指导实践的意义,其重要原因之一,正在于里面贯穿着朴素的对立统一学说和系统论,这是需要我们努力发掘、整理提高、继承发扬的。所以我认为学习中医学不首先学习好《内经》,不通过对《内经》的认真学习,是打不好理论基础的,也就谈不到学习中医学。

凡做学问都有一个精与博的辩证关系。属于基础理论部分,必须要达到精通、精纯的程度;非基础的,但直接或间接与本学科有关的以及一般知识,便须博览,要广泛地涉猎。只有精了,才可能博。就中医学而言,只有把《内经》这一类的古典著作搞精通了,博览各家的著作才不费劲,才具有分析鉴别的能力。例如:对《内经》学习有根底,读仲景的《伤寒论》,便知道他用三阳三阴辨证,是源于《素问·热论》的,但仲景所究心的却是伤寒,并非热病。"热论"的三阳三阴,仅有表里之别,并无寒热虚实之分;而仲景的三阳三阴,则表里寒热虚实无所不包。不透过这一关,是学习不好《伤寒论》的。刘河间的学术思想也来源于《素问·热论》,但河间所研究的仅是热病,而非伤寒。所以他的通圣散、双解散、凉膈散、六一散、三一承气汤诸方,都是针对热病而设,不用麻桂辛温剂。河间所用的三阳三阴辨证,正是"热论"的旨意,仅用以分辨表里而已,不能与《伤寒论》强合,但是在河间仍然叫做伤寒,不透过这一关,亦是学不好河间书的。其他如李东垣的气虚发热说,是《素问·调经论》"有所劳倦,形气衰少,谷气不盛,上焦不行,下脘不通,胃气热,热气熏胸中故内热"这一理论的发挥。朱丹溪的"阳有余、阴不足"论,是据《素问·太阴阳明论》"阳道实、阴道虚",以及"方盛衰论""至阴虚,天气绝;至阳盛,地气不足"等理论阐发而来的。

总之,学好了《内经》,才说得上打下了中医学的理论基础。只有打好了中医学理论基础,进而学习临床各科,学习各医学家的著作,才可能左右逢源,事半功倍。这是一条学习中医学的大路,正门,如果舍正路而弗由,又欲期其有成,那是很困难的。

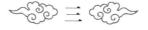

三

有了门径之后,便得讲究方法。据我五十多年的经验,最主要的有四

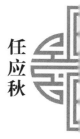

个方面:

（一）**精读**　读书有两种方法,最基本的是少而精,多在精的方面下工夫;其次是结合实际,学以致用。学中医学所担负的任务是:继承发扬,整理提高。因此首先要读好《灵枢》《素问》《伤寒》《金匮》几部经典著作,因为它是汉代以前许多医学家的总结,许多文献的结晶,是中医学理论的基础。把它读得烂熟,才能算打下了比较坚实的理论基础。那么,应该用什么方法来读呢? 苏东坡有种读书方法是很可取的。他在《又答王庠书》中说:"卑意欲少年为学者,每一书皆作数过尽之。书富如入海,百货皆有,人之精力,不能兼收尽取,但得其所欲求者耳。故愿学者每次作一意求之,勿生余念。又别作一次,求事迹、故实、典章、文物之类,亦如之,它皆仿此。此虽迂钝,而它日学成,八面受敌,与涉猎者不可同日而语也。甚非速化之术,可笑可笑。"这样专心致志、集中力量、各个击破的读书方法,不是真正善读书而又读活书的人,是说不出"此中三昧"的。看来苏东坡之所以有多方面的卓越成就,除了他的天资以外,起决定作用的,正得力于他这种"迂钝"而"非速化"的精读方法。我们读《灵枢》《素问》等,亦只能采用"每一书皆作数过尽之"的方法进行,宁肯"迂钝"一些,不求"速效"之术。《灵枢》《素问》共十四万余言,貌似浩瀚,但其中最主要的内容,无非就是阴阳五行、五运六气、脏腑、经络,病机、病症、诊法、辨证、治则、针灸、方药、摄生十二个方面。每读一次,就带着这十二个方面的某一个问题,边阅读、边探索,这样一遍又一遍地阅读下去,每阅读一遍,便把某一问题深入一次、解决一次、巩固一次。无论读任何一部经典著作,每次都带着问题读,直到掌握了精神实质。在这个基础上,再看有关的其他参考书,就一定会做到多多益善,开卷有益。所谓精与博的关系,就会自然而然地得到合理解决。至于在读的时候,态度务须认真,精神务须集中,遇到不了解或不完全了解的地方,必须查问清楚,不应该一知半解,自以为是。陆以湉《冷庐医话·医鉴》有云:"近世医者能读《内经》鲜矣。更有妄引经语致成笑端者。如治不得寐,引半夏秫米汤'复杯则卧',云是压胜之法,令病者服药后复盏几上,谓可安卧。治脚疗,引'膏粱之变,足生大丁',以为确证。不知足者能也,非专指足而言。又有治瘅疟证,以'阴气先伤,阳气独发'为《己任篇》之言。盖未读《内经》《金匮》,第见《己任篇》有是语耳。疏陋若此,乃皆出于悬壶而知名者也。"不曾认真读书,而造成这样疏陋的人,现在不是没有，可能为数还不少。稍不认真读书，这种疏陋便会出现在我们身上。我这样说，不是没有根据的。

（二）**勤写** 写，就是写笔记。一边阅读，一边写笔记，是帮助我们领会和记忆文献内容的一种读书方法。也是积累科技资料的一个重要方法。边读边写，也就做到了眼到、口到、心到、手到，养成写读书笔记的良好习惯。革命前辈徐特立老人曾对自己提出"不动笔墨不看书"，可以作为我们每个有志于治学的人的训诫。怎样写读书笔记？它的形式很多，通常情况是摘录原文、写提纲、写心得体会和写疑难问题等。我经常采取以下几种形式：

概括和缩写 把已读过的书的内容，做一个非常概括而简短的叙述，扼要说明某一本书的内容，主要讲的什么问题。这样写的好处是能帮助自己抓住书里所讲的要点，加深对所读书的理解。兹录三十年前我写的读《格致余论》笔记一则如下：

> 《格致余论》一卷，元·朱震亨撰。共列论文四十一篇，其立论大旨有三：①人身气常有余，血常不足，便导致阴易虚、阳易亢的病变，故善用滋阴降火之法。②无论痰、食、火、湿诸因致病于人体，或于气分，或于血分，必有所郁塞阻滞，故主张临证要善于用和血疏气、导痰行滞诸法。③诊治疾病，必须观形望色，察脉问症。尤其对于脉息，务要详细审察，才能辨认出病证的真情，才能准确地用药。议论之后，往往附有验案，故本书于临证有一定指导意义。但由于作者曾向许谦学过性理学，于《相火论》中颇有主观唯心论。同时他在自述中亦说："古人以医为吾儒格物致知一事，故目其编曰《格致余论》。"其受到宋人理学的影响可知。传本有《医统正脉》本、《四库全书》本、《东垣十书》本。

纲要笔记 一般是按照书的先后内容，或问题的主次来写的。它往往要依照原文的次序进行一番简明扼要的复述，体现出全书或全篇的逻辑性。纲要笔记，与我们常说的写作提纲很相似。写这种笔记省时间，重点突出，便于记忆。抄录一则我过去学习《金匮要略·痉湿暍病脉证篇》的笔记如下：

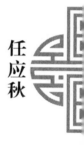

任应秋

痉、湿、暍三大病。

痉即痉，痉病的主要病变在伤津。故21条的"太阳病发汗太多"，22条的"风病下之"，24条的"痉病若发其汗，其表益虚"，都在说明津伤不能养筋而致痉的道理。

湿病虽有寒热虚实之分，篇中所论，却是以表虚和寒湿为主。27条的"慎不可以火攻"，25条的"但微微似欲出汗者，风湿俱去也"，以及防己地黄汤证，都着重固表。至40条的桂枝附子汤、去桂加白术汤，41条的甘草附子汤诸证，都着重在温里，并无湿热证。

暍病每由阴虚而致热邪，42条的"脉弦细芤迟"，43条的"脉微弱"，都在说明这个道理。所以它选用白虎加人参汤，既清暑热，又生津液。

摘记　在读书过程中，对一些论述、命题、定理、公式、警语、事例、数字、引文、例证、新的材料、新的观点等进行摘抄。

做摘记最好用卡片纸，也就是做资料卡片。阅读发现可摘的材料，随时抄记在卡片纸上，这样做，既方便，又灵活，不过一般只适用于内容较少时。具体来说，做资料卡片要注意四点：第一，要有科学分类。初学做卡片的，容易见一条摘一条，用时凭脑子的记忆去找。这种做法，卡片少的还行，多了便不行。一般科学家都要积累上万张的卡片，仅凭脑子记忆去查找是办不到的，必须有合乎科学方法的分类。第二，要摘记实实在在的东西。资料卡片主要起提供资料的作用。每张卡片内容有限，必须摘实在的内容，如基础理论中的有关脏腑、经络、病机、诊法、治则，临床各科的病症，实验研究报告的结果、数据、结论，文章的主要论点，书的核心内容等。同时要处理好详略的关系。重要的数据和结论要详，甚至要一点不遗漏地摘。而文章的一般内容则可以概要摘抄。第三，同一张卡片所记资料必须属于同一分类。切忌把不同分类的内容摘记在同一张卡片上，以免造成分类困难和使用不便。第四，要写明资料的名称、作者、出版时间和出处，图书要写清楚页码、版本等。资料卡片既起提供资料的作用，又起资料索引的作用。如果资料的名称、作者、版本、页码、时间、出处不清楚，则不便查阅。这事看来简单，对初学做卡片者，却也不易。因为一篇资料、一本书、一篇文章，常常要分别摘录在数张卡片上，并纳入不同的分类中，每张上都要写明,甚为麻烦,需要极大的耐心。但这对以后有效地使用卡片是绝对必需的。

综合笔记 就是把不同书籍和若干资料中的相同内容,综合到一个题目或专题下。我们在阅读时,有时遇到几种版本的书都是讲一个内容,但讲的深浅、重点不同,有时几个作者的观点也不尽一致,为了学习和研究的需要,往往把它们的内容综合到一起,写一份笔记,这就得采用综合的形式。从前我在学习《脾胃论》时,曾写过以下一则笔记:

一部《脾胃论》,尊元气,贱阴火,足以概之。

脾胃气衰,元气不足,而心火独盛。心火者,阴火也。心不主令,相火代之,元气之贼也。火与元气不两立,一胜则一负(《饮食劳倦所伤始为热中论》)。

脾胃既虚,不能升浮,为阴火伤其生发之气(《清暑益气汤论》)。

凡怒忿悲思恐惧,皆损元气,夫阴火之独盛,由心生凝滞,七情不安故也(《安养心神调治脾胃论》)。

胃既受病,不能滋养,故六腑之气已绝,致阳道不行,阴火上乘(《脾胃虚则九窍不通论》)。

反增其阴火,是以元气消耗,折人长命(《论饮酒过伤》)。

脾胃虚而火胜,则必少气(《忽肥忽瘦论》)。

热伤元气,以人参、麦冬、五味子生脉。脉者,元气也。人参之甘,补元气,泻热火也;麦冬之苦,寒,补水之源而清肃燥金也;五味子之酸以泻火,补庚大肠与肺金也(《脾胃虚弱随时为病随病制方》)。

东垣总以阴火与元气相对而言,元气惟恐其不足,阴火惟虑其有余。故益气泻火,是东垣治内伤病极其重要的手段。

这种综合笔记,可以加深对某一问题的理解,做起来也不太费劲。

心得笔记 这种笔记,往往是在读完一本书、一篇文章或一个问题之后,自己有所收获、体会、见解,用自己的话把它记录下来。它的好处是能巩固学习效果,检验学习的情况,使自己心中有数。如果在写心得笔记时,发现对某一问题理解还不深透,不够清楚明白,可再回过头来读一读原文。如果感到书中有讲得不够恰当的地方,可在笔记中提出来,做以后继续学

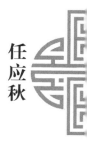
任应秋

习的线索。兹引尤在泾《医学读书记·素问传写之误》四则为例：

> 苍天之气清静则志意治,顺之则阳气固,虽有贼邪,弗能害也。故圣人传精神,服天气,而通神明。传,当作专,言精神专一,则清净弗扰,犹苍天之气也。老子所谓"专气致柔",太史公所谓"精神专一,动合无形,赡足万物",班氏所谓"专精神以辅天年者"是也。若作传,与义难通。王注精神可传,惟圣人得道者乃能尔,予未知精神如何而传也。

> 解脉令人腰痛而引肩,目䀮䀮然,时遗溲。又云:"解脉令人腰痛如引带,常如折腰状,善怒。"详本篇备举诸经腰痛,乃独遗带脉,而重出解脉。按带脉起于少腹之侧,季胁之下,环身一周如束带。然则此所谓腰痛如引带、常如折腰状者,自是带脉为病,云解脉者,传写之误也。

> "血温身热者死"。按温当作溢。夫血寒则凝而不流,热则沸而不宁,温则血之常也,身虽热,何遽至死。惟血流既溢,复见身热,则阳过亢而阴受逼,有不尽不已之势,故死。今人失血之后,转增身热咳嗽者,往往致死,概可见矣。

> "诊法常以平旦,阴气未动,阳气未散,饮食未进,经脉未盛,络脉调匀,气血未乱,故乃可诊有过之脉"。按《营卫生会篇》云:"平旦阴尽而阳受气也。"夫阴气方尽,何云未动? 阳气方受,何云未散? 疑是阳气未动,阴气未散,动谓盛之著,散谓衰之极也。

第一则经文见"生气通天论",我原意传应读作抟,聚也。第二则见"刺腰痛论",张介宾解释为足太阳经之散行脉也。第三则见"大奇论",第四则见"脉要精微论"。像这样写心得笔记,积之既久,必然大有进境。

(三)深思 深思苦想,是做学问、研究科学最不可缺少的一个重要环节。古人谓之"揣摩",我们现在说是"独立思考"。前人的成就,要学习,要继承。但如果止于此,那就永远只能步前人的脚印,拾别人的牙慧,也就永远只能停留在一个水平上,人类还有什么进步可言? 中医学还有什么可整理提高? 鲁迅把没有独立思考而只是死读书、读死书的人,讥讽为"活的书架"。《论语·为政》说得好:"学而不思则罔,思而不学则殆。"说的正是学与思这样一种辩证关系。意思是说，只是学习而不善于深思，终将罔然无所得；或能思考而不善于学习，势将使人疲殆不堪。虽然如此，但从某种意义上来说，思比学甚至是一种更为艰苦的劳动。有时为了思考一个问题，许多科学家常常忘却一切而到了"入迷"境界。这就难怪牛顿错把手表当成了鸡蛋煮。董莽的《闲燕常谈》记载："欧阳文忠公谓谢希深曰：'吾生平作文章，多在三上——马上、枕上、厕上也。'盖唯此可以属思耳。"可见古代有成就的作家，只要有深思的机会，到处都可以运用思考。欧阳修的这个经验谈，十分重要，他道破了做文章的一个秘密，就是在写作之前要很好的属思，即运用思考。把文章的中心思想和它的每一个论点和论据以及表述的方法、层次安排等等都尽量考虑成熟，形成腹稿，这样可以使写作的时候减少阻碍，很快就能完成。一篇文章，只要构思好了，下笔的时候，只要照着所想的，慢慢地像说话一样一句一句写出来，话怎么说字就照样写，都写完了，再修改也不难了。搞科研、做学问、写文章，都应学习欧阳修的办法，抓紧一切时间构思。枕上构思，我是经常用的，略有所得，立即起床记下来，甚至一夜起来两三次，都是经常有的。《礼记·中庸》有一段关于做学问的话，颇值得考虑。它说："博学之，审问之，慎思之，明辨之，笃行之。有弗学，学之弗能，弗措也；有弗问，问之弗知，弗措也；有弗思，思之弗得，弗措也；有弗辨，辨之弗明，弗措也；有弗行，行之弗笃，弗措也。人一能之，己百之；人十能之，己千之。果能此道矣，虽愚必明，虽柔必强。"看来，古人早已把勤思考，多思考，细致思考，反复思考，列为做学问的重要条件之一。我们一定要有"思之弗得弗措"的精神。欧阳修之所以"三上属思"，也就是"弗得弗措"的具体体现。尤其是我们做医生的人，必须善于运用思维，才能提高医疗水平。

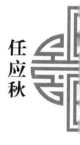

　　《古今医案》卷三记载朱震亨治验一则云："浦江洪宅一妇，病疟三日一发，食甚少，经不行已三月，丹溪诊之，两手脉俱无，时当腊月，议作虚寒治。以四物汤加附子、吴萸、神曲为丸。心颇疑，次早再诊，见其梳装无异平时，言语行步，并无倦怠，知果误矣。乃曰：'经不行者，非无血也，为痰所碍而不行也。无脉者，非气血衰而脉绝，乃积痰生热，结伏其脉而不见尔。'以三花神佑丸与之。旬日后，食稍进，脉渐出，但带微弦，证尚未愈。因谓胃气既全，春深经血自旺，便可自愈，不必服药。教以淡滋味、节饮食之法，半月而疟愈，经亦行。"

以朱丹溪医学的高明，当他属思不深、不周的时候，还会发生误诊。只有通过熟虑之后，才可能取得较好的疗效。当丹溪把病人处理好之后，他的思维不仅没有停止，还在继续深化，并终于纠正了误治。如果没有"心颇疑"那一点思维活动的继续，这个病人的误治后果，是不堪设想的。

（四）善记　善记，是指要善于锻炼记忆力。记忆有两种，一种叫机械记忆，一种叫理解记忆。机械记忆靠重复，理解记忆靠联想。一两岁的小孩没有什么联想，只有靠机械重复的办法。把学到的一句话来回重复，然后就学会了。这种方法是"强记"。一般人说少小时记忆力好，都属于"强记"。长大以后，知识多了，就开始使用联想的办法，也叫做"追记"。当他接触到一个新事物时，就会把已经知道的事物联系起来，去记住新的事物。年龄大的人，主要运用联想方法。因而年龄大了，记忆力慢慢衰退，补救的办法，就是要用科学的方法不断地锻炼它，使它逐渐增强起来。可以从以下四个方面进行锻炼：

第一，有决心，有目标，勤奋练习。我学习经典著作如《灵枢》《素问》《伤寒论》《金匮要略》《神农本草经》，都是二十岁以前读背的，也就是用机械的方法，朝斯夕斯地读和背，基本把它记下来了。二十岁以后，临床的机会渐渐增多，感到《本草经》不够熟习，而《本草经》文有如《尔雅》，没有文法可言，就比较难于记忆。例如：

"人参味甘微寒，无毒，主补五脏，安精神，定魂魄，止惊悸，除邪气，明目，开心，益智，久服轻身延年。"

我把它改编成七言诗诀：

"人参微寒甘无毒，补脏安神且明目，止悸除邪开心志，定魄轻身堪久服。"

总是在每天晚上就寝前三十分钟编一味药的诗诀，写上纸条，先读十余遍后，把它贴在墙上，就枕后再闭目凝神默诵五六遍，就入睡了。第二天早晨起床，再朗读若干遍，如是者坚持了半年多，整理编写了本草诗诀二百味，背诵二百味，苦记二百味。所以我的药性基础，完全是从《神农本草经》打下的。我当时编诗诀的原则，也就是以《本草经》为准，而未采诸家杂说。因当时学识既未深，经验又不多，还不具备评论诸家的本领，就只好以《本草经》为准了。看来，提出明确的指标，是非常重要的，背药性最大的困难，就是气味容易混淆，就只好坚持每天既读又背，已经背得滚瓜烂熟了,还要认真地一句一句读,这不是为要背,而是为了要使它不混淆。这样记一味药,把脑、口、手都用上,经过编写、朗读、默背,记忆的效率自然就提高许多。

第二,记东西要注意自觉联想。仍以我记忆药性为例。《神农本草经》诸药中,气味甘、微寒、无毒完全相同的,仅有人参、丹砂、苡仁、竹茹四味,但人参主要是益气生津,丹砂主要是重镇安神,薏苡除久风湿痹,竹茹则为散气止呕哕(系孙子云辑《神农本草经注论》)。这样联系起来,当我要选用《本草经》味甘气微寒的药性时,不仅一经追忆,便都能联想起来,同时亦具有选择遣用的准则。又如选用《伤寒论》方时,一提到桂枝汤,立即可以联想到治"形似疟,一日再发"的桂枝二麻黄一汤,治"发热恶寒,热多寒少"的桂枝二越婢一汤,治"发热无汗,心下满微痛,小便不利"的桂枝去桂加茯苓白术汤,治"汗漏不止,恶风,小便难,四肢微急"的桂枝加附子汤,治"下之后,脉促胸满"的桂枝去芍药汤以及桂枝人参汤、桂枝甘草汤等等,都可以联系起来,一一加以区别。再举一个近例,有几个少年耳部具有识字的特异功能,一再试验不爽,新华社发消息,想从古代文献中查出类似的记载,作为历史的依据,辗转要我提出资料。我便首先考虑到耳和目的联系。《晋书·凉武昭王传》有:

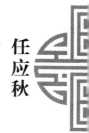

"赏无疏漏,罚勿容亲,耳目人间,知外患苦。"

这还是属于耳听目视的原意。又联想到《史记·灌夫传》说:

"临汝候方与程不识耳语。"

这仍与特异功能无关。又进一步联想到《志林》有:

"蕲州庞君常善医而耳聩,与语须书使能晓,东坡笑曰:吾与君常异人也,吾以手为口,君以眼为耳,非异人乎?"

这和特异功能有些接近了。最后终于在《列子·仲尼》查出:

"老聃之弟子,有亢仓子者,得聃之道,能以耳视而目听。"

同时晋人张湛的注解还说:

"夫形质者,心智之室宇;耳目者,视听之户牖,神可彻焉,则视听不因户牖,照察不阂墙壁耳。"

古代确有耳具目视的特异功能的人。以此说明联系对于记忆的帮助是很有好处的。当然要分事物的外部联系和事物的内部联系。

第三,不放松机械记忆。机械记忆,并不是只有小时候发达,长大以后就不灵了。主要因为用得少了，就感到差些。所以，机械的记忆仍要用，要适当的重复。我的方法是，有的东西记得不牢，但又非牢记不可的，便把它翻出来进行阅读。读到可以背诵的时候，就随时默背。欧阳修是"三上属思"；我则行走坐卧都喜欢默背。只要自觉地使用机械记忆这种本事，然后在复习过程中，逐渐和别的东西建立联系，机械记忆的东西就会变成理解记忆的对象。

第四，要把自己学到的知识进行整理和分类。比如，通过一段学习时间，就可把学有心得的课程内容，进行一次总结。例如，学完了"易水学派"，有哪些具有代表性的医学家？他们各自不同的学术思想是什么？他们各自有哪些著作？整个学派的主要成就表现在哪些方面？学完了其他学派，又进行整理总结。但要注意不要让教材牵着鼻子走，书上写的什么，就按着书上的顺序搞，不越雷池一步，搞完就完了。我年轻的时候，不知道整理编写过多少小书。《伤寒论》《金匮要略》都曾经多次整理表解；《灵枢》《素问》按照中医学的理论体系，亦不知整理过多少遍。不知者以为我年纪轻轻就狂妄自大，著书立说，其实这是加深理解、巩固记忆的最好方法。整理一遍，确有一遍的进境。经常主动整理学过的知识，使这种知识学得比较活、比较牢，到用的时候就能信手拈来。

以上是我的学习过程，也就是我的经验。精读、勤写、深思、善记四个环节，是治学必不可少的，而且是一环扣一环的，还要贯穿着"刻苦勤奋，持之以恒"八个字，这样才可能学有成就。

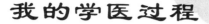

我的学医过程

中华全国中医学会常务理事　　　　姜春华

作者简介

姜春华(1908～1992)，江苏南通人。从事中医工作五十余年，在理论、临床、医史诸方面均有所建树，在治疗哮喘、肝病以及活血化瘀研究方面取得一定成绩。著有《中医基础学》《中医诊断学》《中医病理学》《中医治疗法则概论》等，与脏象研究组合著之《肾本质研究》被译为日文出版。历任国家科学技术委员会中医专业组成员、卫生部医学科学委员会委员、《辞海》医药分册主编等职，并被选为全国第五届人大代表、上海市第七届人大常务委员。

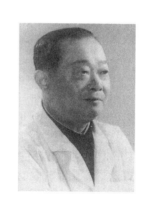

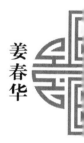

姜春华

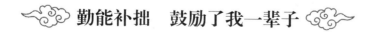

勤能补拙　鼓励了我一辈子

我出生在江苏南通，父亲业医。我小时候资质愚鲁，老师常斥为"拙物"。父亲说："拙不要紧，但能坚持学习，可以学好。古人说'勤能补拙'。孔子的学生曾子最愚鲁，可是传孔子之道的是曾子。"勤能补拙这句话鼓励了我一辈子。

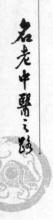

放弃文艺爱好　走上学医道路

　　我青年时喜爱书画，整日用心临摹碑帖画谱，虽严冬酷暑不息。而父亲希望我继承家学，做一个医生，但我不能放弃我的爱好。那时写北魏体很风行，我跟王圣华先生学北魏，他是书法家李梅清（清道人）的学生。有一次他对我说："你学金石书画，是一种爱好，得下好多年苦功方可成家，且你先得有社会地位。可是它无补于国计民生。我看还是把医学学好，可以为人们解除疾苦，也能解决生计问题。"我觉得老师的话是阅历之谈，开始放弃了文艺走上学医的道路。

　　我对于诗词也爱好，作为工作之余调剂精神之用，以欣赏为主，自己并不赋诗填词。因为诗词格律森严，又无天才，唐宋人以此为专业，一辈子苦苦为之。我们没有那么多的时间，即使学也万万超不出他们。看了些评骘前人的《诗话》《词话》之作，就更不敢动笔了。这也是藏拙之道。因为专攻医疗业务，不但诗词金石书画丢掉，后来连毛笔也很少拈。

也要死记硬背

　　我在家读了点医学启蒙书如崔嘉彦的《四言脉诀》、雷公的《药性赋》、汪讱庵的《汤头歌诀》等，这些书都是要背诵的。现在看来，趁年轻记忆好，读熟了后来大有用处，这也可说是学习中医最基本的基本功。这种死记硬背的方法，也有人批评过，认为只要理解不要硬背。不过我认为有许多基本的东西一定要死记，理解与背诵两者不可偏废。

　　父亲曾说："《伤寒》《内经》如四子书（《论语》、《孟子》、《大学》、《中庸》，旧读书人幼年必读之书），必须扎实学好。尤其《伤寒论》为方书之祖，更要好好钻研。"这奠定了我重视《伤寒论》学习的基础。

独立思考

　　我年轻时读书喜欢独立思考，不是"纯信"，而是"有疑"。备了一本簿子题为"医林呓语"，专摘录医书中不切实际的记载，如一书中说有人患病,诊断为三年前饮酒所致,服药催吐,吐物犹有酒味。我录出加评说:"酒置在露天隔日气味即无,岂有三年之久呕出酒味来?"这按常识亦知其是错的,此种例子甚多。"学而不思则罔"。对于前人的理论经过一番思索,哪是对的,哪是错误的,对于前人所用方药也常思考它的主导思想在哪里,为什么用这类方药,其中有哪些不切合的,哪些可以师法的,这才有益。我不喜欢跟着人家脚跟转,古云亦云。

倾慕学问家

我十八岁到上海,寄居亲戚家,凭着在家学了一点点东西,为同乡看看病,因为年轻又没有多大本领,所以病人不多。这样,我就有充裕的时间学习。我常跑旧书店、图书馆。那时提倡"国故学",如梁启超、胡适都写了国故书目。我非常倾慕清代考据家的渊博著作,像顾炎武、王念孙父子诸人都是我钦佩的人。梁启超说:"现在的学问面很广,要看许多书籍,但时间有限,所以有的要精读,有的一般浏览。"我觉得他说得很对,于是一有空便按目录阅读十三经注疏,周秦诸子(包括老子、庄子、荀子等),二十四史,韩愈、柳宗元、王安石、欧阳修以及明清各大家文集。宋元理学、释道回耶、稗官野史之书我也读。对我思想最有影响的是王安石、张居正的著作,两位政治家的思想对我的医学学习很有帮助。同时也阅读了西方的好多哲学、心理学和动物、植物、矿物、物理科学方面的书。近人著作如康有为、梁启超、胡适之等的著作也不例外。由于对学问有了兴趣,所以如饥似渴。学问家虽没做成,但是丰富了精神生活,多了些知识,宇宙大了些,收获可算不小。

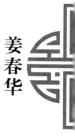

姜春华

各方面学术形成我的思路

有人说读了那么多与业务无关的书,是否值得?倒不如把这些时间统读医书。我说,我体会读医书是取得资料,有了资料怎样用,要看你的思路。资料像一盘珠子,要把它形成一只蝴蝶,就要靠一根线穿。思路好似一根线,要穿成什么便可穿成什么。一个人的思路形成要有多方面的学问,否则思路就狭窄,专业就不能有大成就。做医生一定要有思路,它不是墨守成规,而是活用成规,创立新规,既创又破,既破又立。我对某一病人某一诊次的不同情况各有不同的思路,我认为这与各方面学问是有关的。

遥从受业

自己零零星星买了许多中医书籍,没有一个学习计划和自学的方法,正好陆渊雷先生招收遥从弟子(即函授),我报名入学。课程,第一学年《伤寒》为主,《药物学》和《内经》中的阴阳五行、脏腑部分与西医解剖、生理、细菌学同时并进;第二年是《金匮》为主,辅以《内经》中六气、七情、诊断,结合西医病理学。陆先生是革新派,当时有人称为沟通派,他教中医也大胆地教学西医,走中西医结合的道路。

学会了自学

陆先生教法是先打好基础,培养自学能力。他说:"譬如开矿,我授以工具。"的确,他不是从桃树上摘下桃子给人吃,而是教人自己种桃树。我看这种教学方法值得提倡。现在的教学,像母亲抱着孩子走,不让下地,在课堂里天天灌,日日填,结果不能独立思考,缺乏自学能力。陆先生编的讲义是采取综合分析的方法,他把《内经》中同类的材料汇集在一起,然后进行分析,这个方法我把它继承了,在学习上很为得力。尽管观点上不一定相同,但我不入室操戈。

函授的本身就是自学。养成了自学习惯,可自然而然地学下去。不过方向要对头,方法要正确,否则会南辕北辙,或走入歧途。老师的作用就在于指出正确的方向、方法。

对学术没有门户之见

我对于学术没有偏见,尤其是对于中西医没有门户之见,认为这两种医学都是面对着病人,我们的医学知识只怕是少,不怕是多。《扁鹊传》说:"医之所病病道少。"这是有心肝的话。做中医多一些西医知识有什么不好?只要立足于中医,吸收西医的东西起帮助作用,做到"西为中用,古为今用"。前人说："他山之石，可以攻玉。"我是用西学不用西药。所以在"遥从"期间，又自学了《内科学》。那时西医水平还不高，出版物也很少，只有丁福保办的医学书局和教会办的广学会出版一些，今天看来都是些陈旧不堪的东西。抗日时期阅读了日本同仁会的《内科学》和林房雄的《药理学》等，抗战结束后又阅览了新医进修丛书，除内科外还学了《病理总论》及《物理实验诊断》。我差不多自学完了西医学当时大学的教程，不过同现代医科相比差得多了。自学期间还利用晚上去听课，参加西医进修班的学习。章次公先生和我们还一齐邀请了李邦振博士教我们叩诊和听诊。

学《内经》画图表加深理解

我从陆先生自学《内经》全书时，先看王冰本。有许多不可解处，王氏也避而不注。后来取《医部全录·汇注》作参考，因为此书除王冰外还收载了马莳、吴崐、张志聪诸注可以汇参，但仍觉得有些地方牵强穿凿。因为《内经》历史长久，又由篆变隶，由隶变正，多脱简错简，累经传抄，伪缺亦多，以致有些地方读不通，注解者因误就误或含糊其辞，心知其不然但亦无可奈何。后来我采用考据家法，即"以经证经""不以后人之说证前人""无正者存疑"。譬如"卫气出于下焦"，这"下"字应是"上"字之误，但注者作"下"字解也说得头头是道。我将营卫诸篇合求，知道了应是"上"字。《甲乙》《外台》都有材料，但这些材料只作旁证，不能等同《内经》中文字。又如"毛脉合精"，什么是"毛脉"？历来注家将"毛"字作为"肺主皮毛"解，我觉得此说不通。类此文字只好存疑。

我因阅读时快读多，以致常像老杜之"读书难字过"。但对于《内经》属精读类，不得不翻字书。找考据家有关周秦著作中的文字考据，虽然要花些时间，可是对某些字搞清楚了也可以旁通其他，这是我得益的地方。

关于运气学说有强调其重要者，所谓"不通五运六气，遍读方书何济"。也有人贬为无用，"学之徒劳无益"。"遥从"讲义说它虽无实用，但不可不知。我起先也不注重，后来看到其他书中谈论这些问题时，才引起了兴趣，觉得运气之说若按其规定则近迂，然重视其名言精义则大有用。

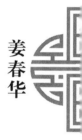

姜春华

31

今所用治则多出诸此篇,如亢害承制之理尤为临床家掌握之重要机枢。我在读《内经》全书时,做过笔记,在某些专题上做了图表。表的好处是将原来分散的集中起来,眉目分清;图的好处是将它的相互关系以图示表达出来。这两法既加深了理解又加强了记忆,我是以整理的方法求理解。我学习时不用西医知识对照,因为它们是两个系统,不能用那一系统对照这一系统,而是纯从原书的系统理解。心知两个系统,这点经验很重要,对于西学中来说更为重要。

看病读书结合

我少壮时看病,凡日间诊过的病人,入夜均查阅前人治验。今日治疗如果有效,可依前处理;如果无效,就考虑前人方法可取之处。也查考西医对这个病的认识,参照印证。我体会在应用时的学习比平时泛泛的学习记忆得更好。抗日战争爆发,四郊县人民拥入租界(上海原有公共租界和法租界)避难,扶老携幼,檐下蜷曲拥挤不堪,露宿冷食以致疫疬流行。当时有肠伤寒、斑疹伤寒、回归热、肺炎、疟疾、痢疾、天花等,由于治疗要求,我复习了现代急性传染病的知识,翻检了古代的天行时行瘟疫、温病诸门和专著,自《肘后》《千金》《外台》《瘟疫论》《疫症集说》到叶、王、章、吴诸家温热学说并各家温热医案,以搜求“瘟疫”的治法。我对那些理论和方法,通过临床实践,稍微有些体会,知道了中医治疗温疫的长处在哪里,不足之处在哪里。“没有调查就没有发言权”,我看医学没有实践或实践不足,只能说是有些书本体会,没有发言权。中医不仅长于调理,对于急性传染病只要对路,疗效不错的。解放以后我们在医院里看不到急性传染病,偶尔下乡巡回医疗,还可能看到一些“温病”。

教 学 相 长

我在抗战期间,担任了余无言主办的中医专科、时逸人主办的复兴中医学校、朱小南主办的新中国医学院的教学工作,教的是《伤寒》《金匮》《药物》等课。为了教好课不得不先学好。每备一堂课,先是搜集各方资料,二是充分理解,三是融会贯通,四是使之条理化。取材宁可多,用时宁可少,主要是"精"。我后来多年在中医提高班、西学中班以及各种学术会议讲学,原则都是这样。用功的准备不但有利于学者,对本人来说也得到提高,是输出,也是输入。教人认真,也就是自学认真。

从方药主治及配伍学规律

我年轻时看成无己《注解伤寒论》卷首图表有标本问气等,看不懂,认为《伤寒》难学。后来看陈修园的《浅注》文似易解,但碰到标本问气又觉得玄了,张令韶的书也是如此。看《伤寒论》白文不觉得玄,是部朴实的书,可是它被注家们搞成了玄学。看了陆先生的《伤寒今释》,觉得解释清楚,有独特之见,怡然理顺,涣然冰释。在理解的基础上再看方有执的《条辨》,张璐、程知、魏立荔、舒驰远、柯韵伯、徐行、程应旄诸家,并涉及近人黎庇留的《伤寒论注》、谭次仲的《伤寒评志》、闫德润的《伤寒论评释》、日人丹波的《辑义》《述义》以及山田氏的《集成》等。在阅读过程中,看到徐灵胎《伤寒类方》和东洞吉益的《药征》,觉得他们的方法是由综合到分析,又由分析到综合,如把桂枝汤证集在一起,进行综合,得出桂枝汤整个的适应范畴,其他汤证也这样,《药征》的做法有些缺点,带有主观。我自己重新做了《药征》,先是综合各条,后是分析主治症状。如附子,把凡有附子的方子列在一起分析,是附子所主证,用笔圈在字旁,再加综合,得出附子治脉沉微或欲绝、恶寒或背恶寒、四肢厥冷、漏汗不止、身疼痛,总括起来是强心镇痛。在汤证和主治的基础上对于药物的配伍作用也进行了分析,譬如麻黄配桂枝、配附子、配石膏,分别各药配伍的不同,治疗的病情不同。掌握了这些配伍法则,在临床时就能灵活配伍、应用自如。我认为掌握仲景配伍的规律,最为重要,以此规律配方,即是仲景方;后世各方配伍方法多从此出,虽然药物不同,其理致则同。前人说仲景方为"万世不祧之祖",是有道理的。仲景书中有些难解之处,后人勉强解释,穿凿附会。对这些地方,我常从全书精神来理解,或从临床印证,也常从现代医学来理解。譬如日传一经、六日传遍六经的问题,全书中实例少见,临床也不见,现代医学更是没有。张锡驹说什么"气传而非经传",意思是指人体六经之气日夜循行,像生理似的。当时我想如果六经之气相传是无形迹的,不是一日太阳、二日阳明,而是日夜循环不息,这个解释是说不通的。像这种凿空蹈

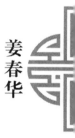

姜春华

33

虚令人不可捉摸之谈,无益于医疗,我不相信,怀疑可能文字有问题。后来看到日本康平本《伤寒论》类似日传一经的条文均低于正文两格,知道是后人加入的。

有人说《伤寒》注家无虑数十百家,穷老尽气不能卒业。据我的经验,不那么可虑。看一二家注为基本,先看成无已注或方有执注,以后再看其他注。方有执、喻嘉言、徐行、舒驰远等就是一脉相传,没有多大出入,看其他各家也只看它突出的个别见解。对于注解可以说一通百通,不可通处,总是不可通,也不必强求其通,穷老尽气是不需要的。

有些注家我一翻开就把它丢掉,像卢之颐、张令韶用运气学说解释,这种不切实际的玄学徒费时间。我在没有看注解之前是先看经文白文,互相参证,不让注家束缚我的思想。说老实话,我对各注家都有些不同程度的看法。

不以西医对比中医

我学习《金匮》除了陆先生的《金匮今释》外,并参阅了尤在泾的《心典》和丹波的《辑义》《述义》等。《金匮》是中医内科的原始记载,反映了当时的内科水平。我初用现代医学的“病”去做对勘,以求认识一致,结果,这样学习《金匮》便只见其短不识其长。于是,按尤氏注从辨证论治角度去领会,便觉得《金匮》颇有可学。所以我的经验,学习中医不能与现代医学对比,一比之下觉得彼何其精我何其粗。如从辨证论治角度学,从辨证论治角度用,则可以收到意外的效果。认识病的精粗不等于疗效的高低,我常以此告人,不可以现代医学对病的认识与中医做对比。但是,以双方认识相合,心中有数,以辨证论治为手段,则不失中医精神。如果“为病寻药”丢掉辨证论治将会失掉中医的精神,但“为病寻药”亦有其必要,二者不可偏废。这是我学习《金匮》时的体会,到现在还没有改变我的看法。《金匮》病种不多,所以尤在泾有《金匮翼》之作。不过,《金匮》的辨证论治精神可用于一切疾病。

摆脱烦琐哲学

《难经》用《纬说》以五行十干分为阴阳夫妻、男女老少，玄学气息较浓，论脉极为烦琐亦不切实用，对于这些只理会其大意不加深究。如果深究，譬之磨刀背，用力不得力。我以徐洄溪《难经经释》为主，辅以张山雷的《难经汇注》。这两书都不是随文敷释，而是各有见地，对《难经》提出许多疑问，很有启发。

仲景方药少不够用怎么办

张仲景的书方药有限，临床不够用。后世药物品种多了，但有些效验不准。为了扩大药源增加品种，我学习了《外台秘要》。为什么学《外台秘要》呢？因为它一病症多，二药物广，三方剂药味不多，四集各家经验方，没有玄说。我学《外台》时不是泛泛地阅览，而是一个病一个症的学。先将一个病种（如痢疾）各子目分开看，如血痢、白痢、纯血痢、下利无度等看每一症有几方，一方中有哪几种药，几张方子中共同用的有哪些，哪些是十方而九必用的，哪些十方中只一二用者，以多用常用为准。如果一方只有一药，这一药也是重要的，因为前人集验，不验不录，单独一味，无所假借，必有特效才加收录。再看全病方剂，哪些药常用，哪些少用，哪一些是主药，哪些为辅佐兼治之药，用统计处理得出治疗某病主治的药物，然后再以仲景配伍之法辨证论治，这样，扩大了治疗用药的范围。

《千金方》较《外台》为早，也收集了各家方，但它比较难学。一是药味多，药味少的较少，二是叙述症状多，不容易理解它们之间的关系。为了要求理解去看张璐的《千金衍义》，他也衍不出什么道理，即使说些道理也是唯心之谈。后来仔细体会，原来孙氏属道家，与陶弘景一流，药路与仲景有异。《千金方》特殊之处是对五脏虚实综合症群的治疗。我学习《外台》获得杂病的治疗方法，学习《千金》获得脏腑综合症群的治疗方法。这些症群错综复杂，头绪纷繁，现代医学认识尚不理想，对某些综合症群，因呈现神经精神症状，聊以"神经官能症"称之，西医无特效疗法，《千金》却有方可用。

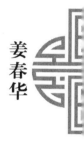

姜春华

学医案不买椟还珠

旧社会做医生都得写脉案。脉案要写得漂亮,字好文佳,才容易取得病家信仰。故友谢诵穆对我说过写脉案对于开业的重要,并推荐了四家医案。以后,我又学习了《临证指南》、叶天士晚年医案《叶案存真》和王旭高、张聿青、柳宝诒、王孟英、吴鞠通等不下数十家。但我的学习不在于学他们描述病理机制的术语词汇,而是学其处方用药。门面话我不喜欢,因此我虽然也能用那一套术语词汇做病案,把病理机制说得头头是道,可是在临病写医案时我仅是照仲景条文式直叙症状。我认为学习前人不学他们的方药,只学他们的术语词汇,譬犹"买椟还珠"。古今医案中对我最有启发的要算孙东宿的《医案》、陈莲生的《诊余举隅》,此二书的辨证论治精神强,值得好好学习。我学习每家医案都能收到或多或少的养料,如王孟英的养阴疗法,薛立斋的平淡疗法,吴鞠通的用药剧重,在临床中各有用处。

像蜜蜂酿蜜

要采取多家之长,就得看好多家书,真像蜜蜂采蜜似的。有些古云亦云、陈陈相因的东西我常丢掉不看,仅抽取其中独到之处。我在几部基本书学好之后,便开始浏览。自宋许叔微、庞安时、朱肱,至金元刘河间、张洁古、朱丹溪、李东垣、罗天益,明代薛立斋、张景岳、赵养葵、孙东宿,清初如张璐、喻昌、徐洄溪,清末则陆九芝、陈修园诸家。

个人认为历代诸家以张景岳学识最广博,有独立见解和创新精神,比张璐为高。徐洄溪的《医学源流论》最有启发;近代张山雷、陆渊雷的著作对我启发亦多。我这里只举了几种对我医学思想有作用的书,其他泛泛读过的书就不提了。

为四个现代化加紧学习

回忆幼时有一次父亲偶然谈到:"病有可为有不可为。如果本来有可为,由于自己的少学,便变作不可为,以后再看到有可为的方法,就不胜懊悔。故医生以平时多阅读为贵。"当面临不可为之病时,病者与其家属把希望寄托在医者身上,我常内心自疚。虽然扁鹊说过他"非能生死人",可是我们不能以此为心安理得,应常想如何尽最大努力,求其可生之机。过去我学习得不够,今后还得继续学,在原有基础之上提高一步,更好地为人民服务。

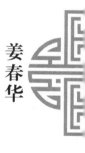

姜春华

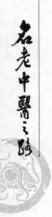

路，是人走出来的

国务院学位委员会医学科学评议组成员

上海中医学院副院长、教授　　金寿山

作者简介

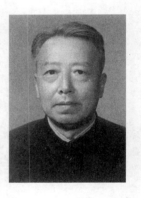

金寿山（1921～1983），浙江绍兴人。自学成医。多年来从事医疗、教学和文献研究工作，均有突出成就；对《伤寒论》《金匮要略》及温病学说有较深的研究。除主编和编写上海中医学院《温病学讲义》《中医学基础》等教材外，个人著作有《温热论新编》，并在各地医刊上发表论文及《金匮》讲稿多篇。历任上海中医学院副院长、上海中医学会内科学会主任委员等职。

路，是人走出来的。中医是可以自学成功的，我自己走的就是自学之路。可分三段历程。

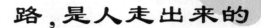

焚膏油以继晷　恒兀兀以穷年

我出生在浙江绍兴的一个镇上，父亲是一个颇有些学问的医生。鲁迅先生在《朝华夕拾》中提到一位陈莲河医生，处方时用蟋蟀一对要原配的。陈莲河，当然是一个假名，但绍兴人都知道指的是谁。我父亲就是那位陈莲河医生的朋友,其封建思想不下于陈莲河。其时虽在民国,他却不许我进洋学堂,只让在家读书,从"人之初"开始一直到四书五经,还有《古文观止》《读史论略》。教我的是一位有真才实学的老师,讲解得很好。对这些古书,我当时就能懂得或基本懂得。当然,还要背出来。十多岁的时候,这些书读完了,就读《黄帝内经》,这却只读而不教,对其文理,似懂非懂;对于医理,知识未开,根本不能理解。还记得当时在医书上看到"白带"两字,去问父亲什么叫做"白带",父亲支吾其词。教虽然没有教,考却要考。我最怕的是考十二经脉循行路线,为了答不出这个,不知受了多少次责难。于是,不管懂与不懂,只得硬着头皮,把全部《内经》读熟背出。

父亲的原意,可能因为我年龄还小,有些医理教也不懂,到一定的年龄再教不迟。不料,在我十七岁的时候,他就去世了。留给我的,既没有财产,也没有学问,只有一些医书,也寥寥可数。不妨开一个书目:《黄帝内经》《原病式》《医宗金鉴》《张氏医通》《济阴纲目》《温疫论》《温热经纬》《温病条辨》《临证指南》《本草备要》《汤头歌诀》。

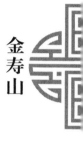

丧父之后,家道贫寒,为了养家活口,不得不谋职业,就在镇上开私塾,当私塾先生,真正是一个"小先生"。随着年龄的增长,什么"白带"等名词也懂得了,而且开始自学医书,读的是《本草备要》《汤头歌诀》以及《医宗金鉴》中的各种歌诀,好在背功好,都能把它们背出。学生读学生的书,我读我的"四君子汤中和义,参术茯苓甘草比"。白天时间不够用,就在晚上读到深更半夜。读这些书的目的,就是为了开得出方子,继承父业。在这个时期,也有亲友以及父亲的老主顾请我看病的,有时也很"灵","灵"也不知其所以然,但增强了我学医的信心。至于《黄帝内经》,早已丢之脑后,因为实在太深奥了。

真正在学医上给我开了窍的,是当时有人借给我全部《铁樵医学函授学校讲义》。讲义上讲的,我当时是见所未见,闻所未闻,爱不忍释,就把它全部抄下来。就是这部讲义,引导着我踏进医学之门。

总结这个时期走的路是苦学。真可谓"焚膏油以继晷(确实是在煤油灯下读书的),恒兀兀以穷年"。我不希望有志于学习中医的同志同样走我这条路,事实上也不会有人再这样走。但苦学这一点,可能还有一些借鉴的意义。

金寿山

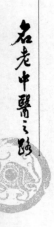

鸳鸯绣出从君看　不怕金针不度人

一九三六年，我从故乡到上海××善堂做医生。所谓"善堂"者，慈善机关也。对病人是施诊给药的，医生是拿工资的。这是我正式做医生的开始。不久，抗日战争发生，上海沦为孤岛。遂于一九四一年去西南，先在桂林，后到贵阳，私人开业。一九四六年又回上海行医兼教学，一直到一九五六年进上海中医学院从事教学工作，这可算是我青壮年时期的简要经历。

这个时期走的路仍然是苦学，举三件事来说明：

（一）书是只借不买的　为什么不买书？因为买不起。不怕笑话，这时期我买的医书只有三部：《伤寒论今释》《伤寒贯珠集》《金匮要略心典》。前一部是因为深慕作者的名声，忍痛去买的；后面两部是因为一九四六年在上海中国医学院教书，为了教学上的需要而买的。至于借书，凡是好书（不仅是医书），只要有书的人肯借，我就要借。借书而不买书，对于我实在大有好处。因为借的书要还，逼着你非及时看不可；好的段落章节，还要把它抄下来。读书百遍，不如抄书一遍。边抄边咀嚼其精华，又练习了小楷，可谓一举两得。

自己的书有限，看来看去只有这几本，缺点是有很大的局限性，好处是能够精读，所谓"读书百遍，其义自见"。那三部买的书，《伤寒论今释》早已丢失了；《伤寒贯珠集》和《金匮要略心典》还在，却把它们读得破破烂烂了。

这个借书而不买书，后来养成了习惯，现在买得起书了，也绝少买书。这里我没有提倡不买书的意思。书，还是要买的，买别的东西不如买书。书买了还要爱护，藏在书柜里或别的什么地方，但更主要的是藏在脑子里。

（二）看病的本领是偷学来的　开始做医生，给人治病，由于无师传授，又缺少经验，幸中的固有，治不好的更多（特别是大病、重病）。有一次给一个亲友治热病，详细病情已记不清，只记得有身热多日不退，大便自利，我用《伤寒论》方法治之，药似对症，但越治越重，以至神昏出疹。后来，病家请上海名医丁某诊治，一剂即有转机。所处的方完全不是我的路子，其中有川连炭（用量也极少）、神犀丹二味药。这件事对我教育很大，使我懂得了"读书与治病，时合时离；古法与今方，有因有革"的道理。跟师学习的一课，非补一补不可。但是没有条件跟，怎么办？只好去偷学。我是一个坐堂医生，在药店柜台上很容易看到别人的方子。我就几乎每张都看，都揣摩，真的偷学到了不少本领。例如上海有一位妇科名家，开的方子其药味多至二十几味，看起来似乎杂乱无章，但看得多了，就可悟出其中的道理。二十几味药中有一个规律，对某一种病症，某几味药一定用；对另一种病症，某几味药又一定用。原来那位名家，也怕人家把他的看家药偷去，故意摆下一个迷魂阵，药开得很多，实际上主要药物，不过几味。万万想不到有我这个同行，竟有办法把它偷学去了。看方子偷本领，也有偷不到的时候。当时上海有位治"伤寒"的名家，从方子中看来，不过豆豉、豆卷、前胡、苏梗之类，平淡无奇，而且几乎千篇一律，治疗效果却很好。这是什么道理？从方子中看不出，只好上门去偷学。好在这位医家门庭若市，我就每天花几个钟头混在病人陪客中去偷，果然大有所获。原来这位医家处方，看似千篇一律，实非千篇一律，同中有异。异处正是其秘处。随举一例，如对热病大汗出而致神疲者，往往用一味益元散，揣其用意是在导热下行，收汗镇心。

就是这样，日复一日，年复一年，点点滴滴，偷学到了不少治病的本领。当然，偷学来的本领，不一定全都用得上，还得自己在临床当中去检验，下一番去伪存真的工夫。古诗有云："鸳鸯绣出从君看，不把金针度与人。"我认为只要做一个有心人，他人绣出了鸳鸯，终可以悟出其针法，照样绣出鸳鸯，也许绣得更好。这两句古诗可以改为："鸳鸯绣出从君看，不怕金针不度人。"这里，必须指出，偷学本领则可；抄袭别人的文章，剽窃别人的成果，据为己有，则不可。

（三）学问是要自己做的　这个时期，我对《伤寒论》是下过一番工夫的。以方归类，做过；以证归类，也做过。还写出自己的见解，即按语。那时所见不广，不知道这些归类前人早已做过，而且做得远远比我好。但这个工作并没有白做，因为经过自己整理，才能把古人的东西变成自己的东西，不至于被《伤寒论》注家牵着鼻子走。夜郎自大要不得，敝帚自珍却有道理：帚虽敝，终是自己的，可以派用处。解放前几年，我担任上海中国医学院教师，教的是《伤寒论》《金匮要略》，讲课内容显然很浅薄，但条理还清楚，有自己的见解，还为同学所欢迎，敝帚就派用处了。

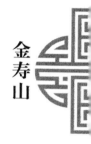

金寿山

路漫漫其修远兮　吾将上下而求索

一九五六年进上海中医学院至现在,可算是中老年时期,走的路还是一个苦学。写到这里,我得总结一下治学的经验:

首先,要苦学,此外无捷径。苦学养成习惯,则不以为苦,而以为乐。我现在生活上没有什么爱好和癖好,坚持六分之五时间用于业务,手不释卷,而且到午夜。无他,乐在其中也。

苦学要做到三个勤:

一曰口勤,指读书,必读的书还要把它背熟。特别是在年轻的时候,记忆力强,读过的书到老不会忘记。在幼年时候我家中有一部残缺的手抄本,其内容理法方药都有,也不知是从哪些书上抄下来的。那本手抄本早已丢失了,但其中有"衄为燥火,若滋阴自安;呕吐呃逆,咎归于胃;阴癫疝瘕,统属于肝;液归心而作汗,热内炽而发斑"一段话,还有六味地黄丸的歌诀,叫做"地八山山四,丹苓泽泻三"。那时把它背熟了,到现在还没有忘记。以后读的书,却强半遗忘了。当然,书不是一次把它背出就永远记住,一定会有遗忘。遗忘了怎么办?再背熟,反复几次,记忆就牢固了。

学问,学问,学是要问的,而且要不耻下问。李时珍的学问,不少是从不耻下问得来的。我无师传授,但师父又很多:同事,我之师也;同行,我之师也;病人,我之师也;学生,亦我之师也。因为弟子不必不如师,师不必贤于弟子。我现在写好文章,往往请徒弟们看看,提提意见,这实际上就是教学相长。

二曰手勤。指勤翻书,勤查文献。有治不好的病,去查查文献,方子虽然不能照抄照搬,但一定会从中得到启发。有不少青年同志治学,也知道问,但往往去问"活字典",不习惯于问"死字典"。试问,字典如没有人去翻,还称其为什么工具书? 我在青年时期治学,没有老师可问,只能去查字典。一部《康熙字典》,几乎把它翻破。哪些字应该查什么"部首",心中大体有数,一翻即着。例如有一位同志,硬以为字典上没有"豚"字,因为肉(月)字部查不到。我告诉他这个字要查"豕"字部,果然查到。又例如常用的一个"症"字,《康熙字典》上就没有,可见这个"症"字,在清朝初年,还是一个俗字，而且是一个不很通行的俗字，所以还没有收入。"证"是"症"的本字，原属一字，现在争论其不同，实属无谓。至于中医与西医对"症"的概念不同，那是另一回事。

提高古文水平，提高医学水平，都不能一蹴可及，只能靠点点滴滴的积累。这就要刻苦读书，一个字也不放过。但是，读医书又要讲实效，不是搞考证。古书上无关紧要的地方，本来讲不通，硬把它加一番考证，讲通了（而且未必通），又有什么意思？这时就要学陶渊明的读书方法——不求甚解。哪些地方应该一丝不苟，哪些地方可以不求甚解，要靠平日的工夫，是不容易的。作为老一辈的中医，这些地方对青年加以指导，就义不容辞了。

三曰笔勤。笔勤就是要写。见到资料一定要摘卡片；读书，一定要写眉批；教书，一定要自己写讲稿。切莫抄别人的讲稿，因为用别人的好讲稿，倒不如用自己蹩脚的讲稿。至于写讲稿，我的经验是：备要备得足，削要削得凶。这样，才能讲得有骨有肉，不枝不蔓。还要多写文章。而写文章，一定要言之有物，有一点就写一点，有两点就写两点，开门见山。宁可把论文写成札记，不要把札记拉成论文，更不要从"盘古分天地"讲起。例如写有关《伤寒论》的文章，把张仲景和他的著作再来评价一番，已经没有这个必要，而现在恰恰有这个通病。其次，要反复推敲文理，不要捏成一篇文章，写出算数。要多看几遍，多改改，避免写出"天地乃宇宙之乾坤，吾心实中怀之在抱"那样的句子。总之，文字力求简明通畅，逻辑性力求强，资料力求正确。这本来是可以做得到的，问题是"不为也，非不能也"。

其次，要博学。就是知识面要广。知识面要广，一定要多读古书。要多读古书，单是具有阅读能力还不够，因为医学从来不是一门孤立的科学，在古代也是如此。只有了解了古代的自然科学和社会科学知识，阅读古代医书，才有可能真正通晓其义理。对我来说，小时候读四书五经，现在看来不是白读的。基于这个原理，现代医学和现代自然科学当然也要学。作为一个老中医的我，已经不可能了；作为新一代的中医，我以为一定要学，只要学了而不"忘本"。

从事教学工作之后，我教过《伤寒论》《金匮要略》，温病学说以及各家学说的一部分，最近几年，还教过《中医学基础》，是一个"杂家"。杂也有杂的好处。教然后知困。改变一个学科，迫使我非去再钻一钻另一门知识

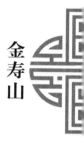

金寿山

不可，非多看一些书不可，而多看了另一门的书，转过头来对原来较熟的一门学科知识，又有所长进。中医这门学科，本来综合性很强，特别是基础课程，更有共通之处。不通《内经》，不能教好各家学说；不通《伤寒论》，不能教好温病学说和方剂。反之亦然。我以为，中医学院的中医教研组与西医教研组，应该互相配合；而中医各教研组之间（临床科除外），教师应该轮换，于教于学，可能大有裨益，不要"鸡犬之声相闻，老死不相往来"。

"博"，正是为"专"吸取营养。读书不能局限一家之言，而是要融会贯通。"专读仲景书，不读后贤书，比之井田封建，周礼周官，不可以治汉唐之天下也；仅读后贤书，不读仲景书，比之五言七律，昆体宫词，不可以代三百之雅颂也"，所以要博。我生平接触过两位良师益友，一位是贵阳王聘贤先生，一位是上海程门雪先生。这两位前辈，有一个共同特点，就是博学。遇到王聘贤先生的时候，年事尚轻，只知道从他那里借书来看，得益还不多。对于程门雪先生，是组织上指定我去问业于他的。某些学术上的疑点、难点、精微之处，一经他指点，便如点石成金，茅塞顿开。程先生一是博学，二是多思。他曾教我看叶天士医案，我看来看去，实在看不出其中奥妙，并且受到"徐批"的影响，以为叶氏用方非仲景法。学医当学张仲景，取法于上，仅得乎中，学叶天士非是。但有一次听他分析《叶案存真》一案，案语是："舌缩，语音不出，呼吸似喘，二便不通，神迷如寐，此少阴肾液先亏，温邪深陷阴中，瘛疭已见，厥阳内风上冒。"处方为阿胶、鲜生地、玄参、鲜石菖蒲、黄连、童便。程先生分析说："叶氏此方实从白通加人尿猪胆汁汤化出，彼则寒伤少阴，故用附子、干姜温经，葱白通阳，人尿、猪胆汁反佐为引；此则热伏少阴，故用阿胶、玄参育阴，鲜生地、川连清温，鲜石菖蒲通窍达邪，童子小便为引。一寒一热，两两相对。仲景之秘，唯叶氏能通变之。"他又说："《存真》另有一案，证见脉微、下利、厥逆、烦躁、面赤戴阳，即用白通加人尿汤，处方为泡生附子、干姜、葱白，煎好冲人尿一杯。两相对照，益见本案是以阿胶、玄参、生地当白通汤中附子，以川连当干姜，以菖蒲当葱白，而用人尿则相同。护阴清温之法从通阳温经之方脱胎而出，可谓推陈出新。"听了程老的分析，我才恍然悟到读书既要从有字处着眼，又要从无字处着眼，重要的是要多动动脑筋，从此改变了对叶氏的看法。所以尽管彼此事忙，接触机会并不多，点给我的"金子"当然也不多。但我从他那里多少学得了一些"点石成金"的"指法"，学乃大进。这是千金难买的。

最后，要活学。医生读医书的目的主要是为了看病，且不谈研究。"善读书斯善治病，非读死书之谓也；用古法须用今方，非执板方之谓也。"学过的东西，一定要到临床中去检验，看它是否正确，是否需要补充修改。俞根初有一段话："吾四十余年阅历以来，凡病之属阳明少阴厥阴而宜凉泻清滋者，十有七八；如太阳太阴少阴之宜温散温补者，十仅三四；表里双解，三焦并治，温凉合用，通补兼施者，最居多数。"这实在是临床体会有得之言。这就把《伤寒论》读活了，有自己的见解了。有些理论，必须接触到临床，才体会得真切，例如《金匮要略》讲瘀血病人"口燥，但欲漱水，不欲咽"。我曾把它当作"渴不欲饮"看。后来在临床上看到的肝硬化病人多了，有些病人往往诉说口中粘腻，始恍然于"但欲漱水，不欲咽"是因口中粘腻，根本不渴（当然，肝硬化病人也有口渴者）。所以《金匮》说它是口燥而不是口渴，尤在泾释为"血结则气燥也"，与"渴不欲饮"完全是两回事。又，肝硬化初期病人，往往外无胀满之形，而内有痞闷难受之感。《金匮》说"腹不满，其人言我满，为有瘀血"，可谓曲尽形容；尤在泾释为"外无形而内实有滞，知其血积在阴而非气壅在阳也"，更属一语破的。炙甘草汤中的麻仁，柯韵伯疑为枣仁之误，似属有理，但在临床上看到心脏病患者，在大便干结之时，病情往往增剧，必须保持大便通畅（不是泄泻），就体会到炙甘草汤中所以用麻仁之理。通过临床，得到经验和教训，再去温习理论，会对理论理解更深，而这时理论对临床才确实具有指导意义。我在青年时候曾治一湿温病人，病已多日，心下痞闷不舒，大便不通，舌苔黄，有可下之征，用小陷胸汤加味，服药后得利，胸腹宽畅，但随即衰竭而死。病家归咎于命而不归咎于医，但我终觉得小陷胸汤用得不对头，有内疚之心，而不明其所以然。后来深入研究叶天士的《温热论》，读到"湿温病，大便溏，为邪未尽；必大便硬，乃为无湿，始不可再攻也"一段，才知道我的错误，就在于湿温病大便已硬而下之，犯不可再攻之戒。《温热论》讲的真是经验之谈，对临床极有指导意义。所以要做到活学一定要联系临床实际。

学中医，在没有学通的时候，尽管苦学，不通的地方还是很多，会陷入困境，一定要熬过这个关。我是熬过这个关的。铁杵磨成针，只要工夫深，终有一日会豁然贯通。这以后，一通百通，左右逢源，学起来便容易了，这叫做"顿悟"，是从苦学中生出来的"巧"。但没有苦便没有巧，没有"渐悟"便没有"顿悟"。

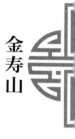

金寿山

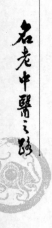

博学要与多思结合起来,还要能返约。博学之返约与浅学有质的不同,一则守一家之言而不排斥他家;一则见闻狭隘,拘泥于一家之言而自以为是。

临床决不可少,脱离临床的理论是空头理论,即使讲得头头是道,要的也是"花枪",中看不中用。

上面讲的一些,是我治学的体会。

学,然后知不足。汗牛充栋的医书,我读过的不过沧海之一粟,千变万化的疾病,我治好的不过幸中其一二。学问,可以达到一定的造诣,但永远没有止境。到了晚年,我重新认识到《内经》这部书,是中国医学的渊数,深悔没有用过工夫。不学《内经》而治学,犹如无根之萍。历代医家,特别是宋以后的各家学说,无不渊源于《内经》而又各有发挥,反过头来大大丰富了《内经》,发展了《内经》。《内经》原书中的某些词句,已经不是原来的含义,把它加以整理,将是一件很有意义的事,中医之道可谓尽在其中。吾有志于此而未能也。孔子云:"假我数年,五十以学易,可以无大过矣。"我是这样想:假我数年,七十以学《内经》,可以无恨矣。

我生有涯而知无涯。路漫漫其修远兮,吾将上下而求索。

注:本文中引文未注明出处的,见《古今医案按》。

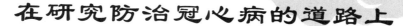

在研究防治冠心病的道路上

中医研究院西苑医院副院长、副研究员

全国政协第五届委员会委员、全国劳动模范　　　郭士魁*

作者简介

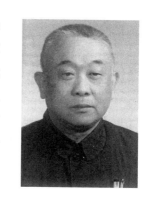

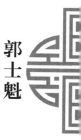

郭士魁（1915～1981），北京市人。早年曾为北京药店学徒，并从学于著名中医赵树屏，后在北京开业行医。一九七八年加入中国共产党。毕生致力于中医药防治冠心病的研究，发展了活血化瘀、芳香温通的理论，与其他同志一起创制了冠心Ⅱ号方、宽胸丸和宽胸气雾剂等名方，获得一九七八年全国医药卫生科学大会奖，被《人民日报》赞为"为冠心病病人造福"的人。著有《心血管常见症候的中医病机和治疗》《谈谈活血化瘀治则》等。

我行医四十余年，大体分为两个阶段：前半生（旧社会和解放初）是奠基阶段，什么内、外、妇、儿各科的病都看，什么采药、制药、抓药的活都干。这个过程给我后半生从事专科研究打下了一定的基础。

我从事冠心病的研究是五十年代中期参加中医研究院工作之后。那时我刚四十岁，在跟随冉雪峰老师临证的过程中，侧重看一些心血管病患者，其中包括冠心病。实践使我深深感到"心绞痛""心肌梗死"这一类病对经验丰富的老年人乃至年富力强的壮年人的生命威胁极大。我亲耳听

47

到、亲眼看到死于此病者多是生产的主力、国家的栋梁,这促使我去研究冠心病。从一九五九年冬至今整整二十一年,我在防治冠心病的研究中大体经历了四个时期——探索中医对冠心病的认识、寻找有效方药、进行实践检验、说明疗效机理。

探索中医对冠心病的认识

在祖国医学文献中,虽然没有冠心病的病名,但有类似症候的记载。如《素问·藏气法时论篇》中有"心病者,胸中痛,胁支满,膺背肩甲间痛,两臂内痛"的描述,颇似心绞痛;又《灵枢·厥病篇》中有"真心痛,手足青至节。心痛甚,旦发夕死,夕发旦死"的描述,颇似心肌梗死。"真心痛"与《金匮要略》所谓的"胸痹心痛"是截然不同的,前者"伤正经",正如《诸病源候论》中所谓"心为诸脏主而藏神,其正经不可伤,伤之而痛,为真心痛";后者伤及"支别脉络",其"乍间乍盛,或发病不死"。真心痛以气分虚损为主,因气虚而致血脉瘀阻;胸痹心痛乃"本虚标实",不仅正气虚,而且血瘀、痰浊盛。故治疗"真心痛"重在益气,以参芪为主,佐以活血,自拟益气活血汤用于临床。治疗胸痹心痛,务必区分虚实标本缓急,"以通为补"。常选用活血化瘀、芳香温通、宣痹通阳诸治则。"以通为补""以通为主",这是我治疗冠心病、心绞痛的主导思想。按照中医的看法"不通则痛,痛则不通",心绞痛主要表现为"痛",痛因"不通",而不通主要因为"气滞血瘀"和"胸阳不振",故主要治则是"活血化瘀"与"芳香温通"。我在此两法的应用和研究上倾注了全身的心血和精力。

寻找有效方药

一九五九年冬天,中国医学科学院某医院病房收治了一个冠心病患者,用了多种中西医治疗办法也未能控制心绞痛的发作,心电图很不正常,请我去会诊。我看患者面色发青,舌质暗紫,脉涩。当即认证为"气滞血瘀",用王清任的"通窍活血汤"进行治疗,约两周就控制了疼痛的发作,三月余心电图也有所好转。这个预想不到的结果,加深了我对活血化瘀法则治疗心绞痛的感性认识。自此,我就开始有目的地应用"活血化瘀"法则进行临床实践,去掉了通窍活血汤中稀少昂贵的麝香等药物,不断针对病人的具体症候特点加减变化,组成了冠通汤、冠心Ⅰ号方、冠心Ⅱ号方等固定的方剂。再用于临床实践,结果病人反映良好。但有的人不承认,说是仅凭主诉,没有客观指标不可靠,只有临床观察没有对照组,疗效不可信。乍听这些议论,我觉得这是对中医的挑剔;后来平心静气地想想,也觉得有道理。由于历史条件的限制,中医讲疗效多凭直观和主诉,缺乏客观标准,这在几百年、几十年前是无可非议的,而在科学高度发达的今天就不够了。要发展中医就要让中医插上科学的翅膀,让中医在与西医的比较中扬长补短。于是,我在一九六三年借中医研究院西苑医院与中国医学科学院阜外医院搞协作的机会,专门设立了五张中医病床,与西药组进行对照。这是六十年代初期的事情,对我这个中医来说是一个严峻的考验。当时有人对我说:"郭大夫,你是一个中医,来西医院搞协作,会会诊、开个方就够了,何必自己管病房,弄得不好,会被别人看笑话。"这是一句有份量的话,是我所深知的。但我想,老让中医中药当陪衬,什么时候才能闯出一条中国医学自己的路呢?我冒着一定风险管病房,用活血化瘀为主的冠心Ⅰ号方、冠心Ⅱ号方治疗三十多例病人,经与西医治疗比较,获得了西医医生的认可。这段协作,不仅肯定了活血化瘀法则的效果,也初步找到了冠心病Ⅰ、Ⅱ号方等有效方药。应该说,这使我在应用中医中药治疗冠心病的征途上迈出了坚实的一步。

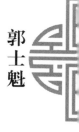

郭士魁

但是,科学研究的道路总是坎坷不平的。要使自己的研究成果得到公认,还必须付出艰苦的努力,做很多工作。有人当着我的面说:"你用中药治疗冠心病虽然有一定的效果,但是药效慢,服法繁,价钱贵,既无法治疗急性心绞痛患者,又无法推广应用。"乍一听,我真有点受不住,这不是故意挑毛病吗?后来细想,这个同志提的"慢、繁、贵"确实客观存在。一剂汤药少则几角钱,多则一元多,从处方、抓药、煎药、服药到发生作用,最快也得一两个小时,怎能与价值几分钱、放在嘴里含一会儿很快就生效的硝酸甘油类相比呢?!客观事实教育了我,不改变"慢、繁、贵",中医就不可能在防治冠心病的领域扎下根。"慢、繁、贵"关键是"慢",心绞痛、心肌梗死这样一类急性病"慢"了就失去了治疗意义。我下定决心"变慢为快",首先抓速效。我带着问题翻阅了古今大量文献,详细分析了《金匮要略》的九痛丸和乌头赤石脂丸以及《千金方》的细辛散、五辛散。这些方共同的止痛原理就是芳香温通,这与我治疗胸痹心痛的指导思想完全一致。于是,我从大量的芳香温通方剂中选中了苏合香丸,用于临床,对心绞痛者能够在三到五分钟内发生作用,而且稳定、持久、副作用少,但仍较硝酸甘油类的效果慢,而且太贵。一个同志半开玩笑地对我说:"郭大夫,服用你开的苏合香丸一天量的花费,等于服用一个月的硝酸甘油片。"看来是玩笑话,但确实说明了此药贵。不变贵为贱再好的药也无法推广。于是,我又开始了"变贵为贱"的实践。首先对苏合香丸的每一味药进行分析研究,查资料、品味道,最后决定去掉贵重的犀角和久服有毒的朱砂,加大荜拨的用量,制成了"心痛丸"。药价降低了三分之二,而临床效果与苏合香丸相同,但比西药还贵十多倍,疗效也慢些。

为了降低成本,加快疗效,我与师兄、擅长制药的专家——冉小峰合作,将心痛丸改成了心痛乳剂,用于治疗心绞痛病人二到三分钟就发生了止痛作用,基本上可以同国产硝酸甘油片媲美了,可是仍旧贵。一个偶然的机会,我从一本书上找到一个治疗牙痛的验方,叫"哭来笑去散",意思是牙痛难忍、流着眼泪进来,服了药后,满脸笑容走出去。这个方子药味简单,而且都是一些常有、价低货。我如获至宝,就在这个方的基础上稍加化裁,制成宽胸丸。开始粗制的丸药每丸才九厘钱,一般服药后三至五分钟就能止痛。至此,我初步解决了中医中药治疗冠心病"慢、繁、贵"的问题,并确立了冠通汤、冠心Ⅰ号、冠心Ⅱ号,心痛丸、宽胸丸等治疗冠心病的方剂。

进行实践检验

实践是检验真理的唯一标准,也是检验科研成果的唯一标准。活血化瘀、芳香温通的治疗原则,以及在此原则指导下创立的方剂,用于临床后效果如何,能否经得起重复,都必须通过临床实践来检验。一九七一年初,周恩来总理发出了向"三管"(气管、心血管、胃肠管)进军的号召,我满怀喜悦地接受了防治冠心病的任务,与各兄弟单位共同组成了北京地区防治冠心病协作组,重点研究冠心Ⅱ号方对冠心病的近、远期疗效,以及宽胸丸(后改制成宽胸气雾剂)对心绞痛的速效作用。十年来,全国数十个医疗单位参加临床验证,结果冠心Ⅱ号方(现名冠心片)一至三个月疗程的止痛率为83%,心电图好转率为25.8%;四至十二月疗程的止痛率为85.8%,心电图好转率为47.2%;随访一至四年,疗效稳定无反复。实践证明了冠心片的疗效，一九七七年进行了鉴定，现在已经批量生产，在国内销售。宽胸气雾剂经过三个阶段的临床研究：即一九七二年至一九七四年，观察治疗60例741例次的心绞痛发作，三分钟以内止痛（有效）为433例次（占41.57%），经与国产硝酸甘油片比较，二者无差异；一九七八年三月至一九七九年八月，组织上海、浙江、福建、江西、广东、河北、新疆、北京等十六所医院对宽胸气雾剂临床疗效进行交叉验证，有效率为47.6%～57.96%，经与国产硝酸甘油片对照，疗效一样，但其副作用少，比较安全；一九八〇年二月至七月进一步与美国进口硝酸甘油片对照，其疗效结果经统计学处理无差异。一九八〇年底，宽胸气雾剂作为中医研究院的一项成果进行了鉴定，可以批量生产，在全国范围内推广应用。

上述的重复验证工作不是我自己做的，是我科的工作人员和全国广大医务工作者共同完成的。事实证明了中医中药可以治疗冠心病，要长效有长效，要速效有速效，并不比西医西药逊色。这样，我们就闯出了一条中国医学治疗冠心病的路子，我认为这也是一条发展中医的道路。

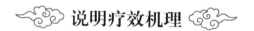

说明疗效机理

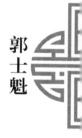

有了临床疗效还必须说明疗效机理，这是研究工作必不可少的过程。只有通过实验研究证实，才能使临床研究的成果建立在更加科学、更加牢固的基础上。

一九七二年上半年，我提出了活血化瘀的途径可以软化斑块（即胆固醇沉着）的假想。因为我本人患动脉粥样硬化病，所以先在自己身上做试验。开始服用冠心Ⅱ号汤药，从少量到大量。服药前后均抽血化验，从中分析活血药物对血液的影响。后来逐渐创造条件，开展一些动物实验。但因为处于"文化大革命"之中，实验研究进行缓慢。直到粉碎"四人帮"，特别是党的十一届三中全会之后，才有条件从生化、药理、药化和剂型等不同的方面进行深入地研究。经过北京和全国很多单位的努力，中国古老的活血化瘀法则已经具有现代科学的内容。大量实验研究表明冠心Ⅱ号方具有预防血栓形成、促进血栓溶解、改善冠状动脉循环及降低血脂等作用。它不仅可以治疗冠心病，还可以治疗脑血管疾病，是一种防治心、脑血管疾病的新药。

实验研究也证明了宽胸气雾剂对实验性心肌缺血有保护作用；对家兔实

验性心肌缺血有预防作用;对大白鼠离体子宫兴奋有解痉作用;对脑血流图有一定影响,使平均波幅(Ω)增加 17.6%,提示对脑血流量有轻度调整和改善作用;从能使心电图 T 波升高来看,说明其可能直接影响心肌复极过程。

二十余年的临床实践、总结、再实践(重复验证)、再实验研究,终于肯定了活血化瘀、芳香温通治则与冠心Ⅱ号方、宽胸气雾剂等在防治冠心病中的作用。这个漫长的经历,使我深深体会到:研究中医、发展中医必须在中医基本理论指导下进行,离开了中医的基本理论,就会偏离中医药研究的方向。多年来,我抓住胸痹心痛主要是气滞血瘀、胸阳不振这个病机,采用活血化瘀、芳香温通的治则,创制冠心Ⅱ号方、宽胸丸等主方治疗冠心病之所以收到一定效果,就是始终没有离开这个原则。另外,在手段上,一定要用现代科学(包括现代医学)的方法,来说明中医的理、法、方、药的科学性,并上升到新的理论高度。只有这样,中医事业才能立于不败之地,不断向前发展。

附郭士魁治疗冠心病经验方:

(一)益气活血汤

黄芪、党参、黄精、当归、川芎、赤芍、郁金

(二)冠通汤

党参、当归、郁金、薤白、鸡血藤、红花、三棱、莪术、乳香、没药

(三)冠心Ⅰ号方

赤芍、川芎、红花、鸡血藤、丹参、三棱、元胡、降香、急性子、薤白

(四)心痛丸

檀香、沉香、公丁香、香附、乳香、白胶香、荜拨、麝香、冰片、苏合香油

(五)冠心Ⅱ号方

赤芍、川芎、红花、丹参、降香

(六)宽胸丸(宽胸气雾剂组成相同)

荜拨、良姜、元胡、檀香、冰片、细辛

(本人口述,闫孝诚整理)

---

* 作者完成本文后,于 1981 年 2 月逝世。

业精于勤　荒于嬉

——医林跬步之回顾

湖南省中医药研究所所长

中医研究员　　　李聪甫

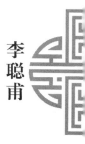

作者简介

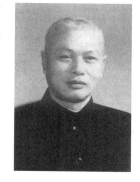

李聪甫(1905～1990),湖北黄梅县人。从事中医事业六十余年。对于脾胃学说有较深入的研究和阐发,对于内、儿、妇科临床也有较高的造诣。主要著述有《麻疹专论》《中医生理学之研究》《脾胃论注释》以及《李聪甫医案》《李聪甫医论》等。

我生于一个小手工业者的家庭。父亲是个银匠,成年累月锤锤打打维持生计。母亲由于祖母的钟爱,上过两年私塾。一九一五年,母亲病逝。临终前,她嘱咐我:"大丈夫不能建五丈旗为国平大难,宰尺寸地为民兴善政,那将来为医以济人,我死也瞑目了。"

母亲死后,我依靠外祖母家读完五年私塾和一年新学,就辍学了。外祖母为着我的求生与求知,托人送我到九江市当学徒。当时联系了两家店铺:一家南货店,一家药店。两家条件是一样的:三年学徒,一年帮工;只管吃饭,没有薪俸;年节不归,死亡与店无涉。因为有母亲的遗嘱,我几乎不假思索,就选择了药店学徒。

九江学徒

一九一八年夏,十三岁的我只身来到九江市赵恒兴药店。

药店老板给我的活是:早上扫地、挑水、抹柜台、擦灯罩、灌水壶、擦烟袋,白天碾药、晒药、检药,一早一晚还要拆上门板。老板给我的规矩是:身稳、手稳、嘴稳、眼明、耳灵、腿勤。

老板的一切条件我都答应着。可是,我也提出了自己的一点要求:准我夜里看书。老板问"什么书",我答道"医书、药书"。他想了想,吩咐道:"你守夜店,二更上门板后,就在柜台上看吧。"

艰苦而紧张的学徒生活就这样开始了。

为了早日执行自学计划,实现学医的志愿,我抓紧一分一秒首先从熟悉药工业务开始,每天强记十到二十个药屉的药名,而后逐屉逐格去认药,接着学会提戥、包药、碾药、晒药、制药。有谁讲一堂"中药加工炮制法"呢?没有,跟着师兄去一点一滴学吧!最难的是制各种膏丹丸散了,而那些切、碾、炒、打、炙、酥、飞等基本功也很难掌握。人们会说:"不懂就问嘛!"但有问必答的时候不多。所以,看了就要想,学了就去做,问一回就要牢牢地记住。那时候,每一味药都有"仿单"(一种印有药名、药性、功用的小方纸),每一味药都要用仿单纸另包,然后再把小包的单味药叠成方锥形,加上一张八寸见方印有药店字号的薄纸,如果不熟练,那就很难包得既严密又美观了。碾药看来是粗活,但也不容易做好,常常把铁轮抛出碾槽之外。我每天天没亮就起床,早餐之前干完一切杂务,白天有计划、分阶段地边看、边问、边学,晚上记药名,练习包药。躺在床上再把一天所做的事从头到尾回顾一番:做对了哪些?做错了哪些?半年以后,我就能独立应付日常各项工作和一般炮制了。

农历年底了。有一天,店主特意问老师傅们:"这孩子还可得吧?"大家都说:"能顶用!"店主笑了笑道:"那,你就在我这里干下去吧!"这一句话,大概就算是"转正"了吧!

那一年除夕,店主关了"财门",这是我最好自学的时候。我是从《药性赋》发蒙的。记得那一夜,一直读到满街鞭炮响,店主开"财门"。

背完《药性赋》以后,觉得光读不行,必须"对号"。寒、热、温、凉固然

54

可记,但酸、苦、咸、辛、甘则应亲尝。因此,凡能够品尝的药,我都一一品尝了,并对药性大同小异的药物反复品尝了,这真有助于理解和记忆。从中悟出了一点道理:要想无师自通,只靠死记硬背不行,而要善于比较、鉴别、分类、归纳。以后,我将这个方法又用来学习方剂。《汤头歌诀》当然朗朗上口,开始几十首很容易记诵。但方剂越多,同一药物出现的频率越高,就不好记了。琢磨一番之后,我先把每一个方剂组成的药物及其分量写出来,想想它为什么这样组成。然后,把配伍相近的方剂并列在一起加以比较。如"四君子汤"和"理中汤",仅一味之差,而方义迥异,为什么?比较比较才知道,"四君子汤"中的茯苓合白术为佐药以健脾渗湿。除去甘淡之茯苓,加入辛热之干姜为君,是为了温运中焦,祛散寒邪,恢复脾阳。移换一味,则成"理中汤'。这样同中析异,异中辨同,虽然多花一些时间和精力,但掌握得比较精密、牢固。

我不是那种过目成诵、强记不忘的天才,所以,我不能不要求自己"字字吃住,句句吃透"。那时候的书,都没有标点,也没有注音。我就借助字典,读一遍,加圈点;读两遍,加批语;读三遍,记笔记;读四遍,再默诵。

三年之中,分门别类地读完了下列这些书(按照我学习的顺序排列):《药性赋》《药性解》《本草备要》《汤头歌诀》《医方集解》《濒湖脉学》《诊宗三昧》《金匮心典》《素灵类纂》《来苏集》《伤寒明理论》《士材三书》《医宗必读》《医门法律》。

一个学徒哪来这些书呢?这就得感谢店主人了。因为他有亲戚朋友婚丧喜庆,要派人去送礼。按那时的规矩,受礼人家要给送礼的来人一点小费,叫"脚板钱",每次我得到的或二百文,或四百文。每逢出城批药,就顺路来到"沧海书林"。这是一家古旧书店,我把积攒起来的钱,全都送进了书店。这样,学徒期间积累了一大箱医书。

这些事也使我悟出了一点道理:像我这样的穷孩子,要想真正为医济人,处世立业,除了要勤学苦练,还必须积寸累铢。当时,我给自己订了个"三不":一不沾便宜,二不乱花钱,三不混日子。我认为这是治学、务业、持身的起码要求。至今,我依然力行着,也这样要求子女以及和我一起工作的青年。

学徒三年,我打了一点中医理论的基础,做了一点学习医药的准备。这期间,既没有老师上课,也没有谁来布置作业,更没有谁来考试和阅卷,

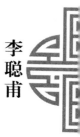
李聪甫

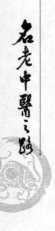

全靠自问自答做了能够做的学业。

十六岁时，徒工将要满期了。店里的人深夜发病找不到医生，就来找我"问方问药"。我先详详细细问了病因病情，反复想想该用什么方、什么药。当然，那还谈不上完善地辨证论治，只是力求"对症下药"。自己开方，自己检药，反正店堂里只有我一人守着，慢慢思考，慎重从事。渐渐找我的人越来越多了，接触的病例也越来越复杂了。

石福生号渡师

俗话说："若要精，人前听；若要好，问三老。"我深知自己还处在初学阶段，若想步入医林，必须拜师求教，打下坚实的基础。我离开九江，回到黄梅，投入石福生药店帮工，借以"渡师"学医三年，因为店主石椿山先生是黄梅县城的名医。协商的结果：帮工不领薪水，从师不缴学俸。

石先生，这位经验丰富、祖传数代的老师，见面第一句话，就告诫道："只怕不勤，不怕不精；只怕无恒，不怕不成。"当询问了我的自学情况后，他微微一笑，说："精神诚可贵，其学方启蒙。若欲登堂入室，仍须再下一番苦功夫。要知道啊，'宝剑锋从磨砺出，梅花香自苦寒来'呀！"

从师一年以后，就随师应诊。我发觉，他几乎没有用多少完整的"汤头"，心中未免有些纳闷。有一次，我终于说出了久存的疑惑。老师又笑道："所谓'读方三年，便谓天下无病可治'。将来，你'治病三年，乃知天下无方可用'了。成方与证相合，当可用之。但应知常知变，以方套病，误人深矣！"

又过了一年，我就独立应诊了。说实话，这时候才深深体会到老师的谆谆教诲确为经验之谈。

随着时间的推移，我在病人中的信誉也开始建立了。

现在回忆，这三年之中，我的最大收获，还应该说是初步掌握了练基本功的方法。这大约有以下几个方面：

其一，择善本，苦奠基，追源而上　中医书籍，汗牛充栋，哪些适合入门之学？哪些适合临床参考？哪些适合精研探理？慎重选择善本，是极为重要的。每一大类（理、法、方、药）一至两本"奠基"，苦读、摘抄、记诵，自然熟能生巧。打稳了基础，再由此追源而上，就不至于茫无头绪。比如，

《伤寒论》的注释者，多达二百余家，各有所长，我选择了《伤寒来苏集》奠基。个人认为，柯韵伯的注释比较切合实际，它具有因方辨证、分析綦详的特点，易于系统学习。

其二，勤于问，精于思，辨明泾渭　"脉书不厌千回读，熟读精思理自知。"这句话是千真万确的。思，就是辨明异同，找出规律，寻觅准绳。比如"阴阳者，血气之男女也；左右者，阴阳之道路也；水火者，阴阳之征兆也"这一段经文，结合注释是不难看懂的。但是，如果进一步想想，就会明白，第一句是指属性而言，第二句是指方位而言，第三句是指现象而言，合而观之，三句都是比喻而已。这样的例子却不胜枚举，因之，又进一步理解到"阴阳者，数之可十，推之可百；数之可千，推之可万；万之大，不可胜数，然其要一也"。那么，"其要一"又怎样解释呢？是指其相互对立、相互依存、相互消长、相互转化的规律是共同的、一致的。从而，再进一步思考，就理解了它的总纲："阴阳者，天地之道也，万物之纲纪，变化之父母，生杀之本始，神明之府也，治病必求于本。"

熟读精思还不够，如有思而不解之惑，还得勤于问。历代著名医家，如李东垣、朱丹溪、叶天士等，无一不是从问难质疑中获得了学问。"好问则裕，自用则小。"是应引之以自勉的。故熟读之，精思之，勤问之，才能举一反三，触类旁通。

其三，重实践，究成败，积累心得　实践是检验真理的唯一标准。实践中必然有成有败，从实践的成败中来认识所学和检验所学，进一步提高自己的水平，这正是最重要的基本功。比如说，四诊之中，切脉尤难掌握。微与濡、弱与细、结与涩、紧与数、弦与革等等脉象都只有几微之辨，往往心中了然，指下茫然。必须从长期诊察病人过程中边摸索、边认识、边掌握这种规律。

在实践中，一定会时有所惑，时有所得。这些成功或失败的感受都是稍纵即逝的，必须以"今日事今日毕"的态度记录下来，尤其是疑难病症的处方，要将理、法、方、药一一叙明，并具存根，这样日积月累，自然能受其益。还必须注意的是，无论笔记、心得、医案，乃至每一张处方，都要书写工整，点画清晰，那种潦草不清，自难辨认的文字，既给日后检视带来无限的烦恼，同时也不利于培养严谨的作风。

其四，育兴致，明志向，术要专攻　在打好了一定的基础之后，在学习

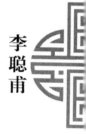

李聪甫

理论与临床实践中,对某种理论、某家学说、某种疾病,乃至某种治疗方法,如果发生了浓厚的兴趣,就绝不应放过它,而应紧紧抓住它,不断培育它。这种兴趣往往是促使自己术有专攻的重要催化剂。比如说,《医宗必读》《士材三书》《医门法律》等书,我认为议论精辟,很有独到见解,极有实用价值。十九岁读完了这三部书,并写了十几万字的《医门轨范》的笔记,以后,也以这三部书为业医的蓝本。这就为后来能够以脾胃学说为主、兼采各家之说作为探索奠定了一点基础。

须知有志才有兴,有兴才有所专攻,有所专攻才有识,有识才有成啊!所以,我体会到,在学术上,不要强其所为,也不要强其所不为。当然,这不是说要凭兴趣出发,而是要在广泛地学习基本理论的基础上,选择适合自己愿意努力探求的专门知识作为主攻的方向。

其五,览群书,广学识,相得益彰 有志于医学的人,应该使自己具有较广的知识面。有的人开始接触医经时,往往觉得枯燥无味,这是因为文字古奥、医理精深的缘故。中医的理论,本来就是在古代朴素的唯物辩证的哲学思想指导下形成的,是用古文写成的,如果对古代哲学思想和古代语文知识一窍不通,学习经典势必倍感困难了。俗话说:"医书一担,儒书一头。"因此,掌握了古文常识,学习中医经典就获益非浅。还须看到,今天医学发展十分迅速,医药学杂志有如烂漫山花,这就要求我们广泛涉猎,才不致于孤陋寡闻。

在这方面,我认为有必要提出医家必读之书,那就是自然辩证法,而且应该着重读毛主席的《矛盾论》。解放以后,我始终把这本书置诸座右,百读不厌,深得其惠。为什么?因为唯物辩证法就是中医基本理论的精髓,能够学习和运用它,很多问题能迎刃而解。

黄梅开业

度过了十三年私塾、学徒、渡师的历程之后,遵循着"为医济人"的遗训,我就在黄梅县城正式开业了。

开始的两年,只有左邻右舍或亲戚朋友有了小病小痛才来找我这个小郎中。慢慢地有了一些经验,病种也接触多了,凡是内、妇、儿科,有病就诊。起初,我总是带着医书看病的。有的朋友曾直率地劝告我:"出诊不要背书囊，人家会把你当作'看书郎中'。"我想：哪个医生不看书呢？不看书又怎能做个好医生呢？有一次，一位年满五旬的族房长辈中风了，半身不遂，口眼㖞斜。先请地方有名的老医师诊视，用"小续命汤"加减，半夏、南星之类服了多剂。一个月后，病人两颊泛赤，咽痛舌绛，滴水不入，大便秘结，周身瘫痪，麻木不仁，痰鸣不已，神志昏迷，全家慌乱，后接我视诊。路上听人议论："衣棺都准备了，大郎中都无法回生，请个初出茅庐的，顶什么用？唉！尽尽人事罢了！"为了不放弃独自初临大证的机会，我还是硬着头皮去了。一到病家，说是已经烧了"倒头纸"了(一种封建习俗)。我仔细看了病人，是昏厥。判断是肾阴亏损，水不涵木，心火暴甚，肝阳上亢。为了证实自己的辨证是否正确，就参阅了带去的书。病家说："嗨！真是'急惊风碰了慢郎中'，人都快断气了，还翻书！"但参阅了书籍，我才确信法当滋肾水以养肝木，制肝阳以平心火，方用"地黄饮子"加减，去辛热之附桂，加入风药中之润剂秦艽、双钩，润药中之百合、当归、胡麻仁，此即"治风先治血，血行风自灭"的原则。抉口灌药，缓缓滴入，使咽喉滋，大便通，神志醒，然后用"五汁饮"日日呷之，三易其方。两个多月，恢复了肢体活动，健康如常了。这一实例，轰动了乡镇，真可谓"炮打襄阳第一功"了。此后登门求治者，络绎不绝。

一九三〇年，军阀混战的火焰烧到了黄梅，人心惶惶。我又离开故乡重来九江开业。在那里一住八年，每天就诊者户履为穿，那是业务渐趋繁忙的八年，也是我在理论联系实践中努力探索、增进知识的八年。

一九三七年，举世震惊的卢沟桥事变爆发，一九三八年五月，日寇的铁蹄逼近马当要塞，我携妻挈子逃难他乡，家业荡然，只有积累的部分比较完整的医案不甘心散佚，随身带出。渡鄱阳，泛洞庭，折夷陵，窜上梅，流溆浦，奔辰沅，餐风露宿，颠沛流离。《医门轨范》等医稿及部分书籍、诗词，都失之于一瞬之间。

所到之处，以医糊口。直到一九四六年元宵节，才抵达长沙而定居。

从一九三七到一九四九，足足十二年，正是我们这一代中医的壮年时期，多么想有所作为呀！我却琐尾流离，连一栖一宿都受到威胁，虽没有放弃医业，但是想有所为而不能为，就连一本基于"保赤之心"而写的《麻疹专论》也是几经周折，由私人资助才印制成书的。

李聪甫

59

瞻前顾后话医德

辗转医林半个世纪以来，深切地感到，要做一个好的中医，必须讲究医德和医风。历代著名的医家一直是十分注意医德医风的。在向"四化"进军的今天，更应注意这个问题。

其一，要赤诚地接待病人 "急病人之所急，想病人之所想。"这句话容易说不容易做，急些什么？想些什么？我认为至少应该急其痛苦，急其困难，急其危亡；想其医治，想其速愈，想其安全。这样，在诊治过程中，才能做到详询病情，细察脉色，辨证认真，处方周密，医嘱详尽，态度谦和。

在治疗过程中，每个医生几乎都会遇到病人赠送礼品的事。病人那种求助或感激的心情是可以理解的，我们应该采取怎样的态度对待呢？应该有礼貌地、坚决地拒受一切礼物。

其二，要热诚地尊师爱友 尊敬老师，关心同志，这是医者应有的美德。而在师承友助中，贵在诚恳、虚心，忌在虚假、相轻。要想在医术上精益求精，就得牢记"谦受益，满招损"这句名言是获得进益的前提。

记得三十年代，我对当时视为畏途的脑膜炎、盲肠炎的名词很不理解，冥思苦索，努力探求，后来治愈了九江"生命活水医院"诊断的脑膜炎、盲肠炎各一例，写了题为《脑膜炎与盲肠炎之认识》一文，发表于《九江日报》。文章结语中指出："'脑膜炎''盲肠炎'皆属肠胃湿热积滞为病，上下郁遏者为'盲肠炎''肠痈'是也；表里郁遏者为'脑膜炎''痉病'是也。"为了进一步"求是"，曾向上海陆士谔先生致书求教，并附寄了原文。陆先生的复函是：

"阁下千里外惠书论学，虚怀若谷，不耻下问，钦佩之至。尊论脑膜炎即是痉病，盲肠炎即是肠痈，认症正确，足见手眼明快。惟论治立方则鄙见稍有出入：肠痈有未成之治法，将成之治法，已成之治法；痉病有刚痉之治法，柔痉之治法。尊方所拟似乎专于已成之肠痈，痉病之刚痉。而将成未成之肠痈，痉病之柔痉，似当别谋治法。孟子云：'不直则道不见。'士谔年虽衰朽，姜桂之性未免老而愈辣，直言莫怪，诸希谅之！"（曾载《申报》"国医周刊"）

那时我年将三十,能得到前辈这样的肯定、开导和指点,记忆犹新。我当时通信请教是在于辨别和确认中医固有之病名,陆先生既对我所提出的看法做了充分肯定,又让后学者开拓思路,做进一步的探讨。其中尤以引用"不直则道不见"给我很深刻的启迪。的确,而今要为中医现代化做出贡献,就要言者能直言、敢直言,听者爱直言、纳直言,若要如此,又必须待师友以诚。那种当面奉承,背地诋毁,抬高自己的庸俗腐朽的作风,对我们的中医药事业,有百害而无一利。

其三,真诚地对待成败 任何一个医生,不管他多么高明,都不可能是"常胜将军",总有成功或失败两个方面。如何正确对待成与败、誉与毁却是关系到自身医德医风的问题。我的体会是:应当实事求是,总结经验,吸取教训,发扬优点,改正缺点,获誉思过,闻过则喜,不慕虚荣,但求真理。

一九三五年夏秋之交,曾去武昌为友人救治垂危之证。当时,病者身热不退,神志昏糊,头摇谵语,夜不安睡,便闭尿赤,口干少饮,脉沉弦,舌质干,苔淡黄,口甜。前医一派寒凉,犀羚每方都用,而病反进。我断为湿困脾机,改用温胆加味,一剂安睡,再剂热清,大便如酱,人事清醒。居一周而返,友人赠以诗轴:"缠绵病榻扁仓来,着手成春马上催。不敢殷勤留小住,万人翘首望君回。"而我只把它看作是患者对我的鼓励,想到的是自己的天职:兢兢业业,刻苦钻研,以求深造,为更多病人解除疾病痛苦。

未来是过去和现在的延伸,但是,过去和现在并不等于未来。虽然我已老了,昔日的所学获得了点滴的已知,而面临的中医现代化将是任重而道远,必然会遇到大量的未知。我迫切需要的是"学习,学习,再学习"。我也希望并且深信广大青年中医和西学中的有志之士,一定能完成历史赋予的光荣使命:继承和发展中医药学,实现中医现代化,创造我国统一的新医药学。

（本人口述,孙光荣记录）

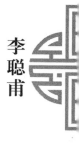

李聪甫

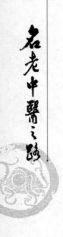

学习中医的点滴体会

北京中医学院教授　　刘渡舟

作者简介

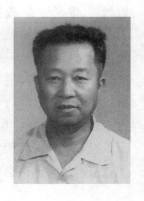

　　刘渡舟(1917～2001)，辽宁营口人。毕生致力于《伤寒论》的教学和研究，成绩卓著。主要著作有《伤寒论通俗讲座》《伤寒论选读》《医宗金鉴·伤寒心法要诀白话解》等；此外，还主编过全国试用中医教材《中医基础理论》等。历任北京中医学院古典医著教研室主任、中华全国中医学会理事、中华全国中医学会中医理论整理研究委员会常务委员等。

　　在旧社会，师带徒的方法因人而异，大致有两种形式：

　　第一种，老师采用浅显的读物，如《汤头歌》《药性赋》《濒湖脉学》《医学三字经》等教材，向学生进行讲授，并要求记诵。

　　据我了解，凡是用这种教材的老师们，几乎都有一个共同点，那就是偏重传授自己的经验为主，而对《内经》《伤寒论》等经典著作的讲授，则重视不够。因此，他们培养出来的学生，往往是侧重于临床，而忽于理论方面的研究。

　　第二种，与以上正好相反，老师在启蒙教学阶段，就以四部经典著作开始。他们的主张与《千金方·大医习业第一》的精神遥相呼应。所以，他们培养出来的学生,一般来讲,理论水平较高,而且基础也打得牢固,有发展的潜力,故被历代医家所拥护。

清代的医学大师徐灵胎在《慎疾刍言》一文中指出:"一切道术,必有本源,未有目不睹汉唐以前之书,徒记时尚之药数种,而可为医者。"他说的汉唐以前之书,指的是《内》《难》等经典著作。可见,徐氏也主张先学经典著作为学医的根本。

我是怎样学起中医来的呢?因为我体弱多病,经常延医服药,而接近了中医,并以此因缘加入了中医队伍。我的学医老师,在营口行医为主,他收了三个徒弟,我的年纪为最小。当时我学的中医课程,现在回忆起来,大体上分为中医基础理论和临床治疗两个阶段,共花费了六年的时间。

在理论基础阶段,学了张、马合著的《黄帝内经》《本草三家注》以及《注解伤寒论》和《金匮心典》等著作。

由于我曾读过几年私塾,古文有点基础,所以,文字方面的困难不大。但对老师所讲的医理方面,就存在很大的难题。记得有一次老师讲《素问·阴阳应象大论》中的"东方生风,风生木,木生酸,酸生肝,肝生筋,筋生心……"的内容时,尽管老师讲得眉飞色舞,而我却像腾云驾雾一样了。

对中医理论基础,我学了整整三年。虽然对一些问题还有些朦胧,但把一些经典著作系统地学了一遍,这就对进一步学习中医打下了坚实的基础,也算是很大的收获。

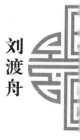

刘渡舟

学到第四年,老师为我讲授了《医宗金鉴》中的临床课程,如"杂病心法要诀""妇科心法要诀"和"幼科心法要诀"等。由于这些内容是用歌诀格式编写的,因之老师要求一边学一边背,直到背得滚瓜烂熟为止。背书对我来说虽不陌生,但它很压人,来不得半点虚假,必须每天早起晚睡付出辛勤劳动。

关于背书的问题,历来也有争论。我的意见,倾向于应该背点书的。《医宗金鉴·凡例》中说:"医者书不熟则理不明,理不明则识不清,临证游移,漫无定见,药证不合,难以奏效。"它指出"背"是为了书熟,书熟是为了理明,理明是为了识清,识清是为了临床辨证。由此可见,《金鉴》所写的大量歌诀体裁,是为了人们的背诵和记忆,这也就勿怪其然了。然而,中医的书浩如烟海,谁也不能一一皆读。因此,就有地区之所尚,或因师传之所异,而不能不有所选择。例如,南方的医家则多宗孟河派的费、马之学,而东北三省,则多把《医宗金鉴》奉为圭臬。

《医宗金鉴》这部书,原为清·乾隆太医院右院判吴谦的未成之著,后被政府发展,认为可以作国家的医典,仍指令吴谦、刘裕铎本着"酌古以准今,芟繁而摘要"的宗旨,在原书的基础上,进行了认真的修纂。大约又过了两年,于公元一七四二年方始告竣。全书共为九十卷,计分十一个科目。它与唐代的《新修本草》、宋代的《和剂局方》可以互相媲美而并驾齐驱。

徐灵胎评价此书有"源本《灵》《素》,推崇《伤寒论》《金匮要略》以为宗旨,后乃博采众论,严其去取,不尚新奇,全无偏执"的美誉,也就说明了这部书的成就是非凡的。它不仅在东北三省发生影响,而且远及全国和东南亚各地。

在老师的指示下,我买了一部《医宗金鉴》。通过自己的学习,发现其中的《订正伤寒论注》搜集了诸家之长,参以己意,说理明畅,使人读之发生兴趣。于是,我如饥似渴地埋首于《伤寒论》的学习。从这开始,方由被动的学习,变为主动的学习,而向自学迈出了新的一步。

现在谈谈自学的问题。自学是每一位科学工作者的必由之路。因为我们不能跟老师一辈子,应该走自己的奋斗之路。

但是,自学必须讲求方法,必须有一个切实可行的计划,必要时还得有人指点一二。

自学也需要条件,主要的要有时间保证,要争分夺秒,爱惜光阴,要有必要的工具书和参考书,如果有去图书馆的条件,那就再理想不过了。

自学也有三忌。一忌浮:指自学之人,心不专一,不能深入书中,只是浮光掠影地浏览一下,当然这种学习是没有什么结果可言;二忌乱:指自学之人,没有一个完整的学习计划和步骤,一会儿看这本书,一会儿又看另一本书,好像蜻蜓点水,这种杂乱无章,没有系统的学习,也必然学无所成;三忌畏难:指自学之人,在自学过程中,有的内容看不进去,发生了困难。殊不知,凡是自己看不懂的地方,也正是知识贫乏的具体反映。如果不以钉子的精神向难处深钻以求解决,反而畏难自弃,必然枉费一番心机,半途而废。记得古人鞭策人们学习,说出许多的格言和警句,如什么"石杵磨绣针,功到自然成""精诚所至,金石为开""不经一番寒彻骨,焉得梅花扑鼻香"都说明了一个真理,那就是只有坚持学习而不畏难的人,才能取得最后的胜利。

本着这种精神,我刻苦自励,寒暑不辍地学习中医知识。我阅读了很多的医学名著,如金元四家和清代的伤寒注家和温病学家以及明、清其他有代表性的作品,使我眼界大开,学识随之不断提高。

在这里,我再谈谈学与用的关系。学中医理论,目的是指导临床去解决防病和治病的问题。因此,在学习中就贯穿一个理论与实践统一的问题。清人陈修园为什么主张白天看病、夜晚读书呢?不过是强调学以致用、学用结合罢了。我很喜欢《三国演义》舌战群儒时孔明对东吴谋士程德枢所讲的一段话,他说:"若夫小人之儒,惟务雕虫,专工翰墨;青春作赋,皓发穷经;笔下虽有千言,胸中实无一策……虽日赋万言,亦何取哉?"孔明在这里嘲笑了那些读书虽多,而不成其经济学问,尽管终日吟咏,而于事实无所补的人。学习中医也最忌纸上谈兵。应该看到,不论任何一家名著,也都有一分为二的问题,也都有待于在实践中检验和在实践中发展的问题。如果离开实践,就很有可能造成盲目的崇拜,或者粗暴地加以否定。对这种学风,我们是坚决反对的。

以《伤寒论》来说,它是一部公认的经典巨著,是中医临床的指南。但由于医学的不断发展,临床资料的大量总结,我们发现它在叙证方面有时过于省略。例如,五个泻心汤的"心下痞"是以无痛为主,但从临床上来看,痛的与不痛的两种情况皆有。这是事实,用不着大惊小怪。

另外,心下痞,还可出现心下隆起一包,形如鸡卵大小,按之则杳然而消,抬手则又随之而起。这个包起伏不定,中实无物,不过气的凝聚或消散。所以,也管它叫"心下痞",而不能另叫其他的病名。关于这个特殊的心下痞症候,也没能写进书中。

我认为通过临床实践去验证理论的是非,是一个可行的办法。为此,我想把《伤寒论》存在争论的两个问题提出来讨论一下:

一个是六经的实质是否与经络有关,一个是桂枝去桂加茯苓白术汤,是去桂还是去芍。这两个问题向来争论不休,莫衷一是。究其原因,多是从理论上进行了辩论,而在临床实践上则很少有人加以说明。为此,应把理论和实践结合起来进行讨论,以求得到问题的解决。

(一)六经与经络是否有关 有一年,我在天津汉沽农场巡诊至北泊的一户农民家中,恰巧这家一个十五岁的男孩发烧而且头痛。试其体温39.6℃,切其脉浮,舌苔则薄白而润。乃直告其父:你的孩子患的是风寒外

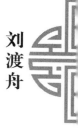

刘渡舟

感,吃一服发汗的药就会好的。其父说村中无药,买中药须到总场。惟时已午后,且交通不便,只有俟于明日。他又说:"先生为何不用针灸治疗,而何必用药?"他不知道我对针灸并非所长,姑应其请,以慰其心。于是,针大椎、风池、风府等穴,而实未料定能效,然令人惊奇的是针后患儿竟出了透汗,热退身凉而病愈。

我本不是针灸医生,因为到农村,诊箱内备有一套医针,以为偶尔之需。至于我的配方选穴,是遵照《伤寒论》的"先刺风池、风府"和"当刺大椎第一间"的精神进行的。

通过针灸发汗解表的事实告诉了我,太阳与经络的关系是多么的密切!再重温足太阳膀胱经络脑下项,行于腰脊和"太阳、三阳也,其脉连风府,故为诸阳主气"的一句话,是说得多么中肯。

循经取穴的方法,经在前而穴在后,所以有穴必有经络的存在。太阳主表的关键,在于它的经络行于背后而连于风府,故为诸阳主气。以此推论,则经府相连以及膀胱为水府,津液藏焉,气化则能出,故有"三焦膀胱者,腠理毫毛其应,气津皆行于表"的说法。由此可见,太阳,实际上是膀胱与经络的概括,并不是一个空洞的名称。这就是中医的传统理论。否则,那就违背了中医的理论,而实为中医之所不取。

(二)桂枝去桂加茯苓白术汤的争议 《伤寒论》第28条的桂枝去桂加茯苓白术汤,《医宗金鉴》认为去桂是去芍之误。从此,遵其说者大有人在,形成了去桂和去芍的两种观点而纠缠不清。我想通过以下两个病例,证实桂枝去桂加茯苓白术汤确实无误,使这个问题得到澄清。

1.陈修园在清·嘉庆戊辰年间,曾治吏部谢芝田先生令亲的病。症状是头项强痛,身体不适,心下发满。问其小便则称不利。曾吃过发汗解表药,但并不出汗,反增加了烦热。

切其脉洪数。陈疑此证颇似太阳、阳明两经合病。然谛思良久,始恍然而悟,知此病前在太阳无形之气分,今在太阳有形之水分。治法,但使有形之太阳小便一利,使水邪去而气达,则外证自解,而所有诸证亦可痊愈。乃用桂枝去桂加茯苓白术汤,服一剂而瘥。

2.我校已故老中医陈慎吾,生前曾治一低热不退的患者,经他人多方治疗,而终鲜实效。切其脉弦,视其舌水,问其小便则称不利。

陈老辨此证为水邪内蓄、外郁阳气、不得宣达的发热证,与《伤寒论》28

条的意义基本相同。乃疏桂枝去桂加茯苓白术汤,三剂小便畅利,发热随之而愈。

通过这两个治例,完全可以证实六经和经络脏腑有关,桂枝去桂加茯苓白术汤也是没有错误之可言。

趁此机会,我想顺便谈谈如何学习《伤寒论》的问题。

学习《伤寒论》应先打好一定基础,其中包括学好《内经》中的阴阳辨证思想和方法,以及学好脏腑经络的生理病理知识。同时把《医宗金鉴·伤寒心法要诀》和陈修园的《长沙方歌括》学懂吃透,并要背诵如流,牢记不忘。这是第一步。

在这个基础上,再看白文(指不带注解的原文)。《伤寒论》原文,是以条文形式写成。据赵开美复刻的宋本《伤寒论》有 398 条之多。《伤寒论》既然用条文表达辨证论治的思想方法,因此,学习《伤寒论》就有一个理解条文和条文之间相互关系的意义而为基本要求。

应该看到,《伤寒论》398 条是一个完整的有机体,在条文之间,无论或显或隐,或前或后,彼此之间都是有机联系着。

作者在写法上,充分运用了虚实反正、含蓄吐纳、参证互明、宾主假借的文法和布局,从而把辨证论治的方法表达无余。

由此可见,学习《伤寒论》先要领会条文和条文排列组合的意义,要在每一内容中,看出作者组文布局的精神,要从条文之中悟出条文以外的东西,要与作者的思想相共鸣。这样,才能体会出书中条文的真实意义。

白文最少看四五遍,并对其中的六经提纲和一百一十三方的适应证都熟背牢记方有妙用。在这一阶段,可能感到枯燥无味,那也无关紧要,只要坚持下来就是胜利,这是第二步。

在熟读白文的基础上,然后就可以看注了。《伤寒论》的注家不下数百之多,看哪一家为好呢?在认识上也不一样。我意先看成无己的《注解伤寒论》为好。因为成注的优点是在学术上不偏不倚,以经解论,最为详明,说理比较中肯。成氏写的还有《伤寒明理论》和《方解》两种书,同《注解伤寒论》鼎足而立,缺一不可。所以,在看成注之前,这两种著作也应认真地看一看,才能对它选写的五十个症候,在定体、分形、析证、辨非等环节上有所认识,以加强辨证论治的方法和运用。

成氏三书读完后,可以看看徐大椿的《伤寒论类方》、柯韵伯的《伤寒

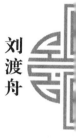

刘渡舟

来苏集》、尤在泾的《伤寒贯珠集》。

以上三位注家,在伤寒学中影响很深。他们的注解,或以方归类,或以证归类,或以法归类,角度不同,而殊途同归,可以开拓思路,实有破迷解惑的作用。

柯注的优点,从原则上讲,他指出了《伤寒论》不专为伤寒一病而设,而六经辨证实能统摄百病。他的话卓识灼见,而能与仲景的思想相共鸣。他的不足之处,误把经络解为经略,又别开生面将《伤寒论》的太阳膀胱经当作心阳来论,未免牵强附会,有失仲景之旨。

尤注的魄力似逊于柯,在文字方面也不及柯氏的笔墨纵横淋漓尽致。然而,尤氏得马元一先生的真传,构思精辟,言简而赅,对脏腑经络、气血荣卫之理与正邪变化之机,上逮《内》《难》,下历百家,而极见功夫。他比柯氏更为扎实,惜乎人之不识也。

此外,如方有执的《伤寒论条辨》、钱璜的《伤寒溯源集》,皆是知名之著,亦可加以涉览。

以上几个专著读后,可以再看一点综合性的著作,其中应以日人丹波元简著的《伤寒论辑义》为理想。这是第三步。

通过上述的三个步骤,而又能坚持到底,对《伤寒论》这部经典著作也就可以说学得差不多了。

我讲《伤寒论》已有二十多年的历史了,但现在备起课来,还有可学的东西,还可发现自己在认识上的错误,可见这本书的深度和广度是难以蠡测的。为此,读这本书的人,切不可浅尝辄止,亦不可略有所获,便沾沾自喜而停顿不前。

归纳一下我以上所讲的内容:那就是学中医先从学习经典著作入手,不要怕难,要有一点吃苦精神;二是对于中医著作的原文和汤头、药性及歌诀,既要明其义而又要背其文,不背一点书,是没有工夫可言的;三是变被动学习为主动学习,从被动学习中解放出来,自学不是权宜之计,而是要一生奉行;四是要树立学用结合、学以致用的优良学风,这对中医来说更为重要。

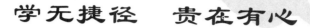

学无捷径 贵在有心

——如何学习中医之我见

成都中医学院
医学系副主任、教授 彭履祥

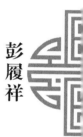

作者简介

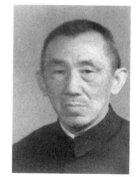

彭履祥(1909～1982),从事中医临床和教育工作五十余年,治学严谨,医理精深,善于治疗疑难杂证,对中医痰饮学说和调气开郁理论独有见解。著有《中医痰饮学说及其临床应用》《调气法的临床应用》《从一些疑难杂证的治疗看中医辨证施治的重要性》《彭履祥验案解惑记要1～7》等。

回顾此生,涉迹医林虽已五十余年,却无多少成功经验可言。但在曲径多歧、碰壁受挫之余,也常得到启发,偶尔竟有一鳞半爪的心得体会。为了共同探讨如何学习中医的问题,不揣浅陋,聊当识途老马,谈谈个人的认识,谬误难免,敬请指正。

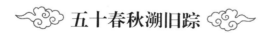

五十春秋溯旧踪

我生长在一个世代中医家庭,祖父、叔父、舅父、岳父都是中医。在族亲的影响下,对济世活人的医学,逐渐产生了爱好。但在我尚未开始学医时,祖父、叔父相继去世,两年之间,全家七口,相继病死者五人。在这严酷的现实面前,使我二十岁时毅然放弃私塾教育工作,立志学医。所幸,舅父徐立三是位学识渊博、经验丰富、名重乡邑的老中医,念我志诚心切,允于从学。但命我先读医书十年,而不必急于临证,并开列了一大堆必读经典及应浏览的医籍书目。从此,我一面奔波于生活,一面拚命苦读硬背。开始一段,越读越糊涂,常被一些名词术语难住。由于当时参考书籍有限,很多内容只能囫囵吞下。五年过去,熟读了《内经》《难经》《伤寒》《金匮》等经典原著,同时读了一些名家注释,如张志聪的《灵素节要》,张世贤的《图注难经》,尤怡的《伤寒贯珠集》《金匮心典》,柯琴的《伤寒来苏集》,陈修园的《伤寒论浅注》《长沙方论》《金匮要略浅注》《金匮方论》等,其他如《濒湖脉学》《医门法律》《医方集解》《金匮翼》《温病条辨》《温热经纬》《张氏医通》《医宗金鉴》《时方妙用》《时方歌括》等也都涉猎过。这样,逐渐掌握了较为系统的中医学基本知识,对许多初读未能理解的内容,也逐步加深了理解。老师提前同意我进入临证学习。开初接触病人,感到无从入手,实际病证,与书本难以对号,似是而非,不易抓住纲领,更难彼此鉴别。辨证立法,遣方用药,亦无定准,深感"书到用时方恨少"。老师知道的东西,自己有许多不知道,这就促使我进一步广泛阅读各家论著,涉猎各家医案医话,增加临床知识,提高理论认识和临床实践水平。经过三年随师临证学习,在理论和实践的结合上有了较大的收益,所读理论渐能融会贯通,举一反三,临床运用也能灵活自如,不再问津无路了。此时才深感以往熟读硬背的大量功夫,并非白费气力。后来马齿徒增,记忆减退之年,读书虽然易于理解,但却难以牢记。相反,早年熟读的理法方药内容,不仅长期不忘,随着反复运用,认识更能不断加深。这种学习方法是先师所坚持主张的,名之曰"由深出浅法"。他非常反对学医伊始就上临床,以图速成,或只读一点浅显实用的临床医书,不求深造。他认为,这样学医,知其当然,而不知其所以然,则不可能达到医理精深,临床更难融会贯通、运用自如,只能成为不谙医理,学识肤浅的庸医。先师常以自己的学医经历和所走弯路启发我们:他少年时代从学的第一位老师不主张多读医书,仅使学生随其应诊配药,理论知识很少讲授,听凭学生自己浏览选读,随证年余,收效甚微,书读不进去,体会不深,开卷了了,闭卷茫茫。第二位老师则主张认真读书,指定背诵,熟读大量古典医籍,花了几年时间,熟读了《内》《难》

《伤寒》《金匮》等书。但是这位以研究儒学为主的老师,理论脱离实际,不善于临证医疗,所授理论,仅从纸上谈兵,较少临床体会。最后从学的第三位老师,既肯定以往认真读书是正确的途径,又指出博览不够,缺乏对脉学、温病学、时病学等方面的学习,尤其缺乏临证运用的技巧训练。这样,继续再读一些有关书籍,并经老师在实践中指点启发,收获就大有长进。先师回忆说:"我学医虽有决心,读书也能刻苦,记忆力亦属较强,但若没有正确的学习方法,没有名师指点,是不能成功的。"因此,先师在自办医学教育活动中,对几十名学生提出了三条原则性要求:一是要有较高的古文水平;二是先要专心熟读指定的经典和临床医籍,不许过早随师临证;三是临证学习,要求注重理法的活用,不得随意抄录一方一药。对于学生临床中提出的理法方药的不妥之处,他总是一一纠正,并指明理论根据在某书某卷,令去自读,加深体会。这一套行之有效的教学方法,是老师从亲身体验中总结出来的,在他门下从学的学生,凡能照此施行,都学得比较成功,确实培养了一批真正懂得中医的人才。再从历史上看,古代许多名医,大多通晓经典医著和系统的中医理论。很多有独创的医家,也正是在前人所积累知识的基础上,继承发展而来。固然,在当时的历史条件下,将理论与实践截然划分阶段,也有它的缺点,不利于快出人才,而在理论学习阶段,由于选择和鉴别能力较差,必然形成兼收并蓄,浪费一定的时间和精力。现在学习条件不同了,要求应当提高,理论和实践应恰当结合。尤其临床课的学习,要一面读书,一面临床,收获就更大,理解就更快。但坚实的基础知识是必不可少的,有些基础理论,必须反复揣摩,加深体会,甚至死记熟读才行。因为读熟才能深刻体会,领会才能终身不忘。

涉迹医林无捷径

凡一门学问,要想学懂它,精通它,必须下定决心、全力以赴,才能达到目的。何况中医学原是文辞古奥、理论精深、涉及面很广的自然科学,初学者若无坚定的意志,百折不挠的决心,虽有良师益友,也难真正入门。或见异思迁、半途而废,或仅获皮毛、技艺平庸。我曾见到,随先师门下从学者,先后不下三四十人,但学就功成而有作为的却为数不多。我国古代多数医家,他们之所以有成就,并非学习条件如何优越,或者偶逢捷径、一鸣惊人,

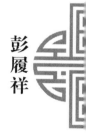

彭履祥

或者得到什么秘方绝招。相反，他们大多数的条件都不大好，例如，在温病学研究方面有显著成就的吴鞠通，是完全靠自己的刻苦钻研而成功的。东汉医家张仲景也并非天生的"医圣"，而是因为"感往昔之沦丧，伤横夭之莫救，乃勤求古训，博采众方"，写出了《伤寒杂病论》不朽名著。清代名医尤在泾自幼家境贫寒，但由于自己的刻苦钻研、勤奋攻读，终于在医学和文学上达到了较高的造诣。现在，我们有了较好的学习环境和条件，但要真正升堂入室，我认为必须培养和树立四"心"：

（一）**民族自尊心**　中医学是我们中华民族独创的、与西医学完全不同的一整套医学体系，它的理论是建立在朴素的辩证唯物论基础之上，以阴阳五行学说为其指导思想，以人与自然统一的整体观为其出发点，以脏腑经络、气血津液学说为其理论核心，以医疗实践为据，以辨证论治为治疗原则，经过数千年的不断实践和总结提高，流传至今，仍具有强大的生命力。诚然，由于时代的局限，不可避免地在中医学特别是部分古代医药学书籍中掺杂了一些糟粕，但这和其他科学一样，不应当特别非议，不能吹毛求疵，更不能以此断定"中医不科学"。解放前，由于反动官僚买办的统治和帝国主义文化侵略的需要，他们确实曾以此为借口妄图扼杀、取缔和消灭中医，在此情况下，我之所以能坚持学下去，并克服种种困难，进成都"四川国医学院"继续深造，正是由于民族自尊心所驱使。当前，保质保量地培养中医人才，建立一支名副其实的中医队伍，发掘整理宝贵的祖国医药学遗产，逐步实现中医现代化，对于我们中华民族的后裔，特别是年富力强的青中年同道，更是责无旁贷的历史使命。

（二）**救死扶伤心**　学医的目的，是为了救死扶伤，保护人民健康。因此，必须从解除伤病员痛苦出发，激发自己的事业心，认真学习，精益求精，掌握真实本领。历史上许多医家，多在"感往昔之沦丧，伤横夭之莫救"的严重现实面前，认识到"医乃身家性命之学，坐而言，即当起而行"的重要性，激起"博览群书，寝食俱废"的学习精神。而要想胜任"人之安危系于一医"的重大责任，必须深入细致，刻苦钻研，具备真才实学。反之，将学医视为儿戏，马虎敷衍，或一知半解，自以为是，华而不实，夸夸其谈，就有贻误病情、草菅人命的危险，致使病者"不死于病，而死于医"。不能错误地认为"中医药的运用要求不严，不易出医疗事故"。若辨证不明，多可"差之毫厘，失之千里"，轻则无效失治，重则有饮药而人废之虑。故前人有

"桂枝下咽,阳盛则毙;白虎入口,寒极必亡"等警句,何况中药也包括不少毒剧性烈之品,更不可妄投乱用。

(三)恒心　孔子说:"人而无恒,不可以作巫医。"朱熹解释:"医所以寄生死。"可见古人对医学的要求是很高的。孙中山先生说:"有恒为成功之母。"学医更是这样。要不断学习,点滴积累,活到老,学到老,切忌抱残守缺,固步自封。金元名家朱丹溪在功成名就的暮年,仍千里迢迢寻访葛可久,不耻下问,邀同会诊,以弥补自己针灸学方面的不足。明代李时珍跋涉万水千山,坚持实践,广泛求教,历时四十二年,写出了中药学巨著《本草纲目》。清初江南名医叶天士,勤奋一生,拜师从学十七人,终于建立了"卫气营血"学说,开拓了温热病辨证的先河。综观前辈们走过的治学道路可知,重视"恒心"的培养,乃是学习中医的基本条件之一。

不久前,有人来信征集"秘方",而且说明要有"特效"。我实在没有万灵的秘方,我只知道方药是必须辨证运用才能取效的。有些人以为《医学一见能》《医学五则》《验方新编》《医方捷径》《汤头歌诀》这类的医方书籍,简单易懂,学了就能用。其实不然,这类书真能学通了也不简单,因为这些著作中反映的理法方药和整个中医学是一致的,只不过在文字方面提纲挈领,或偏重于具体运用而已。所谓秘方、验方,与其他常用方剂一样,既有其一定的适应证,也有其局限性,并不是一方治百病,更不能代表整个中医学术体系。因此,不能抱着"守株待兔"的侥幸心理去代替踏踏实实、持之以恒的努力。

(四)匠心　从某种意义来讲,中医临床治病,是这门学科理论体系的科学性和实际运用的艺术性的有机结合,这就有个"匠心"的问题。古代中医曾以技艺优劣、疗效高低而分为上工、中工、下工,除反映医理深浅、学识多寡的意义之外,很重要的方面是反映"工功"程度的差别。俗云"知常达变""圆机活法",实际上就是对这种"匠心"的总结和概括。历代不少名医,正是在熟谙医理的基础上,临证善于思考,变通匠心独到,运筹灵活,妙手回春,在实践中积累了丰富的经验,推动了临床医学的不断发展。仅从不少中医著名方剂的配伍、组织构思来分析,亦可体会先哲善于运用中医理论解决实际问题的"匠心"之一斑。如九味羌活汤之用芩、地,归脾汤之佐木香,千金还魂汤麻黄、肉桂之合配,严氏乌梅丸合乌梅、僵蚕、米醋三味为一方,喻昌针对上脱、下脱活用参附汤二药之剂量,郑钦安当归补血汤所

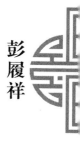
彭履祥

73

用之麦芽、葱白、酒,三化汤之用羌活,当归四逆汤中之木通,鸡鸣散中的苏叶,阳和汤内之麻黄,以及《三因》白散之滑石、附片同用,升降散的大黄配伍深义等等,此类例子,在前人经验中比比皆是,堪为后学者师以为法。先师曾用真武汤治疗多汗及无汗两种病症,俱获显效,询其原因,竟从灵活增减白芍剂量而致。因此,治贵权变,重视"匠心",是学习中医时不可忽视的重要方面。

读书习艺贵权变

陆士谔说:"读书难,读医书尤难;读医书得真诠,则难之尤难。"在这方面,前人介绍的正反两方面的经验可作借鉴。多数医家的著作,在序言、凡例等卷首篇章中,往往首先谈到写作目的和阅读方法以及要读者注意的关键问题或内容重点,如陈修园的"读书十劝",就针对如何读仲景《伤寒》《金匮》而言;张璐的"医门十戒"是针对医生应具医德而言;徐灵胎对学医应读哪些书,提出了建议,但有厚古非今之弊,不必照搬。惟唐立三的《吴医汇讲》和陆士谔的《医学南针》等书所倡导的学习方法,比较完备和实用。他们分别提出的"读书四字诀""读书十则",确有见地,值得参考。综合起来,约有下述几点:

一曰"信"。要学好中医,首先必须相信。陆士谔初学中医时,存在"中医不如西医"的思想,收获不大。后因自病咳血,服用西药转剧,延其师诊治,聆听"木火刑金"之理,服药速愈,才认识到中医理论是可以信赖的,读起中医理论就有些体会了。但内心尚有"中医学术偏于理想""西医学术偏于实验"的看法。随着学习的深入,逐渐认识到中医理论是很精深的,认病之细,在许多方面超出当时西医;其阴阳五行学说,确是有验的指导思想。从此,信心更为坚定,重读《素问》,收获迥然不同。现在我们学习中医,也同样存在一个"信"的问题,如果根本就不相信,或者半信半疑,那就谈不上认真读书和真正掌握的问题了。

二曰"静"。读书要心静,有计划有秩序地反复诵读,潜心默索,知其然,更当穷究其所以然,不能企图省力,心粗气浮,但得一鳞半爪,就不求甚解。理解若有片面,则难深探奥旨。例如个人早年尝读《伤寒论》少阴病提纲云:"少阴之为病,脉微细……"初未静心细读,误将微细二脉混在一起体会，后读陈修园注云："微者薄也，属阳气虚；细者小也，属阴血虚。"陈元蔚云："心病于神则脉微，肾病于精则脉细。"互参体会，始得要领。

三曰"细"。要善于剔除错处，淘汰衍说，辨别讹字。更需扩大眼界，善于互参，求其正反，识其正旨，知其隅反。陈修园说："读仲景书，当于无字处求字，无方处索方，才可谓之能读。"柯琴也说："读仲景书，不仅知其正面，须知其反面，应知其侧面，看出底板。"这是由于仲景书多有引彼而例此，因此而及彼，以及兜转、省文、前详后略等笔法，若不细心阅读，前后互参，是不能读懂的。其他古典医籍亦相类似。唐立三引朱丹溪紫苏饮加补气药治其族妹难产，是从读"瘦胎饮"治疗湖阳公主难产案的反面悟出。吴瑭读《临证指南医案》，认出叶天士的青蒿鳖甲汤是从小柴胡汤小变而来，是读书善识反面的例子。我曾在临床教学中，用小柴胡汤治疗妊娠恶阻，同学认为效果满意。后同学们诊治一例顽固性恶阻，再用则不效，邀我会诊。察此患者体甚壮实，面赤舌红，口渴少津，脉弦数，乃肝胃热盛阴伤之征，改用益胃汤获效，也是从反面辨证治疗收到的效果。赵献可创"水生金"的理论，是从"金生水"的对面悟出。认为肺主出气，肾主纳气。凡气从脐下上逆，此肾虚不能纳气。毋治肺，当壮水之主，或益火之源，使金从水生。我常用人参蛤蚧丸治久疗不愈的哮喘而收显效，即从此理得之。唐立三读《素问·通评虚实论》中"肠澼便血，身热者死，寒者生"一段，据吴崑解释："孤阳独存故死。"唐氏从实际出发，认为肠澼便血证中，只有阴气竭的身热不已，乃属不治；若表邪下陷于阳明，治痢药中加粉葛升胃气可愈；阴盛格阳，下血身热，虽属危证，亦有用温药而生者，不必拘泥于"俱死"之说，应当根据具体情况而定。凡是书中有总结性的论点，不能仅从片面绝对理解。如所谓"胀不死的痢疾，饿不死的伤寒"，若不识正旨，不明句读，滑口念过，就可能曲解原意。仲景在《伤寒论》《金匮要略》中论述的救逆法，很多是针对疾病医治不当而形成的种种坏证而设，使学者从误治救逆的辨证治疗中吸取教训，启发思路。读书须善于前后互参，临床亦应仔细研究分析病因、病史及治疗前后经过，作为矫正认识、修订治则、正确遣方用药的根据。回忆四十年前随师诊治一"睁眼瞎"患者，双目不红不肿，似若常人，但不能见物者六年，屡经中西医诊治无效。先生诊视良久，询其病由经过，遂嘱写一桂枝汤全方，令服十二剂。我甚迷惑不解，经师分析：病起于风热小恙，目赤头痛，若以辛凉轻剂即可外解，而医者投过剂苦

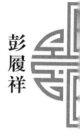

彭履祥

寒,邪闭于里;另一医见苦寒不愈,改用辛温,又不效;继进补益肝肾之剂,致使外邪内陷,营养紊乱,气血不能上荣于目,故双目虽睁而不能视物,他无所苦,惟时微恶风寒可征,用桂枝汤外和营卫、内调阴阳。患者服之六剂,果然双目已能看报纸大字,恶寒消失,仍于原方增黄芪一味,继服十余剂而完全恢复视力。此是善于借鉴前失、辨识今证的例子。

书宜读活,切忌拘泥呆板。如仲景《伤寒论》,其理法方药,六经辨证,不可看成只能用于伤寒,同样亦可适用于其他疾病;《金匮》所论杂病治疗法则,亦可运用于所列病种以外的疾病。读仲景书如此,读其他各家著作,也应有客观而灵活的眼光。中医学虽有各家学说,但其基本理论是一致的。故病虽不同,病因病机相同,则辨证、治则即可互通互用。所谓"异病同治""同病异治",即此而言。我在临床上常用温经汤治男子肝经虚寒之寒疝,腹痛;用百合地黄汤治心肺阴伤之瘿气;用仙方活命饮治湿热血郁之历节,用黄鳝汤代替鲤鱼汤治疗脾虚水肿;用补中益气汤加附子治疗脾气下陷、肺气上逆、阳虚外感或久咳遗尿症,皆能收到预期之效。王孟英治百合病,因"百合无觅处,遂以苇茎、麦冬、丝瓜子、冬瓜皮、知母为方服之,一剂知,二剂已。"说明书读活了,扩大了眼界,便能举一反三,运用自如。

至于剔错、辨讹、去伪取真,也是读书必下的功夫。因书上的东西,不可能完美无缺,有不切合实际的理论和片面、主观的认识,有引证错误的,至于传抄、印刷之误就更多。唐立三举例李东垣把"损者益之,劳者温之"二语,误为《内经》原文者;又如《病机十九条》中"诸痉强直,皆属于湿"一条的"诸""皆"二字,实欠准确恰当;再如张洁古说"暑必挟湿",而王孟英则说"暑不挟湿",二家之说,各执一端,均欠全面。读经典著作,对随文敷衍、牵强附会、不切实际的注释,不可盲从。如张景岳评陈言的"胃疟起于饮食"的说法,张氏认为"凡先因于疟,而后食滞者有之,未有不因于外邪而单有食疟"。这是符合实际的评论。再如陈元蔚在论枳实的功用时说:"枳实形圆臭香,香主枢,圆主转。"这种解释过于牵强,不能置信。传抄、印刷之误,若不校正,一字之差,毫厘千里。当然,要做到发现错讹,鉴别真伪,除心细眼明外,还在于见识水平的高低。

读书要讲求方法,临床学习也应选择正确的方法。临床学习第一阶段的任务和目的,是将所学的书本知识印证于病人,将抽象理论运用于解释具体证候,从而以此指导诊断和治则。书本上的论述是经过条理化、系统化的,与临床实际不可能处处吻合、对号入座,所以就存在理论与实践结合的问题。疾病虽千变万化,但有其规律可循。症候虽千差万别,真假混杂,用四诊八纲细心诊察,结合分析,是能摒去假象、抓住关键、认清病证的。所以在临床学习中,不但要学习老师选方遣药,更重要的是要学习老师诊察疾病和立法选方用药的理论依据等。如果只知抄录一方一药,忽视了用理论去指导临床,可能就会成为以药试病或头痛医头的医生。有了一些临床知识以后,更须注意理论学习,用理论指导实践,再以实践来检验理论正确与否。所谓灵活运用,是在大的原则法度指导下,选择最合适的具体方药而言。孙真人说:"胆欲大而心欲小,智欲圆而行欲方。"孟轲说:"不以规矩,不能成方圆。"即是此理。

各家之长当汇通

选择必读书和参考书,是学好中医的关键。历代积累下来的医籍,可谓"汗牛充栋",若不加以选择,不仅精力有限,而兼收并蓄,莫衷一是,收效也不好。因此,如何有重点、有主次、有计划地选读适当的医籍,对初学者是至关重要的。

(一)以中医学院教材为基础 全国中医学院统编教材作为学习入门的教材,对于在校同学和个人自学都较适合。个人认为,一九六三、一九六四年修订的第二版统编教材较好,从基础理论到临床各科,基本反映出了中医学的本来面目,归纳了历代医学发展的主要内容,所采集的理法方药比较平正,学术理论观点较为统一,并以现代语言为主体编写。虽有小疵,尚不掩瑜。若能按先基础、后临床的次序,逐章仔细阅读,同时参读历代名著有关部分,通读以后,反过来再从临床到基础进行复习,收效就更大。

(二)选读参考医著 不论经典和后世医著,在通读的基础上,应重点选择其主要部分加以熟读,后世的注释则以参阅为主,然而其中注释论述精粹,归纳全面的,亦可熟读。

《内经》,在通读的基础上,重点熟读和详读一些重要专论,如有关阴阳、脏象、经络、诊法、病机等。至于参读注家,可选薛生白的《医经原旨》,简要易懂;徐灵胎的《内经诠释》,扼要适用;张景岳的《类经》,注释平正,分类周详,便于查阅,张隐庵、马元台等注家亦应合参;张隐庵编写的"十二

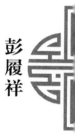

彭履祥

经络歌"和"经穴分寸歌"等,便于诵读和记忆。

《难经》为解释《灵》《素》之疑难而设问,结合《内经》学习,侧重记忆其理论原理。

《伤寒论》除"平脉法"不必作原文读外,其余全部原条文应细读熟读,再选择理论平正的注释,作为辅导理解的资料参读。该书注家很多,我个人认为,柯琴的《伤寒来苏集》和陈修园编纂的《伤寒论浅注》及《长沙方论》比较平正。后者既采纳其他几十家注释精练平正部分,又有编者的按语和小结,为便于记忆,对每一方剂编写了歌括和方论,不但简明易记,而且尽量将主治、大法、煎服法编入歌中,并将药物剂量、加减法等如实地编写进去,对初学者都是适用的。当然,注家亦各有所长,各有不足,对于不恰当的意见,尽量省略和剔除。

《金匮要略》是论杂病证治的专著,原文亦应熟读。但注家很多,可选尤在泾的《金匮心典》,其注释简明,可作入门向导;魏念庭的《金匮本义》,周扬俊、赵开美的《金匮二注》,陈修园的《金匮要略浅注》及《金匮方歌》等著作,均可参读。其中精粹的论注部分应该熟读。

脉学和诊断学的专著不多,大多散在各家综合性的著述之中。《四诊抉微》《医宗金鉴·四诊心法要诀》《脉诀规正》《濒湖脉学》,崔紫虚的《四言脉诀》,黄坤载的《四圣心源》《黄氏脉学》等,都是较平正的专著,除重复的内容外,最好尽量多熟读。

温病学以王孟英编纂的《温热经纬》、吴塘的《温病条辨》为主要必读书,包括条文和自注。其他注家和评论作为参考,如章虚谷的《医门棒喝》、陆九芝的《世补斋医书》、杨栗山的《寒温条辨》等。

内、妇、儿杂病学的历代著述很多,以参阅为主。对有概括性的临床基础著作,如《医宗金鉴》的"杂病心法""妇科心法""幼科杂病心法""外科心法"等,具有提纲挈领、全面概括、理法方药齐备、歌括易于诵读记忆等优点,可作为熟读的临床基本书籍。参阅书籍很多,择其要者读之。如《诸病源候论》是较早的病因症候学专著;《千金方》《外台秘要》是汉唐以来医学发展的大成,尤其《千金方》记载了不少新的发现和发展,如对虫类药的认识和运用等。金元诸大家对医学的几个方面各有创见,如张子和《儒门事亲》长于汗、吐、下三法的运用;刘河间《河间六书》对火热证之治疗;朱丹溪《丹溪心法》《脉因证治》,不仅对阴虚学说有得,而对"郁证""痰证"的研究认识尤有独到之处。又如李东垣对脾胃阳虚、中气下陷的病机和辨证论治有新的发明,《东垣十书》贯穿了他这一思想。明清以来,如徐春甫的《古今医统》、张景岳的《景岳全书》,无论在理论和临床方面,都较全面地阐发和总结了前人的学术经验,尤其后者对阴阳偏颇、水火失济为病的机理和救治法,研究较为深入。王肯堂《证治准绳》是一部较丰富的临床治疗学,既有理法,又有方药。张石顽是一位学识渊博、临床经验丰富的医家,所著《张氏医通》,理论联系实际较密切。徐灵胎《医学源流论》《杂病源》都是较好的临床基础专论;《慎疾刍言》《洄溪医案》是他的医话医案专著,有较高的理论水平和临床指导意义;《兰台轨范》是杂病治疗专著。喻昌的《医门法律》,既有精彩的医案医话,又有杂病证治和鉴别诊断方面的独特见解,理论精辟,阐发透彻,理法方药严谨。林佩琴的《类证治裁》是简明扼要的临床参考书。李用粹的《证治汇补》,丹波元简的《杂病广要》,都是汇集前人各家精华,条分缕析,既精且详,前者还补上了自己的见解。尤怡的《金匮翼》也是较出色的临床著述。

　　以上著述,都是较好的参阅书籍,虽各有特点,然与中医基本理论并无相悖之处,而其特点,正是各家之长,学者尤宜重视。

　　中药方剂学,既是基础,又是临床,可放在基础和临床课之中安排学习,选读易于诵读牢记的书。药物方面可读龚之林的《药性赋》或张洁古的《药性赋》等著作,参阅李时珍的《本草纲目》《神农本草经》,张璐的《本经逢源》等;方剂学可选读汪切庵的《医方集解》,陈修园的《时方歌括》等,加上《伤寒论》《金匮要略》《温热经纬》《温病条辨》《医宗金鉴》等书中的方剂,基本能满足需要。

　　其他医案、医话,散在各家著述中,亦有单独论述者。如喻昌的《寓意草》,徐大椿的《慎疾刍言》《洄溪医案》,叶天士的《临证指南医案》,其他还有江瓘汇编的《名医类案》以及后来各家医案、医话专著不少,均可浏览。但在读这些医案专著时,必须在具备一定的基础理论和临床知识以后进行,才能收到良好效果。另外,应多选读有论有案的书,如喻嘉言的《寓意草》《先哲格言》之类,读后不仅知其然,更要知其所以然。当然,上列医籍,仅其中一部分,还有不少参考书,若精力许可,不妨多选。

（邓中甲、彭介寿记录整理）

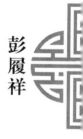

彭履祥

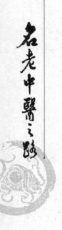

医林四十年

浙江中医学院院长、教授　　何　任

作者简介

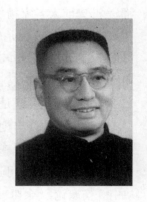

何任(1921～2012)，浙江杭州市人。医学得自家传，并卒业于上海新中国医学院。解放后，潜心中医教育事业，历任杭州市中医学会会长、浙江省中医进修学校校长、浙江中医学院院长、浙江省人大常委等职，桃李遍于浙江。对于中医经典著作，特别对《金匮要略》有较精深的研究，著有《金匮要略通俗讲话》《金匮要略浅释》《实用中医学》《医宗金鉴四诊心法要诀白话解》《何任医案选》等。

作为我这样虽不很老但已年逾花甲的中医来说，谈不上有什么惊人的治学经验，但是确也从一条不平坦的道路走过来。能够真实地写点下来和青年中医共同勉励，深感快慰。

家庭陶冶　奠定学医志趣

"做一个医生，要有一颗赤心。道德品行要高，学识要渊博。"这是我父亲从小经常教导我的话。父亲是一个从儒而医，在杭州颇负盛名的医生。当我成年时，他已是五十开外的人了。他善良、刚直、博学、爱国，不但善医而且精于诗词、书画、文学,也学过新的科学知识。我在这样的庭训之下,从中小学时起就同时读一些《论语》《孟子》《大学》《中庸》《汉书》《史记》《古文观止》以及《本草备要》《药性赋》《汤头歌》《医学心悟》等书;得空也看一些章回小说和杂书,如《阅微草堂笔记》《两般秋雨庵随笔》《子不语》《秋水轩尺牍》《酉阳杂俎》之类。总之,几乎什么都要看一下。家庭陶冶,使我喜爱沉静,然自有读书人寥落之感;亦怡情于山水,但并不沉浸在湖光山色之中;虽酷爱诗词,而所作寥寥。如此而已。

在自学中,对历代医家有关医学德性的教导,如《千金方》之"论大医习业""论大医精诚"等几篇关于医德方面的文章,更是拳拳服膺。张仲景在《伤寒论·序》中指出当时医生的缺点为"感往昔之沦丧,伤横夭之莫救",而提出应该"勤求古训,博采众方";《古今医统》谈到"范汪,性仁爱,善医术,尝以诊恤为事";《褚氏遗书》指出"夫医者,非仁爱之士不可托也,非聪明理达不可任也,非廉洁淳良不可信也";《医统》讲到"庞安时为人治病,十愈八九,轻财如粪土,而乐义耐事如慈母""程衍道儒而兼医,其医人也,虽极贫贱,但一接手则必端问详审,反复精思,未尝有厌怠之色"。这些教导,对我影响很深,决心作为自己学习的榜样。

学医、行医和自学

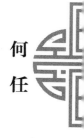

卢沟桥事变后,淞沪战事发生,日本侵略军将战火烧到浙江。西子湖畔的静谧打破了。我家被迫避寇难到浙东,经严州(建德)而至山城缙云乡间。由于求学心切,我离家到上海。这个十里洋场对一个首次出门的青年来说既陌生又迷惘。这里风靡一时的是《何日君再来》的歌声,广告牌上是《三星伴月》一类所谓"软性电影"的彩画,眼睛里看到的是闪烁的霓虹灯光和打扮时髦的行人,真是红灯绿酒,纸醉金迷,锦绣丛中,繁华世界。何曾有人想到,正是这个时候,祖国的大好河山正被敌人糟蹋蹂躏!我这个离家千里的穷学生没有被这个花花世界所左右,一到上海就日夜复习在家学过的中医功课;当从报上看到了上海新中国医学院招生的广告时,便毅然决定报考二年级插班生。考试课目除了一般文化课程外,中医是考《伤寒论》六经提纲及其证治的发挥。不久,我接到了录取通知书,高兴地将录取消息函告家人,随即进入了中医学院学习。当时学校不管住宿;因为穷,只有住在里弄中十几平方的小楼里。而自己规定每天除上课外自学在十几小时以上,方法是:①自备参考书读,②到图书馆借阅医书读,③到老师处请教并记录下来。这样起早睡晚,度过了"三更灯火五更鸡"的学生生活。

据记忆所及,当时上海新中国医学院的学习课程一年级是医经、医史通论、中药、方剂、国文等课程;二年级是医经、中药、方剂、国文、伤寒杂病、温热病等等;三、四年级是伤寒杂病论、温热时病、医化学、药化学、生理、解剖以及中西医各门临床课程。教师都是当时在上海有名的中西医师,教材系主讲教师自己编写,有的铅印、有的油印。例如医经教材是以选择《内经》重要原文辑成,而《内经》原书则作为参考读物。由于学校设在上海的"公共租界"之内,校舍并不宽敞。现翻阅了手边仅有的该院第四、五届毕业纪念刊,其中有研究院、余庆桥附属医院、药圃以及病房、内科室、化验室、手术室等照片。这个中医学院和当时仅有的另一两处中医学院(校)都是热心于中医事业的老一辈名中医私人集资创办的。他们在遭受国民党反动派的摧残迫害下惨淡经营。这种维护中医教育事业的坚毅精神和苦心,至今还是我所崇敬的。

当时学院对教学实习没做过分具体的安排,基本办法是由学生自己联系进行。一般多根据学生各自的爱好专攻,到教课教师诊所实习,亦可自己选择到熟悉的名医处去抄方。因而,在教学实习的时期和空闲,我也跟当时名中医临诊抄方,几乎放弃一切休息。我跟的老师们有的专长内科时病,用药轻清灵活;有的擅长女科,善治崩漏带下;有的是负盛名的儿科,善用温热并重镇药;有的专理杂病,能解除疑难病症。这些老师各有师承,都是学有专长,他们的学识经验及对病人认真负责的态度至今还历历在目。由于感到对传染病的知识少,也曾在西医内科名医那里亲自侍诊过。记得有一天,一位母亲带一个三四岁的病孩就诊,孩子发热咳嗽、气急音哑,老师测了体温,看了咽喉,又让他去化验室做了检查。然后胸有成竹地问我:"你看这是什么病?"我端详了一会,看到小孩咽部有白膜,并气促有犬吠样咳嗽,发热不是很高,而当时外面又有白喉流行,根据这些情况,我大胆地回答:"很像是白喉"。老师高兴地点了头。自此,老师常让我去那里学习、请教。毕业实习时,家里是祖传中医的,可以在自己父兄处实习,承受其学术专长,结束时到校参加考试,并将毕业论文送院审评。我在学习了沪地诸老师经验之后，就回家随父侍诊实习。当我毕业的时候，抗日战争尚在艰苦阶段，祖国哀鸿遍地，浙东各地除遭敌机轰炸外，且疾病流行，诸如天花、鼠疫、疟疾等烈性、急性传染病随处可见。在这种环境里，我这个初出校门的青年中医，除了消化在学校学得的知识和请教父辈以外，主要是加紧了自学。当时手头书很少，只有几本如《麻疹集成》《类证治裁》《傅山女科》《临证指南》《肘后方》《世补斋医书》《六醴斋医书》《证治准绳》《皇汉医学》等等少量的学习资料。为了对古籍进行较深的研究，费了较多的代价，买到了一些版本较好的《脉经》《金匮要略》以及其他古医书的手抄本。那时，我没有其他的消遣嗜好，有空就看书，一有体会辄加记录，一有治验就加分析。这样，我看过的医书渐渐多起来。而自学是主要的。

工作、学习、看病之余，我曾将平时零星的读书笔记、学习心得逐步加以整理，写成《实用中医学》等若干种书，当时作为对"遥从"学生的函授教材，曾于一九四七年起陆续印刷出版。

❧ 培桃育李　甘苦寸心知 ❧

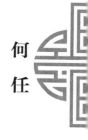

何任

一九四九年五月，杭州解放，中医事业恰如枯木逢春。由于党的中医政策的贯彻，不久成立了浙江省中医进修学校，结束了反动统治让中医自生自灭的政策，把培养中医、提高中医纳入国家教育事业的规划，这是使我们中医工作者终身难忘的一件大喜事，人人感觉学医有奔头，治医有方向。一九五九年，中医进修学校扩建为浙江中医学院，国家的宏规硕划，使中医后继有人。由于党和人民的信任，我担任杭州市早期的中医协会负责工作后，又主持中医进修学校，直到负责中医学院前后近三十年，培养的进修生、函授生、本科生、西学中班等共有数千人，做一些讲课、听课、带实习，并参与一系列教学工作，在实践中边教边学、边学边教，从而收到"教学相长"之益。古人说："十年树木，百年树人。"我尝认为"百年树人"的大事业不能仅仅限于教学工作。因此，除了教学之外，还注意引导教师加强书本知识和业务本领。负责学校工作的，既要教学生，也要和教师一起做到以身作则，刻苦地钻研业务。基于上述观念，我在一九六二年，总结治学经验体会，写出《谈治学》一文，发表于《浙医校刊》。发表后，在学院教师队伍中，引起反响，教师们多以钻研本课业务，教好学生为己任，治学蔚然成风。

一九六三年，还组织各教研组教师总结各门课的教学经验，并印成专辑。由于重视教学质量，学生中尖子人才辈出。我目睹此种好教风、好学风的迅速成长，喜悦的心情确非语言文字所能形容。回顾一九四五至一九六七这二十个年头里，我对治学也身体力行，不暇自逸。白天有教学任务及会议，往往静不下来，故备课和自学多数安排在清晨及夜晚，有时常到午夜，也唯有这两个时间最宁静、最受用。前人有"夜卧人静后，早起鸟啼先"的诗句，对照当时情景，体会实深。

令人痛心的是，十年动乱时期，我省中医教育事业遭到空前灾难，举国混乱，我省尤甚。学院撤销，校牌丢在柴间里，大部分教师关在"牛棚"里，我则因为是院长，又发表过《谈治学》，所受苦难，自不待言。本为党的教育事业而谈治学，却为了《谈治学》而倍受迫害。十年浩劫中的"风雨如晦，鸡鸣不已"，对我来说，的确是"甘苦寸心知"。

劫后此生　再接再厉

"心事浩茫连广宇，于无声处听惊雷。"一九七六年粉碎"四人帮"以后，浙江中医学院恢复了。在百废待兴、百业待举的情况下，省委给我院派来了得力干部，我重任院长，有决心再振校风，不惜鞠躬尽瘁，和全校干部教师刻苦奋战，使学校成为出人才、出成果的基地，誓把学校在十年浩劫中所遭受的损失夺回来。首先适当增加招生名额，鼓励教师在教好课的前提下著书立说，做好"传道、授业、解惑"的各种示范；其次，创办《学报》，在学术上树立校际交流的先声。以本人来说，坚决不脱离教学第一线的工作，教本科班，教西学中班；讲《金匮》课，讲《各家学说》课，医疗上每星期安排一次门诊，并组织全院老中医采辑各自治案编成《老中医医案选》，已印行成书。著述方面：在五十年代所编写《金匮要略通俗讲话》的基础上，结合近几年课堂教学资料，略加深广，写成《金匮要略浅释》，对《金匮》原条文作了注释，关于《金匮》方应用于临床的治验，也适当地写进去；还写出《金匮便读》，作为初学《金匮》的指要；又与中基教师着手编写《难经浅释》，使古典医著从普及到提高，便于重点研究。更可喜的，我院一九七八、一九七九届各专业研究生在各指导老师的分别指导下，对理论研究、临床研究和总结老中医的经验方面，都能深造有得，有的还有所发现，形势十分喜人。

老当益壮　加倍勤奋

"老当益壮"这句话,是在《后汉书·马援传》里看到的,意味着老年人不能有衰飒感,应该发挥壮年人的意志和毅力。像马援这样"不服老"的精神和行动,我们是应当取以为法的。怎么"壮"呢?我认为应该从"勤"字上表现出来,即勤于学,勤于做。

如何勤奋学习和勤奋工作呢?华罗庚教授一九七九年三月在浙江省科学大会上的讲话,提出"敢""赶""干"三个字,我很钦佩其有积极意义和实际作用,对我启发很大。

"敢",就是解放思想,敢于破前人框框,敢于创新,敢于怀疑前人的学术理论是不是完全对,所编注的方式方法是不是完全好。例如,《伤寒》《金匮》的编注本这么多,陈陈相因的十之七八,推陈出新十仅二三;方式除日人汤本求真两书合编,侧重方证治验以外,几乎极少新裁。我的想法和做法,应该有方证治验来说明《伤寒》《金匮》条文,更为接近实际一些。

"赶",在科学方面来说,就是要努力赶超世界先进水平。中医学无世界先进水平可超,那只有从继承发掘古医学说来超越前人。"今胜昔"是客观事物发展的规律,也是"一代新人胜古人"的具体表现。最近全国有许多译释古典医著的新作,使深奥而有用的东西通俗化一些,从继承而达到赶超古人。

"干",就是埋头苦干,少说空话,多干实事。华老有"苦干、实干、拚命干,党员本色"的提法。诚然,搞教学及医疗工作,更要实事求是,讲实效,否则必然教不好课,治不了病,对自己的学业也是浮的。所以我主张脚踏实地地干一辈子。

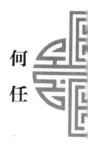

何任

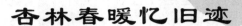

杏林春暖忆旧迹

山东中医学院教授

中华全国中医学会理事　　　周凤梧

作者简介

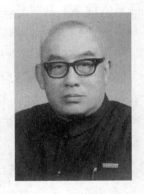

　　周凤梧(1912～1997),山东临邑县人。从事中医临床和教学工作四十余年。不仅医理精深,长于内、妇、小儿诸科,且倾心治学,勤于著述。先后主编和编著出版的著作有:《神农本草经百五十味浅释》《黄帝内经素问白话解》《黄帝内经灵枢语释》《山东中草药》《中医妇科学》《中药方剂学》《黄帝内经素问语释》《中药学》等。以上共计三百二十余万字。曾任山东中医学院内科教研室副主任兼附院内科副主任、《山东医刊》副总编辑、中华全国中医学会中医理论整理研究会委员、山东省第四届政协委员、中华全国中医学会山东分会副理事长、山东中医学院中药方剂教研室主任等职。

　　我生在一个三世为医的家庭里,曾祖、祖父、伯父都是中医,在当地均有盛名。我十六岁高小毕业后,因无力上攻,不得不图谋前途找条生路。在亲族的影响下,立志学医。此时,前辈俱已作古,便从先伯的弟子、表兄张文奇学习。

启蒙一席话

　　表兄张文奇是前清末科庠生出身，工书画，博览群书，医学造诣颇深，借广益堂药店坐堂执业，名噪城邑。他虽是秀才，但思想并不老朽。当时，国家正沦为半封建半殖民地的悲惨境地，西风东渐，群相效鞏，中医地位，日趋消沉，中西垢骂，斗争激烈，对此时此势，表兄不胜感慨。记得他有以下的议论：医学是科学，原不应有什么国界。中医、西医皆以治疗人类疾病为目的。中国医学历史悠久，由于历史的原因，形成了独特的流派。不仅有独特的理论体系，也有独特的药物和技术，它也是科学。在中华民族丰厚的遗产中，中国医药学是最可宝贵的遗产之一。我们应当为此感到自豪，应当努力加以研究和发扬。表哥的分析，对于我坚定学习中医的信心和决心，起了很大作用。

　　对于如何学成一个学有渊源、根深蒂固而不是头痛治头、脚痛治脚的医生，表兄以为非系统学习经典、打下坚实的基础不可。他说，《内经》《伤寒》《金匮》《本草》等，都属必读范畴。学习时除吃透精神外，对某些章节、条文和方药，还必须下一番背诵强记的功夫。表兄指出，有的古典著作的成书有一定历史背景，往往掺杂了一些方士的话语，甚至有些荒诞不经之处。这是方士们怕平坦正直的医理不动人听，才拿出些玄学的话头来附会；也有的后世医家由于理解不深、说不出医理，就假借玄学来说明一下；还有的后人借着玄学瞎说一通，借以提高自己的身价。对于种种穿凿附会的东西，大可不必采纳。当然，有些地方良莠混杂、真伪难辨，须下一番分析的功夫，不能简单贬斥。至于像"玉女煎""三拗汤"之类的方名，乍看上去难以知道它葫芦里卖的什么药，但只要实践证明有效，也就不必在方名上过下推敲的功夫了。总之，中医不是玄学，也不是高谈空理的哲学，而是实用科学。学中医要从实用出发，不要咬文嚼字钻牛角。此外，今人学习中医，还有开辟进取、发扬光大的使命，继承古人又不泥于古训，才能有所成就。

　　表兄的一席启蒙话，帮助我奠定了正确的学习态度。

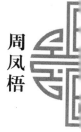

周
凤
梧

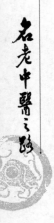

习读医籍的体会

我的学习方式,是以自学为主,集中问题,利用晚间请表兄答疑析难。在四年多的时间里,先后学习了《内经知要》《黄帝内经素问》(张马合注)《注解伤寒论》《金匮要略浅注》《濒湖脉学》《辨舌指南》《本草备要》《本草从新》《伤寒论类方》,背诵了《药性总赋》《汤头歌诀》等等。

现在大家承认是医经的,只有《内经》和《难经》。《内经》里分成两大部分,一叫《素问》、一叫《灵枢》。《素问》是讲生理、病理、诊法、治则的,是中医基本理论的根据,是学习中医的必读之书。《灵枢》和《素问》在祖国医学中,均具有很高的指导作用。特别对经络和针灸的研究,更为重要。《难经》以阐明《内经》的要旨为主,其对脉诊的论述,尤为精湛,有创造性的立说。对三焦和命门的学说,提出了新的论点。此书对深入研究中医理论,更好地指导临床实践,有着重要的意义。但这两部书词旨古奥,有些章句乍读常常百思莫解,尤其是运气学说等。如《素问·四气调神大论》中"交通不表,万物命故不施,不施则名木多死"等句,和《素问·六微旨大论》中"显明之右,君火之位也。君火之右,退行一步,相火治之。复行一步,土气治之……"等句,读来直如堕五里雾中。在这种情况下,尽管教者口中昭昭,无奈听者心内昧昧。怎么办?我的办法是先选择较为通达的部分学习;暂时搞不通的,只有留待以后触类旁通。至于司天在泉、主气客气相加临等运气学说,正如叶霖所说:"运气之学,白首难穷,固不可不知,亦不可深泥。用以冠冕门面,此近来著书陋习,姑不足怪。若谓细考经注,便知某年某气,即见某病,而应如桴鼓,特大言欺世耳。"诚哉斯言!我以为,不能认为既称医经,就绝对一切不可违背。

东汉张仲景所著《伤寒杂病论》一书,经晋太医王叔和编次之后,第一个注解的就是金代成无己。他不像后人那样自作聪明地乱加己见,仅按《伤寒论》原意,加一个解释。有人以为他很少发挥,其实这正是他诚实可靠的地方。但是,学习《伤寒论》,切忌拘泥不化。前人曾说:"伤寒非奇疾也,《伤寒论》非奇书也。仲景撰其所见,笔之于书。非既有此书,而天下之人依书而病也。"这正说明,大匠诲人,必以规矩,学者亦必以规矩,使学者有阶可升,至神明变化,出乎规矩之外,而仍不离乎规矩之中,所谓"从心所欲不逾矩"。

《金匮要略》一书,也是张仲景所作。《伤寒论》所治的病以伤寒为主;《金匮要略》所治的是各种杂病。后来各种医书,在辨证立法、组方遣药的法则方面,皆超不出这两书的范围。中医学虽历代名家辈出,但其学说的基本理法都是一致的。清代陈修园说过:"学者必先读《伤寒论》,再读此书(指《金匮要略》),方能理会。盖病变无常,不出六经之外,《伤寒论》之六经,乃百病之六经,非伤寒所独也。《金匮》以《伤寒论》既有明文不复再赘,读者当随症按定六经为大主脑,而后认症处方,才得其谛。"这实在是读《金匮要略》的法子。《金匮要略浅注》系陈修园集诸家之说而著,比较浅近易解,适合初学。

切脉是四诊之一,必然要学。讨论切脉的书非常之多。脉学之源,当然还是《内经》;《难经》上也畅谈脉理。关于以脉定脏腑的部位,还是导源于《内经》。如《素问·脉要精微论篇》上说:"尺外以候肾,尺里以候腹。中附上,左外以候肝,内以候膈;右外以候胃,内以候脾。上附上,右外以候肺,内以候胸中;左外以候心,内以候膻中。前以候前,后以候后。上竟上者,胸喉中事也;下竟下者,少腹腰股膝胫中事也。"后来的《濒湖脉学》和李延昰的《脉诀汇辨》所定部位,皆与《内经》上的定法差不多。李延昰的《脉诀汇辨》说得很清楚:"包络与心,左寸之应;惟胆与肝,左关所认;膀胱及肾,左尺为定。胸中及肺,右寸昭然;胃与脾脉,属在右关;大肠并肾,右尺斑斑。"这种分配脏腑的法子,实用起来最为合适,我在临床上就采用这种学说。王叔和还著有《脉经》,明·李时珍说,这部书并非王叔和所作,书中的话不很可靠,李时珍自己作的《濒湖脉学》,把脉分成二十七种。陈修园说,这一部书很有道理,所以后世学医者多选此本。脉的名称太多,不容易记忆,第一步只要记得以下几种就可以了,即浮、沉、迟、数、虚、实、滑、涩,再加上芤、促、结、代,一共十二种也就够用了。用这些脉可以配出好多样子来,比如"实"上加"浮",就是"洪"脉;"沉"加上"实",就是"牢"脉。细心地体会起来,就可以辨出种种病症。学辨脉的方法,只有多诊脉,单看书是没有用的。

舌诊和切脉一样的重要。《内经》《难经》《伤寒论》上,都没有提舌苔,其实舌苔关系很大。因为舌体在口腔里面,和脏腑的关系密切,脏腑有了病症,从舌苔上可以看得出来。尤其从舌苔上可以看出险症来。《辨舌指

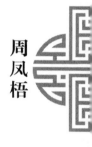

周凤梧

南》上说："纯熟白苔舌：白苔老极，如煮熟相似，到底不变，厚如物裹舌者。此舌多心气绝，而肺之真脏色见也。因食瓜果冷水冷物，胃气先伤，阳气不得发越所致，为必死之候。急用枳实理中，间有生者。""黄苔黑斑舌：全舌黄燥，间生黑斑无津。黄苔中乱生黑斑者，必大渴谵语身不发斑，大承气汤下之；如脉涩谵语，循衣摸床，身黄斑黑者，俱不治；下出稀黑粪者死。""红细枯长舌：舌色干红，枯而细长。乃少阴之气绝于内而不上于舌也，虽无危症，脉若衰绝，朝夕恐难保矣。"诊舌之重要有如上述，故临床上舍脉从苔之症，是屡见不鲜的。《辨舌指南》乃民初曹炳章所著，书中列章分节，条目井然，且有论有图，有治法，有医案，又有方药，能使后学辨舌察病，审病用药，不致茫无依据。

中药学古称"本草"。自《神农本草经》问世之后，历代本草著者颇不乏人。后世便于阅读而切合实用者，当推清代汪昂的《本草备要》。这部书的优点，不仅所选者为临床常用药物，而且删掉了历代本草著作中荒诞不经的东西。后来吴仪洛就拿这部书做底本，经过增删改，写成一部《本草从新》，后学很乐于研读。现在出版的《中药学》，是按药物功效分类编写的，较之古本草有很大进步，即更接近临床且易于记忆。在学中药的过程中，主要是记熟每味药的性味归经、功效主治、配伍关系、药性对比等。一般掌握三百至四百味常用药即已够用。但初学时背这么多药是困难的，还须临床时反复温习，始能运用自如。想一劳永逸，是不现实的。

仲景《伤寒论》六经分证处方，是体现中医辨证论治思想的典范。六经各有其主病，病各有其主证，证各有其主方，方各有其主药。与此情况相适应，则一方除有主药外，还有随证立方、依方加减的规律。这里既贯穿着明确的原则性，又包含着高度的灵活性。《伤寒论》一百一十二方莫不如此，因此号称为中医治病群方之祖。清代徐洄溪以方名编次，不类经而类方，且繁征博引，撰成《伤寒论类方》一书，意在方以类从，使人可按证求方，而不必循经以求证，可谓后学见证施治之准绳，遣药组方之基础。然潜心经方，未必尽合时宜。故专读仲景书不读后贤书不可，仅读后贤而不读仲景又不可。二者兼备，临证方可有济。

虚心受益多

历时四年多,把经典学了一遍,打下了一定基础。于是跃跃欲试,总想把学到的理论验证于临床,亲友间偶有小恙者,便毛遂自荐,投药奔走。今日诊治,翌必往视,方释牵怀。无如取效者甚少,得验者不多,甚而也有束手无策者。在这种情况下,我便多方求教,不耻下问,以解迷惑。举例如下:①张某,男,二十六岁,体硕身壮,病已三日,六脉洪数,舌苔黄厚,脊背恶寒,统体灼热,头痛身痛,目赤不渴,闷烦泛哕,但喜食冷物,大便尚调,小便短赤,吐痰带血。检前医处方,乃小青龙汤加良姜、砂仁、陈皮等。方中桂枝用至四钱,麻黄二钱,芍药五钱。阅方殊为惊骇,已知上述症状实为药误,爰拟小柴胡汤加蝉衣、连翘和解之。两进以后,热仍不解,诸证悉存。急请教于王静斋老先生。答云:此症不特应用石膏,更应大量重用才对。盖经云:春分前三十日民病疠,春分后六十日民病温。此乃疠也。除应用大蓟四两、火麻仁一两,先煎大蓟再和火麻仁捣烂为团,搓患者前胸后背及曲池、委中部外,应重用清瘟解毒之品,该患者兼有咯血,更应加犀角钱许,并加绿豆衣一两以解前药之热毒。至于恶寒,乃经所谓"热深厥亦深"之象也,何不敢重用石膏?盖热解则寒亦解矣。凡遇此等症,只要放胆用去,庶乎近焉。须知此乃疫疠之类,并非少阳之证,宜乎柴胡和解之不效也。依法处理,始转危为安。②季某,男,二十八岁,曾患淋病,愈后形体羸弱,夜梦盗汗。某医以其汗液冰冷,谓为汗未出透,更令其睡热炕出大汗,以是元气愈虚。证见下肢冰凉,阴囊湿冷,胸闷短气,腹两侧如柱两条,时作隐痛,胃纳不甘,时做美梦,咳吐白痰,咳时及黎明,每自汗岑岑,其最苦恼者为胸闷短气,亦为其所请急于解除之一端。按六脉濡弱无力,舌苔白而微腻,口不思饮。余认为系肾阴亏损,命火衰微之候。先拟开提理气以解胸闷,如蒌皮、薤白、砂仁、香附之类,两进无效。继用金匮肾气汤加金铃子、芦巴子、吴茱萸、小茴香等,连服四剂,病情虽无大瘥,据称统体已较前舒适。及至再次复诊,又突胸闷加剧,五内烦乱,苦楚难忍,此时已感束手。王老云:此属虚劳。虚劳一症,病难速已。应以王道功夫,冀其缓效。倘虚怯过甚,起初处方分量务宜从轻,每有一剂药仅重数钱者,见效则慢慢增加。所述前症用金匮肾气,实为正治,盖熟地腻膈,泽泻泄肾,均应减去。

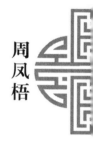

周凤梧

此等症总宜空动灵活,其理气之品如砂仁、香附等犯虚虚之戒,尤为不合;附子三钱不为多,肉桂现时无高货,用一钱五分或二钱均可。如胸闷不畅,可酌加补中益气丸二钱(包煎),有效则缓加。其腹如柱,乃肾气上冲之候,肾囊寒湿,属命门火衰之象。盖水火平衡,无火水难以布化,故下焦寒湿耳,桂附势在必用。照旨化裁,制配丸剂,经治半载,逐渐康复。③靳某,男,三十岁。症见脊膂恶寒灼热,晨起便溏,小溲短黄,胃呆纳减,缠绵经月,形体渐羸,精神萎怠,脉细苔白。予以温脾益肾,引火归元,数剂不效。更医投以表补,病势益增,体力不支。我便同车求诊于徐鞠庐先生。立案云:恶寒身热,肢体疼痛,舌白不渴,脉浮细而数,呛咳白痰,气促而短,大便溏泄,小溲短赤,症系湿温误投表补,肠胃之湿热留恋不清,拟以苦温淡渗,化湿中之热。立方:西茵陈三钱,制川朴一钱,猪苓一钱五分,茯苓三钱,生薏仁五钱,白蔻一钱,大腹皮二钱,杏仁泥三钱,橘红一钱半,苦桔梗一钱,淡竹叶一钱五分,藿香梗一钱五分。进两剂之后,复诊案云:恶寒气短便溏皆减,仍肢体无力,微咳咽干不多饮,舌苔微黄,按脉右关弦数特甚,肠胃湿热过重,仍拟茵陈四苓加味。三诊案云:两进茵陈四苓加味,脾湿渐化,恶寒颇减,咽干不渴,舌苔白腻带灰,大便溏泄,腹不痛。此系湿热得以下行,但胃纳不甘,仍宜前方佐健胃之品。继进四剂,诸证悉除。④孔某,男,六十八岁。头晕肢冷,面赤自汗,嘈杂烦满,呕哕不得,大便不畅,六脉洪大,两关特甚,舌苔黄厚,已三日食水未进,卧床难起。慎思良久,无从着手,且年事已高,未敢疏方。遂代请吴少怀先生诊治。原案云:脉象两关弦数,舌苔白厚,湿热积于中脘,气机不舒,头晕恶心,嘈杂烦躁,自汗肢冷,水谷运迟,以致数日饮食少进,屡经调治,诸不相宜,拟辛开苦降法先理胃土,俾少进饮食再议。处方:姜半夏三钱,吴萸三分,炒黄连一钱,茯苓三钱,广皮一钱五分,炒杭芍三钱,通草一钱五分,姜川朴五分,姜竹茹三钱,砂仁一克,生姜二片。煎好缓缓服下。复诊案云:昨进辛开苦降,今日脉来和缓,胃中湿热渐降,矢气而不更衣,头仍眩晕,微有烦躁,手足厥逆已少和,拟前法加减肝胃并调,心肾两交。即于前方去通草、砂仁,加淮小麦三钱,远志一钱五分,胆草四分。嗣进益气养胃而瘥。他如小儿之麻疹里陷,老妇之崩漏不止等症,无不晋谒专家,虔诚请教。

我认为钻研任何学问,自学虽是重要之路,但一旦遇有阻拦,还须有人指点,方才恍然有悟。自己艰苦用脑,时刻准备请教,虚怀若谷,披沙拣金,日积月累,方可较快入境。

实践出真知

一九四〇年秋,济南警察局布告考试中医,经参加初复两试及格,领取执照后,始得在寓正式开业,嗣又在济南永安堂药店挂牌行医。自此以后,接触病人的机会日渐增多,除内科杂病外,它如经带胎产、痧痘惊疳、疮疡肿毒等等,都经常接触。接触患者多了,更觉得自己知陋识浅,即所谓"书到用时方恨少"。这样,就迫使自己不停顿地抓紧学习,方法有三:第一,在药店柜台上检阅本市各医家的处方,以资观摩,取人之长,补己之短;第二,利用诊余向药店药工学习膏丹丸散的制作程序,并亲自操作练习,同时还熟认了三百多种中药饮片;第三,结合诊疗中遇到的问题,利用夜间着重攻读临床各科医著,对照思索,记录心得。这时期读过的书有《笔花医镜》《医学心悟》《医宗金鉴》中的"杂病心法要诀""妇科心法要诀""幼科心法要诀""删补名医方论"等部分以及《温病条辨》《温热经纬》《时方妙用》《医方集解》《济阴纲目》《医林改错》等。现在想来,与临床密切结合的学习,效果是好的;而在永安堂的认药、制药,使我在临床处方遣药方面终生受益。现在我仍认为,医者不识药,终是一大憾事。

通过长期的临床实践,不但熟悉了常见病、多发病的治疗,对于某些疑难重症,也逐渐积累了一些经验。一九五三年秋,济南市发生了流行性乙型脑炎,当时医院收住的病员,西医治疗一般多采用冰敷降温,用磺胺类制剂,青、链、金、氯等抗生素以及对位氨基安香酸等药物,多数效果不理想,死亡率相当高。于是,市卫生局紧急组织中西医进行抢救。为了观察中医中药的疗效,取得经验,在传染病院将收住病员先由西医确诊,分成中医中药组和西医西药组进行对照观察,每组各分病人十二名。中医组由刘惠民、吴少怀、韦继贤和我四人负责。中医组还负责省人民医院五名、铁路中心医院三名病员的治疗,并负责所有中药的配制和供应。在这些病员中,有十四岁的少年,也有六十岁的老人。共同症状是突发高热(40℃左右)、头痛、呕吐、抽搐、嗜眠、昏迷、烦躁和谵妄、头颈强直、四肢痉挛甚至偏瘫,或扬手踯足、昏狂不安等等。中医诊断证属湿温病而热重于湿,亟宜辛凉淡渗、芳香开窍,爰制以白虎汤加广犀角、飞滑石等大锅煎剂,普遍投服,另

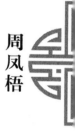

周凤梧

据病情分别给予局方至宝丹、安宫牛黄散，或自制的清热镇痉散：羚羊角粉一两，白僵蚕八钱，蝎尾六钱，蜈蚣（隔纸炙）一条，天竺黄、琥珀各四钱，朱砂、雄黄各二钱，麝香四分，共为细粉，瓶装二分，成人每服二分，十二岁以下每服一分，病重者日服二至三次，白水送下。投服方法：灌服或鼻饲。经过短期治疗，所有上述患者均先后向愈，无一死亡。治疗结束后，曾详为总结。面对这样好的治疗效果，有的同志想不通。提出："中药石膏的化学成分是硫酸钙，西医只是用它做石膏床、石膏绷带，并没有治疗疾病的功能，今天竟然用以治疗脑炎，想不通。发烧到四十度，中医不主张用冰囊之类的道理，也想不通。"其实，按中医理论，治湿温病禁忌汗、下、润，因为"汗之则神昏耳聋，甚则目瞑不欲言；下之则洞泄；润之则病深不能解"。根据这个原则，如用发汗剂、利尿剂、泻下剂，从中医学看来就不对路；尤其用冰囊冰敷这一招，在中医看来更不对头，因为这可使热无出路，迫邪内陷，造成恶化之局。看法不同不要紧，可以促使大家多动脑筋想问题。但是，应当尊重事实，应当尊重实践的经验。然而，在"想不通"的影响下，我们的治疗总结也就石沉大海了。但还必须指出的是，中医对此病的认识也不是一成不变的。一九五五年七八月间发生的流行性乙型脑炎，就不同于一九五三年，辨证认为是属于湿温病湿重于热的范畴，在治则上除仍分别采用局方至宝丹及清热镇痉散以抢救回甦外，则著重以芳香化浊、辛开苦降、淡渗利湿法为主组方与之，那就不是上述白虎汤加味所能解决的了。

就我个人来说，通过参与这场抢救危重疾病的斗争实践，不论在辨证论治、立方遣药诸方面增加了不少新的知识，而且进一步认识到，祖国医学理论确有着深厚的实践基础。唯其如此，中医药学里的确蕴藏着许多闪光的瑰宝，这些瑰宝是前人千百年实践的结晶。我们的任务，就是通过更高一级的实践，使它的科学内涵更加得到发扬。

结　语

有志于学习中医的青年同志们：祖国医学是一门实用科学，要想达到一定的境地，必须刻苦勤奋，专心致志，既不能浅尝辄止，更不能畏难而退。须知在科学技术史上，没有一个有创造的学者不是辛勤的劳动者。任何优秀的科学家，都不是"天才"，而是在进取的思想指导下，对于复杂的社会生活进行深入地观察、体验、研究、分析以后,付出了艰苦劳动才能有所成就的。

　　几十年来,我涉身医林,回顾旧迹,虽为中医事业做了一点工作,但成就是微不足道的。现已年近古稀,总感到"时乎时乎不再来"的紧迫,又感到还有一些应当学习的医籍还没来得及阅读,因而每天除教学、指导、编写等工作外,仍要挤时间看看书刊,一有收益,辄觉欣快。身心疲怠时,唯有作画以自遣,绝少一登剧场之门。"老牛明知夕阳短,不用扬鞭自奋蹄。"在当今与旧社会大不相同的优越条件下,愿与后学共勉之。

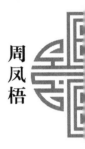

周凤梧

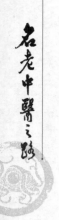

学医、行医话当年

作者简介

　　李克绍(1910～1996),山东牟平县人。毕生致力于《伤寒论》的研究和教学工作,在前人研究的基础上,对于《伤寒论》的理论价值和临床价值都有所开拓。著作有《金匮要略浅识》(与王万杰、刘洪祥合作)《伤寒论讲义》《伤寒解惑论》和《伤寒论语释》等,其中《伤寒解惑论》一书最能反映其学术观点,颇得读者好评。

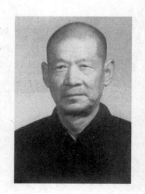

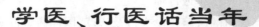 **动机与目的**

　　我在弱冠之年,本来是做小学教员的。由于在旧社会教育工作者的职业极不稳定,又因我叔父患热性病被庸医误药加剧致死,才有志于改业行医。但为什么不学西医而选择了中医呢? 说来也颇为滑稽,是受到反对中医者的启示,才决心学习中医的。事情是这样的:由于无人指导,我盲目购买的第一本医书,是浙江汤尔和译、日本人下平用彩著的《诊断学》,这在当时是比较先进的西医书。汤氏是最反对中医的,他在这本书的叙言里有

这么几句话："……吾固知中医之已疾,有时且胜于西医,但此系结果,而非其所以然。徒以结果与人争,无已时……"意思是说"我当然知道中医治病,有时确比西医为好,但这只是治疗效果,而所以取得这些效果的道理,中医则讲不出来,既然讲不出道理,只用治疗效果同别人争辩,那是不能说服人的"。看了这一段话,我才发现,连西医也承认中医治病并不比西医差,只不过由于中医讲不出道理,才瞧不起中医。我当时想:"结果"和"所以然",究竟何者重要呢? 我不可能知道汤氏本人如果得了垂危之病以后,他是愿意明明白白地知其病之所以然而死去呢? 还是要想法活着而宁肯暂时不知其所以然。不过作为一个治病救人的医务工作者来说,甚至除了汤氏以外的任何患者来说,都会以救人为第一,毫不犹豫地选择后者,而不会由于讲不出治愈的道理,便把行之有效的治疗方法弃而不顾,听任病人死去而还说"可告无愧"(汤氏语)。

我又进一步想:世上真有无因之果吗? 中医能愈病,必有所以能愈病的道理,只是这种道理,可能暂时尚未得到解释,或者已经有中医的解释,而是目前人们暂时尚不理解罢了。

即使做不出令人信服的解释,也不应算作是中医不科学的一个证据。科学领域的未知数太多了,"知其然而不知其所以然",这其实不仅仅是中医常遇到的问题。"行易知难""不知亦能行",这是近代革命家、政治家孙中山先生的哲学思想。他在《建国方略》的"心理建设"中,以饮食为例证明不知亦能行。他指出,很少有人彻底了解饮食入腹之后的详细消化过程,也很少有人了解人体正常生理需要哪些营养,以及哪些食物各具有哪些营养,但是人们还是每天都在进食的。这证明,"不知"并不妨碍"行"。但汤氏却一定要抛弃中医的治疗效果于不顾,偏偏在"知"字上将中医一军,这是错误的。

承认中医有优于西医的治疗效果,相信有效果必有其所以然的道理,使我学习中医的信心和决心更足了。

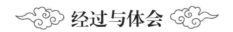
经过与体会

学习中医的决心有了,信心也有了,但是怎样学习,还得自己去摸索。在几十年的摸索过程中,我确实走了不少弯路,浪费了不少精力,但也有不

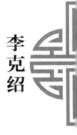
李克绍

少收获。这正好是一些有益的经验教训,把这些经验教训总结出来,供学习中医的青年同志们参考,是有益的。

(一)要博览群书,更要由博返约　过去有一句成语,"六经根柢史波澜"。是说学者要想写出一篇有价值的文章,首先要把"六经"(《诗》《书》《易》《礼》《乐》《春秋》)吃透、记熟,这是基础。这还不够,还必须有历代的史料来加以充实和润色,才能把文章写得有声有色,有证有据,波澜起伏。中医学的根柢是什么呢？就是《内经》《难经》《本草经》《伤寒论》《金匮要略》等。这些经典著作,对于生理、病理、药理、诊断、治则等,都有重要的指导意义,不掌握这些,就会像无源之水,无根之木,要把中医学得根深蒂固,是不可能的。但是单靠这些经典著作还不行,因为这些经典著作毕竟是原则性的理论较多,而且这些理论,不加以阐发论证,不结合临床体验,仍然不容易学深学透,这就要求学者,除了经典著作之外,还要广泛地阅读其他医家的著述,尤其是历代名家的著述,所谓"读书破万卷"。每个人虽然由于各种不同条件的限制,千卷、百卷也可能读不破,但是这种雄心壮志是应该有的。

祖国医学从汉代到现在已经将近两千年了。在这近两千年中,堪称中医名家的,至少也有几百家,至于他们的著作,更是汗牛充栋,更仆难数。在这浩繁的卷帙中,学派不同,立说各异,互相补充者固然不少,互相矛盾者往往亦有,若不加以分析归纳,那么阅读得越多,就越杂乱无章,所以仅仅是读得博还不行,还要由博返约,才算真正学到手。

所谓由博返约,就是从全面资料之中,归纳出几个重点,从不同的现象之中,找出其共同的规律。这并不是一件容易事,不下大工夫,不学深学透是做不到的。陈修园在其所著的《医学三字经》中,有这么几段话:"迨东垣,重脾胃,温燥行,升清气。""若子和,主攻破,中病良,勿太过。""若河间,专主火,遵之经,断自我。""丹溪出,罕与俦,阴宜补,阳勿浮,杂病法,四字求。"他把李东垣的用药规律,归纳为"重脾胃,升清气";把张子和的用药规律,归纳为"主攻破";把河间诸说,归纳为"专主火";把朱丹溪的《格致余论》等归纳为"阴宜补,阳勿浮"。这就是由博返约。这样的归纳,言简而意赅,不但容易掌握,而且也便于记忆。

对于金元四大家,除了上述归纳之外,我还从其治疗技巧上做了归纳。我认为东垣诸方之所以补而不壅,全在于补中有行。试看升麻、柴胡、陈皮、木香等气分药,都是他常用的配伍之药。河间诸方之所以寒不伤中,全在于寒而不滞。其常用药如走而不守的大黄、芒硝自不必说,就是守而不走的芩、连、栀、柏等,也大都与枳实、厚朴、木香等气分药合用,使苦寒之药,只能清火,不至于留中败胃。他虽然有时也纯用守而不走的苦寒剂,如黄连解毒汤等,但这究竟是少数。子和之主攻破,毕竟是施于经络湮淤,或肠胃瘀滞之实证,如果不实而虚,即非所宜。丹溪养阴,也是在误服金石燥烈药,元阴被劫、相火妄动的情况下才相宜,如果阴盛阳衰,亦为大忌。

我在初学时,觉得四大家各不相同,究竟是那一家为好呢?后来又把四大家加以归纳:张子和的攻破,是祛邪以安正,李东垣的"重脾胃",是扶正以胜邪。当正虚为主时,采用东垣法,邪实为主时,采用子和法,二者并不矛盾。刘河间之寒凉,是泻阳盛之火,朱丹溪之补阴,宜于治阴虚之火,两家都能治火,只是虚实有别。这样,我们临床就可以根据邪正虚实,取各家之所长,对症选方,并行不悖。这就叫作由博返约。

（二）尊重古人,又不迷信古人　所以要博览群书,目的是要把前人的经验智慧继承下来。但是前人的说教,并非都是金科玉律,任何名家权威,都会有千虑之一失。这就要求我们,既要尊重古人,又不要迷信古人,要选精去粗,而不能瑕瑜不分,兼收并蓄。譬如《内经》《难经》等名著,毫无疑问,这是中医理论的宝库,但正是这些宝贵的经典著作中,就存在着不少脱离实践的糟粕。例如《灵枢·经水篇》,以中国的河流,江、淮、湖、海等比拟十二经脉,意义就不大。《灵枢·阴阳二十五人篇》认为,人从七岁起,每加九岁,如十六岁、二十五岁、三十四岁、四十三岁、五十二岁、六十一岁,皆形色不相得者的大忌之年,这更是形而上学。《难经·四十一难》解释肝脏为什么有两叶,认为是"去太阴尚近,离太阳不远,犹有两心,故有两叶"。"三十三难"用五行解释肝肺,不但把五行讲成机械教条,而且它所说的肝在水中生沉而熟浮,肺在水中生浮而熟沉的说法,也与客观事实不符。还有,如"十九难"的"男子生于寅""女子生于申"等,星相子平者流引用这样的术语,还有可说,若在有关生命的医学著作中,加以引用,岂不荒谬!

不但阅读这些经典要一分为二,就是为这些经典医学所作的注疏,阅读时也要有分析、有批判,有的竟不是错在经典,而是错在为这些经典所作的注疏上,如果不加分析,照搬不误,就会自误误人,流毒无穷。就拿《伤寒

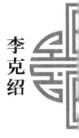

论·辨脉法》中的"风则伤卫,寒则伤荣"来说,这不管是王叔和所加入的,或者是《伤寒论》原来就有的,都是似是而非的不可捉摸之词,尽管这种学说在中医界已经泛滥了约有千年之久,我们也不要不懂装懂,自欺欺人。再如伤寒传经之说,也同样如此,本来是很平易近人的一部外感病学,却用什么循经传、越经传、首尾传、表里传、传足不传手等虚构之词,把《伤寒论》越讲越离奇,越讲越糊涂。如此等等,读了以后如果只知推崇,不加批判,就不如不读。孟子曾说过,"尽信书则不如无书"。尊重前人,是必要的,但是"信而好古",只是在经过一番分析之后,才有意义。

以上这些,仅仅是举了几个明显的例子,在中医的著作中,无论是经典著作,或者非经典著作,这类的例子还有很多。我在初学时,由于不敢批判,也不善于批判,曾经浪费了很大一部分精力,今天,为了避免后来者步我的后尘,特此介绍出来,希望学者作为借鉴。

(三)提倡拜师访友,但关键在于自学 韩愈《师说》云:"古之学者必有师。"《礼记》云:"独学而无友,则孤陋而寡闻。"《易·兑卦》云:"君子以朋友讲习。"这些都说明,拜师访友,是学者求进步的有效之路。但是良师益友虽然重要,却不是关键性的问题,俗语说得好:"师傅领进门,修行在各人。""大匠能与人规矩,不能与人巧。"学习任何事物,最关键的问题,总是在于主观努力。

我的学习过程,基本上是自学,既无名师,也无益友。这并非我预见到自学比拜师访友重要,只是由于我所处的农村环境,不必说名医,就连一般的普通医生,也是凤毛麟角。拜谁为师?那里访友?只好蒙头苦学了。在自学之中,难题常常是一个接着一个,以致废寝忘食,苦思冥索,往往还是得不到解释。但是一旦有悟,却又非常牢固,这比只听人讲,不下工夫,深透多了。所以我对于医学中的某一些问题,常常有不同于其他人的一些看法。这并非为了标奇立异,可能是由于没有深受旧框框的影响,破旧就比较容易些的缘故吧!所以我有时这样想:凡事都要一分为二,缺乏良师益友,迫使我主观努力,坏事也带来好事。

话再说回来,即使有良师益友,仍然应当通过自己的主观努力,把师友的见解,化为自己的知识。如果不这样,就不算学到手。也有的人,确实下了一定工夫,但还是融化不了,总觉得有龃龉,这就应当做两方面的考虑:可能是自己领会的还不够,也可能是师傅的说教本身就存在问题。对师傅一定要谦虚,但师傅究竟也是一个普通人,不是神仙,不一定白璧无瑕,处处都对。我们跟师傅学习,应当采取这样的态度,我们转教学生,也应当提倡学生采取这样的态度。

提倡拜师访友,不一定必须是名家前辈。名家前辈当然更好,但即使不是名家,不是前辈,也都可以受到启发与教益。因为人总是各有所长,各有所短,就是愚者也会有千虑之一得么。譬如我在《伤寒论》的教学中,就有一两个问题,是在同学提问的启发下才得到解决的。孔子说过,"三人行必有我师",就是这个道理。

（四）要钻得进去,更要跳得出来　学习祖国医学,根据内容的不同,大概可以分为两种情况:一种是以物质为基础的,如生理、病理、药性等,这些必须仔细钻研,步步深入,学深学透,不能粗枝大叶,满足于模棱两可,似懂非懂。另一种是属于象征性和概念性的,如"五行生克""心为君主之官"等,这些只要明了它的指归、大意就可以了,不能在字句上吹毛求疵,挑三剔四。因为这样往往会形成钻牛角,走进死胡同。这两种情况我都有亲身的体会。举例说,我学习《伤寒论》时,遇到的第一个难题,就是"风伤卫""寒伤荣"的问题。在什么程度上算是风? 在什么程度上算是寒? 风为什么选择了卫? 寒又为什么选择了荣? 这不是钻牛角,这是正确的学习态度。为了解决这个问题,我几乎查遍了我所能找到的一切注解,尤其是一切名家的注解,其中能讲出道理,并比较为大多数人所公认的是:风属阳,卫亦属阳;寒属阴,荣亦属阴。风之所以伤卫,寒之所以伤荣,是以阳从阳、以阴从阴的缘故。这真太玄妙了。就这样人云亦云吗? 但这都关系到医学中最基本的生理、病理,关系到具体的临床实践,不能不懂装懂。于是我结合《内经》,证诸临床,详细阅读,仔细推敲,终于发现,这并不存在什么"阳从阳""阴从阴"那样的奥秘,太阳中风和伤寒之所以有汗或无汗,只不过是卫气受邪后的开合失司而已。这样,从病理得到了正确的解答,就是钻进去了。除此以外,在中医的生理、病理方面,还有一些术语,如"清阳下陷""阴火上冲""阳不归阴""阴不潜阳""血中之气""气中之血"等等,这都有物质基础,必须讲个究竟,必须钻得进去,只会照抄硬搬,知其然而不知其所以然,是不应当的。

能钻善钻,固然是好事,但是不应深钻的也去钻,或者钻得不得其法,也会走入绝路,拔不出脚来。现举一个简单例子加以说明。《素问·阴阳

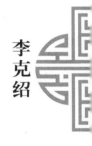
李克绍

应象大论》中有这么一句话："能知七损八益,则二者可调。"什么是七损八益? 注家们争论不休,目前所知,已有四种解法,这四种解法,都是在"七""八"上找论据,迄无结论。我认为,没有必要去钻"七、八"的牛角,这很可能如"七上八下""七高八低""七大姑八大姨"之类,是数量形容词,是表示复杂多数的意思。我觉得跳出这个圈子,比跳不出来好。

在祖国医学中钻入牛角中跳不出来的例子还有不少。譬如把五行讲得太死,就会出现这种情况。陶渊明自己说,他好读书不求甚解。这个"不求甚解",不能理解为自我欺骗,应当是不钻牛角的意思。不钻牛角就不至于变成书呆子。

钻得进去,跳得出来,这是辩证的统一。因为只有钻得进去,才能跳得出来。譬如吴鞠通说他跳出伤寒圈子,并不是他不钻研伤寒,相反地,是已经在伤寒方面下了很大工夫,但在临床上单走伤寒这条路又走不通,才不得不跳出伤寒圈子而另走新路:撇开六经辨证,改为卫气荣血与三焦辨证;不用辛温发汗,改用辛凉解表;不必先解表后攻里,也可以表里双解,或先泻下,使下后里气通而表邪亦解。这足以证明,只有钻得进去,才能跳得出来。

总而言之,要钻进去不容易,要跳出来也不容易。

怎样学习中医,我相信在不同的情况下,每个人都会有不同的经验和体会,我所介绍的,主要就是以上所讲的这些。

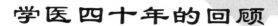

学医四十年的回顾

国务院学位委员会医学科学评议组成员

中医研究院研究生班副主任、副教授　　　方药中

作者简介

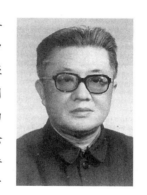

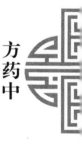

　　方药中(1921～1995)，重庆市人。一九四○年师事南京名医陈逊斋先生。四十年来，一直从事中医临床及教学工作。对于祖国医学理论、特别是经典著作有较高造诣，在统一辨证论治方法和步骤问题上尤多贡献；临床经验丰富，尤擅长于肝、肾病的治疗。著作有《医学三字经浅说》《中医基础理论通俗讲话》《辨证论治研究七讲》《素问运气七篇讲解》《松柏医话》《辨证论治七步临床运用验案一百例》等。除任教职外，还兼任中医研究院学术委员会委员、卫生部药典委员会委员等职。

❀❀ 我 的 老 师 ❀❀

　　我出生于重庆市。祖父是一位中医，父亲也深知医理。在我懂事以后，父亲就在谋生之余，教我读《医学三字经》《医学实在易》《汤头歌诀》《药性赋》《针灸百症赋》一类医书。这样，我自幼就对中医感到兴趣，希望自己将来能当一个医生。

十九岁时高中毕业，由于家境不宽裕，便考入重庆市邮局做邮务员。工作是很繁忙的，但一有空，就读些医书。其时正值抗战期间，南京医界名流云集山城，如陈逊斋、张简斋、承淡盦等等，俱属当时宿彦。他们在诊余举办中医讲座，我经常去听讲，因此有机会拜识陈逊斋老先生。我佩服陈老的学识，于是拜他为师。从此，我就正式走上学习中医的道路。

我的老师在中医理论上造诣很深，临床经验十分丰富。他以研究《伤寒》《金匮》为主而兼及各家，著述甚多，曾汇集为《逊斋医学丛书》（其中有《中医生理学》《中医病理学》《伤寒论浅注补正》《金匮要略浅注补正》《新温病学》《新针灸学》《新中药学》等）。我从师后，陈老就给了这套书，在侍诊之余，反复研读，使我对中医学有了比较系统的认识和了解，为我以后进一步学习打下了良好的基础。在当时的条件下，这套书没有机会正式出版，多系油印本，《伤寒补正》《金匮补正》二书虽系石印本，但印数极少，因此流行不广。我手边仅有的一套，焚于重庆解放前夕的"九·二"大火，片纸无存。近年来，本想着手整理一下老师的学术思想和临床经验，但几次提笔，均因手头没有原始资料而中止，愧对老师的培育和教诲，一想起来，心中就十分难过。

陈老要求很严，又十分耐心。他很注意学习方法，强调立足点要高，一定要从经典学起，旁及各家，然后由博返约。他认为《伤寒》《金匮》应该是临床家的"看家本领"所在，在此基础上，上溯《内经》，下及后世，才能对中医学有系统的了解。在具体方法上，他十分推崇《素问·著至教论》中所提出的"诵""解""别""明""彰"五个字。他说："不能诵读，怎能对原书精神有所了解？不能理解，怎能区别什么是好的，什么是不好的？不能区分好坏，怎么能做到心中明了？要是你自己都不能明白清楚，又怎么能有所发挥？"所以，我一开始学医，老师就要求我背诵《伤寒》《金匮》原文，背诵经络走向及穴位，并且在侍诊时，经常结合病人情况提出问题要我当场解答，口述方名要我开药，口述穴位要我扎针，甚至何以用此方，何以选此穴，亦穷加诘问。一旦处方开不完全或找不到穴位，老师就勃然变色，自己提笔开方，自己动手扎针，弄得我面红耳赤，坐立不安，只好下死功夫，夜以继日，不敢稍懈。到今天我对于中医经典著作中重要的地方还能背诵一些，是与当年老师的严格要求分不开的。

104

老师治学十分强调"博学""审问""慎思""明辨""笃行"十个字。

老师博学。他不但精于中医,上至《灵》《素》,下至各家都很熟悉,同时也注意西医之长。他常说,中西学术理论体系不同,但都是一个目的——治病救人,其间必有相通之处,不妨取它之长,为我所用,不必存门户之见,互相攻讦。因此他在注解《伤寒》《金匮》时,也曾经利用过某些西医的生理、病理知识来论证中医论点。

老师喜问。他十分重视他人的见解和经验。他常说,人外有人,天外有天,一个人知识是有限的,只有多学多问,而且不耻下问,才能不断提高自己。我在从师学习期间,经常见他就经络、穴位、针刺等问题,向承淡盦先生请教。有时在病人叙述病史中,谈到过去服什么药有效时,他马上便深一步问下去,方药、剂量、服法,皆一一记录下来。有时,他甚至为某种药物的品种、规格、炮制方法去请教药店的老药工。

老师善思。他说,尽信书不如无书,学医一定要多动脑子,要多问几个为什么,要看它合理不合理,要反复深入,不惜打破砂锅问到底。有一次,一个病人拿出一张以前的处方,方上脉案中有"左脉数"之句,老师当时就问我:"左脉数,右脉数不数?"我一时不知所措。老师说:"你动动脑子嘛!左脉数,右脉不数,可能吗?"

老师明辨。他不迷信古人,不拘于注家之言,敢于以自己的理解和临床经验,提出新看法,原文不可通之处,甚至改正原文。如《伤寒论·太阳上篇》97 条:"血弱气尽,腠理开,邪气因入,与正气相搏,结于胁下。"他认为"气尽"不可解,改作"气少";94 条:"太阳病,未解,脉阴阳俱停,必先振栗,汗出而解。"他改"停"为"弱"。《金匮·痉湿暍篇》:"病者身热足寒,颈项强急,恶寒,时头热,面赤目赤,独头动摇,卒口噤,背反张者,痉病也。若发其汗者,寒湿相得,其表益虚,即恶寒甚;若发汗已,其脉如蛇,暴腹胀大者,为欲解;脉如故,反伏弦者,痉。"他指出:"其脉如蛇"句,诸注家皆在"蛇"字上做文章。什么样的脉象"曲如蛇"呢?指下体会不到。其实应是指疾病的动态变化,以脉言证。一种情况是"暴腹胀大",即由太阳而阳明,此际往往可一下而愈;如脉反伏弦者,为痉病未解。从全段来看,不外说刚痉可用汗法,汗后有三种转归:一是误汗虚其虚,一是欲解,一是原病仍在,无何变化。如此等等,皆能发前人所未发。

老师笃行。认为理论和实践要紧密结合,要在临床实际中运用学到的

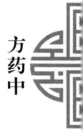
方药中

理论,熟练它,印证它,发展它。老师诊务繁忙,日诊百人,但审谛精思,俨若判狱,是非明辨,赏罚分明。他勤于实践,数十年如一日。

老师不论作文、教学,都主张要深入浅出,通俗易懂。我开始学医时,对表证发热、里证发热的机理,总理解不好。老师就以"有孔木桶"为例对我解释。他说:木桶上有许多孔,这个桶你放多少水进去,它都不会溢出来,因为你在加水,它却从桶旁的孔流出去了。如果这桶上的孔被阻塞了,那你放水到一定时候,它就会满而上溢。这个桶的外层,就是表,桶里就是里。人体所以能维持恒温,就因为肌表不断地在那里放散。这就好像尽管在向水桶里加水,但因为桶身有孔,水不断外流,所以永远也不会上溢一样。假使肌表的作用失去正常,就好象桶身的孔被堵塞了,再加水,它就上溢出来了。这就是表证发热的道理。如果还是这只木桶,桶身的孔也没有堵塞,而且不断地从那里流水,但水也溢出了,那就一定是因为加水太多、太快,桶孔流散不及。拿人体来说,这就是里热太盛,尽管肌表不断散热,大量出汗,但毕竟生大于散,所以还是要发热。明乎此,对发热有汗与发热无汗是鉴别里证和表证的主要指标,就不难理解了。通过老师的启发,我顿时恍然大悟。

我随师的四年,是半工半学的四年。我必须坚持邮局的工作,并主动申请去做长期夜班,以便白天能跟陈老学医。邮局夜班是晚六点上班,一般总要午夜一时邮件封发完毕以后才能下班。陈老师那里上午八点就开始应诊,因此我一早就得起床,才能赶上,陈老诊务很忙,每天门诊量总在七八十人,下午出诊一般均有四五次之多。陈老要求背诵,但我的空余时间很少,怎么办?便只好利用零碎时间,诸如饭前饭后,走路坐车,都想法用上。我用小纸片把要背的东西写上一小段带在身上,反复默念,走到哪里念到哪里,一天能背熟几个小段。这样,在陈老处侍诊半年,他一提方名我就能把全方开出来;一提穴名,我就能按穴针灸。老师高兴,有时夸我几句,说我"还有点基础"。其实,我哪有什么基础呀!还不是逼出来的吗?现在,我教学时不大喜欢拿书本讲课,有的同志说我记忆力强,其实,多亏当年老师严格要求,硬挤时间,勤以补拙而已。

老师给我的影响是巨大的、深远的。一九五二年组织上调我到北医学习期间,以后分配到中医研究院的工作期间,甚至直到于今,老师严格的治学精神一直鼓励着我、鞭策着我在教学、临床和科研诸方面不断追求上进。

行 成 于 思

多年的实践，使我体会到，搞任何学问都要自己动脑子，不能取巧。建立在千百年实践基础之上、具有独立的理论体系和临床体系的中医学，内容极其丰富，即以《内经》而论，值得深研的东西就非常之多。我开始学医的时候，对好些问题糊里糊涂，读不懂就翻注家，但注家之言也未必尽能满意，有的甚至比原文更费解，于是就只好自己苦思冥索，反复探寻其理义所在。多年以来，我逐渐养成了一个习惯，就是独立思考。注家有好的，可以择善而从，但不盲目跟着注家跑。如用注家之说来代替自己的思考，往往所得甚少。张三怎么说，李四怎么说，讲起来可以口若悬河，头头是道，这样做学问并不难，问题在于，那有多大用处？

如《素问·阴阳应象大论》里有一个"七损八益"的问题，历代注家，众说纷纭，莫衷一是。有谓七指女子，八指男子，七损则谓月经以时下，八益则谓交会而泄精（王冰）；有谓七为阳，阳主生，故阳不当损，八为阴，阴主杀，故阴不当益（张介宾）；有谓七损指阳消，八益指阴长（李念莪）；有谓阴阳能互为损益，如阳过胜，则阴得平，阴不足，则阳能生，七能损八，八能益七（恽铁樵）。又有人说，从男女发育过程说，女子五七到七七为三损，男子从五八到八八为四损，合而为七损；女子自一七到四七为四益，男子自一八到四八为四益，合而为八益（丹波元简）。还有的说，七指女子，八指男子，意思是女子月经为生理正常现象，不来潮便是病，故称损；男子精气溢泄是一种生殖能力，应充实，不充实便是病，故称益（秦伯未）。我认为这些解释皆不能令人满意，应该从本篇乃至整个《内经》的基本精神加以理解。本篇明明指出"能知七损八益，则二者可调，不知用此，则早衰之节也""知之者强，不知者老"，说明"七损八益"这一问题与养生有关。养生的基本原则是"法阴阳"，"七""八"当指阴阳而非指男女。八为偶数，为阴，阴精当益，这好理解。七为奇数，为阳，阳当损却不好理解。我认为，不能把这个"损"字理解为损害、损伤，而应作为"制"字来理解。制，就是限制、约束，意思就是不要使之过用。因此，"七损八益"的精神是：阳不要过用，阴就得以充盛。因为阴是物质基础，正常情况下，阳用（功能活动）要消耗一定物质，如过用，消耗就过多，愈过用而愈消耗，结果就会导致供不

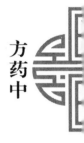

应求终而至于匮乏了。这样既阐明了阴阳二者之间的关系,也体现了《内经》关于养生的基本思想,对于临床也是有指导意义的。

再如《素问·六节藏象论》说"肝为罢极之本",历代对此也聚讼纷纷。一般皆谓肝主筋,筋司运动,罢同疲等等,有的甚至说罢同罴,即如熊罴之耐疲劳(高士宗),都是在文字上打圈圈。我认为,对"罢极之本"的理解,要和"心者生之本,神之变也""肺者气之本,魄之处也""肾者主蛰封藏之本,精之处也"一样,从脏器的主要生理功能方面去考虑。"肝者罢极之本,魂之居也。"什么是魂?《灵枢·本神》谓:"随神往来谓之魂。"也就是说,魂是在神的指挥下反应最快,亦步亦趋的。因此所谓"罢",即安静或抑制,"极"指兴奋和紧张,"罢极之本"就是说魂的作用,是在心的指挥下所表现的正常的兴奋和抑制作用。这就是临床上对于兴奋或抑制功能失调的疾病,中医多从肝治的缘故。

又如《素问·刺禁论》说:"鬲肓之上,中有父母;七节之旁,中有小心。"这里,父母是本源的意思,引申比喻为最重要者,于此争议不大。而"中有小心",历代注家说法有四:一说心包络(马莳),一说命门(吴崑、张介宾),一说膈腧穴(张隐庵),一说膻中(丹波元简)。我认为"小心"如指命门,不符合《内经》原意。因为《内经》时代所谓"命门"是指目而言,提出"命门"为右肾的是《难经》,而命门学说则形成于明代,此其一。同时,须知本篇讲的是"刺禁",即"藏有要害,不可不察"。因此,所列要害,皆当禁刺,而命门穴之旁是肾俞,命门穴、肾俞穴用针上皆不禁刺,且可深刺,此其二。此外,"七节"的数法,按照记数习惯,是从上到下数。脊椎共有二十一节,从上到下第七节则为后背,命门穴的部位则在十四节了,原文也没有逆行而数的意思,此其三。其余三种说法中,以张隐庵说为优,但他论据还有不足之处,且未很好解释心气如何出于膈腧之间。考《灵枢·背腧》:"膈腧在七焦之间……皆挟脊相去三寸所……灸之则可,刺之则不可。"这里明确指出,七节之旁即膈腧,也就是"小心"之所在,当禁刺。临床上,误针胸背部的穴位,便会成为"气胸",即是很好的证明。因此,我认为"中有父母"是指心肺部位,"中有小心"是指膈腧部位。从更大一点的意义上讲,"中有父母"可以泛指前胸,"中有小心"可以泛指后背。由于"小心"不拘于膈腧,那么张隐庵所说"心气之出于其间"的问题也可以迎刃而解了。当然,对于以上问题的理解是否正确,还可以讨论。我以之说明的是:无论读书临证,都要多思,善思,尤其要提倡独立思考。

他山之石 可以攻玉

西医学中医,中医也可以学西医。中西医各有所长,也各有所短,通过学习,相互取长补短,使自己所学能够借助他方的长处得到更好的整理和发挥,我认为这就是"他山之石,可以攻玉"。

从学医之日开始,我就下定决心,要为中医事业奋斗终生,但一九五二年我到北医学了五年西医之后,感到中医有必要学点西医。为什么?一方面,我认为中、西医现在是作为两种不同的医学客观地存在着。究竟西医的长处在哪里?不足之处又在哪里?单凭一点皮毛了解不行,应该系统地学一下,以期"知己知彼";另一方面,我认为祖国医学虽然是一个伟大宝库,但由于各种历史原因,长期以来,没有得到系统的整理,在许多问题上,见仁见智,众说纷纭,莫衷一是,令人有多歧之感,这对于继承发扬祖国医药学没有好处,而西医在方法学上,科学性和逻辑性上有其长,可以借用这些优点来整理中医。

五年的学习,最大收获是使我认识到了西医的长处和不足,也更清楚地看到了中医的长处和不足,而恰好中医之长,正是西医之短,西医之长,也正是中医之短。以"辨病论治"与"辨证论治"来说吧,中医有辨病论治,西医也有辨病论治,从表面上看,都是根据患者的病史、临床特点对疾病进行诊断和治疗,但从实质上看,却根本不同。西医的辨病论治是建立在近代自然科学发展的基础上的,是以病因学、病理学、解剖学为基础,以实验室检查等为依据的,因而其辨病较为深入、细致、具体,特异性比较强,相应地治疗的针对性也就比较强。中医的辨病论治是建立在经验的基础上的,几乎完全是以临床表现为依据,而不同的疾病却常常具有相同的临床表现,因此中医辨病就不免显得粗糙和笼统,因而临床上针对性也就比较差,中医的辨病实际上是单、验方的对症治疗。中西医比较,西医的辨病显然比中医的辨病要好。另一方面,中医讲"辨证论治",西医也有对症治疗,从表面看似乎也有相似之处,但实质上却根本不同。中医的辨证论治是建立在中医的整体恒动观的思想体系的基础之上的。辨证论治是综合、归纳、分析有关患者发病(包括临床表现在内)的各种因素和现象而做出的

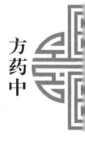

方药中

诊断和治疗。它强调因时、因地、因人而给予不同的治疗方法,具体情况具体对待,同一临床表现,人不同,地不同,时不同,治疗方法也就不同,把病和人密切结合成一个整体,因而中医的辨证比较全面、深入、细致、具体,特异性比较强,治疗的针对性也就比较强。而西医的对症治疗,则完全是以单个症状为对象,而相同的症状,常常又有不同的性质,因而西医的对症治疗,也就不可避免地显得简单和机械,这与中医的辨证论治毫无共同之处。

同时,西医的辨病虽然有其明显的优越性,但却也有一定的局限性,如在某些地方过多地强调病变局部,相对地忽视整体,常常把病和病人分割开来,在一定程度上存在机械唯物论的观点,再加上西医历史较短,自然科学到今天为止仍然是处于发展阶段,还有很多现象不能用今天的科学完全阐明,弄不清的问题还很多,因而在对某些疾病的认识上还不能深入,无法诊断的疾病还很多,因而在对疾病的某些防治措施上,相对来说还显得比较贫乏,束手无策的疾病还很多。我在学习期间,就看到不少同学,在理论学习过程中信心十足,因为教科书上有条有理,有板有眼,好像天下无不可识、不可治之病,然而一到临床实习,又产生了消极情绪:在病理分析上、诊断上,医生可以一套又一套,而在治疗上,真正能治好的病并不多,个别同学甚至自怨自艾,出现了"早知如此,何必学医"的想法。因此,西医的辨病论治,尽管理论上看有很大优越性,但从发展上看,还必须在现有基础上有所提高。

中医辨证论治比西医的对症治疗有其明显的优越性,整体观念比较强,对疾病的发生、发展、预防、治疗,比较重视人体内在的抗病能力,其理论很多地方都具有朴素的唯物辩证观点,再加上历史悠久,相应地防治经验也比较丰富,特别是中医的辨证论治着重在临床分析,这在当前某些西医不能做出诊断、因而无法治疗的疾病上,中医辨证论治的实际临床意义也就显得更加突出。但是中医的辨证论治也有许多不足之处。由于历史条件的限制,中医学对疾病只能依靠直观来分析判断,因而对某些疾病的认识就不可避免地有不十分确切的地方,再加上辨证论治的方法和步骤上没有统一的认识,有些地方,言人人殊,致使有的同志认为辨证论治真是"灵活无边",无法掌握,无从总结。因此,中医的辨证论治,尽管有很大的优越性,但从发展上看,也必须在原有的基础上提高一步。

由于我在学习西医之后,有了上述这些认识,所以在以后的学习和工作中,就常常想到如何以西医之长来补我之所短,以及如何以我之长来补西医之所不足。一九五五年,我写《医学三字经浅说》时,就尽量采用了西医的归类方法,分别地以病因、发病机理、症候分类、诊断要点、治疗、预防等方面来归类中医文献资料,从概念上来对比中西医的基本论点和原则认识。以后在中医研究院内科临床工作期间,不论是在病历书写设计上,或者在临床诊疗上,我都采用了西医的许多方法来结合中医固有的理论认识和临床经验,并根据中西医之长短,互相补充。在中医教学中,在编写讲义和讲课时,也用了不少西医方法学上的特点来整理、阐述、发挥中医的理论认识和临床经验,使我编写的讲义和教学内容,尽量做到系统化、通俗化。尽管其具体内容很少或者根本不谈西医的东西,但其中不少方法是借鉴于西医的。

总之,中西医学,各有所长,亦各有所短,因此需要互相取长补短,以利于相互结合,共同提高。就中医本身来说,还存在着一个自身的发展提高问题。发掘、整理、研究中医理论和治疗经验,需要汲取和运用现代科学,包括西医在内的多种知识和手段。但是,必须坚持扬长避短,而不是弃长取短或互相代替,否则,对中西医结合和中西医的发展都是不利的。"他山之石,可以攻玉"者,即取人之长,以克己之短。我认为,不论是对中医或是对西医来说,都是值得借鉴的一句名言。

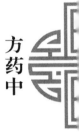

方药中

学然后知不足

刚刚开始学医的几年里,我觉得自己学的还不错。四十年代,就在当时的医学杂志上,就中医基础理论的某些问题与人辩论;解放以后,也写过好些文章。现在来看这些东西,虽然不是没有一点可取之处,但是不够成熟,其中好多问题实在还没有深入理解。近十年来,在中医学的领域里有了更多的涉猎,特别是承担研究生教学以后的近三四年中,才深深感到自己在许多方面还很贫乏,很多认识还很肤浅。这真是"学然后知不足"。

即以运气学说为例,一九五八年我就讲过,但体会不深。近年再深入地研究《素问》七篇大论,才认识到如果仅仅就五运六气的运算、推演讲运气学说,就把它看得太简单了。运气学说以整体恒动观为指导思想,以气化学说为理论基础,阐述了自然气候的变化规律与人体发病的关系。所以运气学说不是存废的问题,而是如何深入领会它的巨大内涵,加以运用、发展的问题。其中像天文、历法、气象、物候等方面的知识,我们还所知甚少,甚至根本不懂。

又如《素问·至真要大论》著名的病机十九条,历来研究者大都仅仅着眼于"诸风掉眩,皆属于肝"等十九个具体内容。在"诸"字、"皆"字上大做文章,就事论事,很少考虑它的精神实质。说到诸风掉眩皆属于肝,就介绍羚羊钩藤汤、镇肝熄风汤;说到诸胀腹大皆属于热,就讲诸承气汤。有的说这十九条中,讲火讲得最多,所以火是主要病机,六淫皆可化火,五志也化火,因而力倡寒凉。有的说这十九条中没有燥,应该补进一条;有的说要补的还多,于是在十九条的基础上由几十条加至百余条,然而意犹未尽。我以前在讲十九条时,就感到有问题。中医的病机学说,包括了病因学、病理生理学、发病学和症状学,岂是十九个具体内容所能概括?但《内经》把这十九条摆在篇中,是什么道理?虽有些看法,却一直未能深究。近年来,我在《内经》教学和临床实际中才体会到:十九条中,大有文章。问题在于研究者(包括我自己在内)丢掉了前后文关于病机的重要阐述,孤立地就十九条论十九条。古今都说十九条重要,重要在哪里?深入推敲,十九条不过是一些概略的举例,其精神实质是在于通过这些例子说明辨证论治的步骤和方法,阐述疾病发生的主要原因和人体在致病后所出现的以阴阳、气血、虚实为中心的病理生理变化,以及疾病的定位、定性、各司其属、必先五胜、治病求本……这样一整套辨证论治的内容。在这一新认识的启发下,前些年我才提出了统一辨证论治方法和步骤的"七步"主张(详见《辨证论治研究七讲》一书)。对于辨证论治,认识上很不统一。我希望以中医学基础理论为基础,对辨证论治的涵义加以明确和肯定,对其内容、步骤和方法做出明确而具体的要求,这样就可以逐步把辨证论治的认识统一在中医学基本理论体系的基础上,统一在理法方药中的一致性上,统一在言必有据、无征不信的严谨的科学态度上。从一九五八年开始研究这一问题,近二十年时间,才算是有所领悟,可见做学问之难。"学然后知不足。"我愿与立志继承发扬祖国医学遗产的同志们共勉之。

(本人口述,何绍奇、许家松记录)

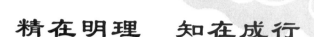

精在明理　知在成行

中医研究院广安门医院副院长

中医理论整理研究委员会副主任委员　　　赵金铎

作者简介

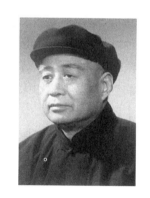

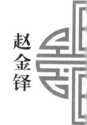

赵金铎（1916～1990），河北省深泽县人。十四岁习医，三年后悬壶故里，卢沟桥事变后参加地下党工作。从事中医事业五十余年，擅长内科风证及七情神志诸疾之治，近年又从事"肾炎"临床专题研究，颇有心得。

赵金铎

立志学医　读书求师

我祖父辈昆仲二人，皆习医业，长祖操中医外科，次祖专中医内科。皆因早逝，余未得其薪传。刚满四岁，慈父见背，孤儿寡母寄于次祖父之篱下。

读完七年小学，鉴于家境维艰，母亲不忍孤儿远离，故辍学在家，计划另谋为人之路。然而一个十四岁的少年能干什么呢？老母亲对我说："你能学个医生才好,既能治好我的病,又能成为一个百家可用的人。"思考再三,我觉得母亲的希望是有道理的,遂下定决心,立志学医。

从何学起呢?我去请教本家的一位祖父,他是中医内科医生。老人淡淡地对我说:"你先去熟读《内经》吧。"听了他的话,找了本《黄帝内经》闭门死读起来,风雪严寒,烈日酷暑,无一日辍止。怎奈自己文识浅陋,其中大部分章节,百思不解。为解难释疑,使我想到本族伯父、老中医赵洛款。其人正直,学术造诣亦深。一日冒昧前往请教,言学医之志,致殷勤之意,敬请指示门径。老人听后很诚恳地对我说:"《内经》本身不是强调善言天者必应于人,善言古者必验于今,善言气者必彰于物吗?《内经》教人,知医之道,要诵而能解,解而能别,别而能明,明而能彰。医之为术,易学难精,要由浅入深,循序渐进。依你的条件,开始自学《内经》是不实际的,应先读一些比较通俗、实际的著作。"他当即将案头上的《古今医鉴》送给我,让我用心熟读。我异常感激这位老人的热心指点和慷慨支持,并依其指点,改弦更张,先读完了《古今医鉴》,接着又学习了《陈修园七十二种》《万病回春》《寿世保元》《本草备要》《医方集解》《濒湖脉学》等书。方法一变,耳目全新,因这些书文字较为通俗,且内容多涉临证实际,故兴趣油然而生,学思也大大地长进了。后来又在业师的指导下,由浅入深地读了四部经典著作。

光阴荏苒,转眼十七岁了。此时,乡里原来的一代老中医,大多已经谢世,其中包括我的启蒙老师。个别生存者,亦是老病交加,行动不便,谢绝求诊了。家乡一带群众,患病求医,日感困难。当时,我读书、求师业已三年,渴望将书本上所学到的知识及老师口传的经验,到实践中一试。事有凑巧,邻人李某之妻罹患痛经之病,每值经期则腹痛难忍,辗转呼号,昼夜不止,隔垣可闻。我鼓足勇气,毛遂自荐,愿为诊治,病家十分欢迎。经详细诊察,辨为血虚有寒,经脉瘀滞,因拟当归活血汤加减与服。是夜,余心惴惴,唯恐药不对证,发生事故。翌日晨,又匆匆而起,前往病家询问,当得知药后病人一夜安睡、经痛未作时,成功之喜悦是不言而喻的。这便是我开始行医所治的第一例病人。自此以后,邻里、病家争相传告,都说咱村又有小先生了。登门求治者,日渐增多。

初出茅庐,理论知识菲浅,更乏实践经验,不可避免地要遇到很多困难,碰到很多钉子。纵然昼日认真临证,灯下翻书对照学习,修正治疗方案,还是有很多问题解决不了,相当一部分病例疗效不佳。这使我感到,许多问题单靠书本是无法解决的。

暇读韩愈"师说",深悟"师者,所以传道受业解惑"之重要作用。知道要想解除疑惑,除认真读书,勇于实践之外,非得多方寻师求师不可。于是下定决心,不耻下问,无论老农村妪,凡能执方治病者,我皆视之为师。若村中谁家从外面请来医生看病,我便前往侍诊,趁机求教。并主动地随访别人诊治的病人,观察总结疗效,从中吸取教益。另外,还通过登门拜访、通信联系等方法,就正于高明。总之,不放过任何学习的机会。勤学、勤问、勤记、勤实践,以勤补拙,日积月累,数年功夫,受到很大教益,临床疗效也有了很大的提高。这不禁使我想起法国生物学家、化学家巴斯德的一段话:立志、工作、成功是人类活动的三大要素。立志是事业的大门,工作是登堂入室的旅程,这旅程的尽头就有成功在等待着。

投身革命　献身人民

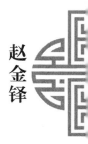

赵金铎

饱受封建家族欺凌的青少年时代,孕育了我心灵中的反抗精神。我反复求索摆脱窘迫境地的出路而不可得。

一九三六年,我终于和地下党取得了联系。

侯后,经组织指点,秘密地阅读了一些进步小说及宣传马列主义的刊物。特别是在读完《共产党宣言》这部伟大的著作以后,才使我真正认识到共产党的主张,是摆脱受欺凌困境的正确道路。

一九三七年,七七事变发生,在党组织的领导下,我参加了"抗日动员会"的工作。借行医治病,走村串户之便,宣传动员群众起来抗日救亡。

一九三八年,华北危机日渐严重,日寇长驱直入冀中平原。在我县城陷落前夕的一个晚上,我和另一位同志,在一盏明亮的油灯下宣誓,秘密地加入了中国共产党。

马克思说过:科学绝不是一种自私自利的享受。有幸能够致力于科学研究的人,首先应该拿自己的学识为人类服务。在党的培养教育下,我逐步认识到当初自己学医的动机是多么渺小、狭隘,而只有将技术贡献给革命事业,才能成为一个真正有用的人。自此以后,我的医学生涯也就和党的革命事业紧紧地联系在一起了。

一九三八年冬,深泽县城陷落,抗日游击战争如火如荼地开展起来。为了配合游击战争,我在自己小药铺的基础上,和另一位地下党员同志(西医)成立了救护医院,免费治疗我党干部及游击队伤病员。我不会抢救技术,就查看有关书籍,请教西医同志,很快就学会了一般的外科急救技术。

当时,由于日寇的封锁,物质生活极度困难,药品、器材几乎全部需要自力更生。没有纱布、脱脂棉,我就把被子拆掉,浆洗干净,用碱水煮过,漂净,放笼上蒸气消毒后使用。西药供应不上,就千方百计用土、单、验方进行治疗。例如,用柳树叶水煎浓缩代"依比膏",当时就解决了不少问题。

一九三九年,县城失守后的第一个春天,青黄不接,环境日渐残酷,日寇为了对付抗日力量,经常扫荡、抢劫。鬼子、汉奸、特务、密探无孔不入,东游西窜,所到之处,烧杀抢掠,无恶不作。救护医院已难以继续工作,就把所有的药品器械坚壁起来,转入地下。不久县游击大队成立,便把坚壁的所有药品、器械无偿地捐献给大队卫生队了。我自己仍继续利用职业的方便,从事地下党的工作。

一九四二年,日寇对冀中平原进行了残绝人寰的"五一"大扫荡,所到之处,实行烧光、杀光、抢光的三光政策。岗楼林立,沟路成网。我们在地下党领导下坚持了残酷环境里的斗争。为了完成组织交给的医疗和掩护伤病员的任务,开展地道战,我家也成了抗日保垒户。有时还受地下党的委派,亲临战斗前线,进行医疗抢救。无论严寒酷暑,白天黑夜,不管情况如何险恶,只是想将自己所学到的一点菲浅的知识贡献给革命,服务于人民。

革命战争的洗礼,也培养了我和人民群众的鱼水关系,树立了有求必应、讲求实效、用方简廉的医德。在此期间,为了适应艰苦环境中农村医疗之需要,我搜集、研制了用以治疗内、外、妇、儿各科常见病的简便方剂。例如,用以治疗外感热病汗后低热不退的三根汤:芦根、葛根、板蓝根,水煎服;治疗久疟但寒无热的乌白丸:乌豆四十九粒,白砒一钱,将豆煮烂,和白砒共捣如泥,和为百丸,发作前两小时服一丸;祖传治疗新生儿破伤风的脐风散:巴豆霜一钱,朱砂五分,胎发灰二分、脐带一具焙研,僵蚕粉一钱,共研极细,每以筷子蘸蜂蜜粘药少许,令病儿吮之;产后服用的简易生化汤:山楂、红糖、生姜,水煎服等。这些方剂皆在战争年代物质条件极度困难的情况下,发挥了重要作用。

精在明理　知在成行

回顾数十年学医、行医的历程，深感医之为术，学之易而精之难，行之易而知之难。欲"精"欲"知"，必须有一番据经以洞其理，验病以悟其义的扎实功夫。这里既需要谦虚好学的态度，尤需有极大的耐心和毅力，因为"耐心是一切聪明才智的基础（柏拉图）"。要从实际出发，学有专攻，熟读精思，不可朝秦暮楚，东一榔头西一棒槌，须知专则有进，杂则无成。

（一）读书宁涩勿滑　荀子说得好："锲而舍之，朽木不折；锲而不舍，金石可镂。"我常引以为座右铭，并将自己的学习方法规定为一粗、二细、三记。

所谓粗，就是无论学习哪一部医学著作，先要从头到尾地通读一遍，领会精神，窥其全豹。再找出重点，发现疑难，为细读打好基础。例如，《黄帝内经》是春秋战国至秦汉时代许多医家，通过医疗实践，"上穷天纪，下极地理，远取诸物，近取诸身"，集我国秦汉以前医学成就之大成的一部医学巨著。然而"其文简、其意博、其理奥、其趣深"，它涉及了当时的哲学、天文、气象、历法、地理、物候乃至军事、农业等方面的丰富知识。将古代哲学中的阴阳五行学说作为说理工具，将人与自然视为统一的整体，用以阐明人体的生理、病理、诊断、治疗、预防等方面的道理。不通读原著，就无法窥其全豹，理解全书的主要精神，也就更难发现和辨别其精华和糟粕之所在。

但只作全面、一般性了解，是远远不够的，还必须下功夫精钻细研，找出其中规律性的东西，这就是细。我细读《内经》，采用了先纵后横的方法。所谓纵，就是以某一部《内经》原著为蓝本，逐字、逐句、逐篇地进行学习；所谓横，就是将其他医家对《内经》的论注，对照互参，分门别类地贯穿错综。在这方面，我十分膺服张景岳的《类经》。是书以"灵枢启素问之微，素问发灵枢之秘"，按照事理将《内经》的内容，分成十二大类，辨疑发隐、补缺正讹，而使条理分，纲目举，晦者明，隐者见，原始要终，因常知变，靡不殚精极微，秋毫无漏。因此，我不仅将《类经》作为学习《内经》的主要参考书，而且也将张景岳的治学精神与方法，作为自己的龟镜。

在细读的过程中，不可避免地要遇到很多难题将人涩住，是顺口溜过，还是抓住不放？这是治学上的一个大问题。尝读《素问·至真要大论》，

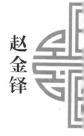

赵金铎

117

其中有"诸寒之而热者取之阴,热之而寒者取之阳"之论述,起初每囿于王太仆"壮水之主以制阳光、益火之源以消阴翳"的注释,顺口读过,未求甚解,自以为王注合情合理。后来偶于临证实践中治疗两例病人,使我对王冰注释的全面性发生了怀疑。在两例病人中,其一例属于"阴盛格阳,至虚有盛候"〔详见(三)行成于思,毁于随〕。另一例"阳盛格阴,大实有羸状"。患者乃一壮年男子,病热旬日不愈,渐至神志昏昧,口不能言,身不能动,目不欲睁,四肢厥冷,时发惊悸,周围稍有声响,则惊悸汗出,阖家惊慌,迎治不迭。观前医处方,皆从虚治,养心阴,益心阳,安神定志诸法,用之殆遍。余诊之,见患者昏昏如恹,问之不答,然六脉皆沉伏有神,且舌红少津,根有黄褐厚苔;以手切腹,觉脐下有痞块灼手;用力切按,则患者皱眉作禁。据证思索,知属阳极似阴,大实有羸状。其所以惊悸汗出者,乃因胃家燥热结实,内热熏迫,上扰神明,累及心阳所致。病本在于阳盛,故用大剂调胃承气为主,泻阳邪之有余,少佐附子护心阳之不足,因得泻下燥矢数枚,惊悸止,神气清,调理旬日而安。

观临床之实验,我初步认为《内经》所谓"取之阴""取之阳"已总括阴阳、虚实于其中了。"诸寒之而热者取之阴",是病在阴,阴之为病,当有真阴虚、阴邪盛两端。阴虚而热者,固当壮水之主以制阳光,这正如张景岳所云:"诸寒之而热者,谓以苦寒治热而热反增,非火之有余,乃真阴之不足也……只补阴以配其阳,则阴气复而热自退矣。"阴邪盛者,寒有余也,阴盛于阳,寒之而热,理应消阴纳阳,而非壮水之主所宜,故高士宗说:"诸寒之而热者,以寒为本,故取之阴,当以热药治之""热之而寒者取之阳",病在阳,亦当有阳盛、阳衰之别。阳衰者,"非寒之有余,乃真阳不足也……但补水中之火,则阳气复而寒自消也"(张景岳)。故治当益火之源。若夫阳盛于阴而"王气"为寒者,则绝非益火之所宜,而治当遵高士宗所云"诸热之而寒者,以热为本,当以寒药治之"之旨。

如此例子甚多,不胜枚举。这不仅说明了"纸上得来终觉浅,绝知此事要躬行"的道理,同时也说明读书学习,宁涩勿滑,扎实入细之益。正如鲁迅先生所说:"即是慢,驰而不息,纵令落后,纵令失败,但一定可以达到他所向的目标。"

在细读的基础上,进一步要记。记包括两个方面,一是背诵警句及领会记忆其主要精神,二是写读书笔记。作笔记不单是照抄所涉猎的精辟论述,更重要的却在于将所读所学的东西经过一番犹如"饮入于胃,游溢精气"一样的气化吸收过程,通过综合、归纳、分析,变成自己的东西,并用自己的话写出要点及体会。还有不应忽视的一点,是记录读不懂、搞不通或有质疑的问题,以便进一步查考钻研,请教研讨于师友。

方法固然重要,但读书学习的根本仍在一个"读"字。"书读百遍,其义自见"。粗见全貌,细抓规律,记在消化吸收,无穷反复,持之以恒,贯穿错综,磅礴会通,粗而不模糊,细而不支离,记而不死板,使知识成为有源的活水。在这方面,我做得很差,上述意见,也多是由教训中引出的体会,简述以供参考而已。

(二)学贵不泥,用贵变通　在漫长的读书自学、寻师求教及广泛的医疗实践活动中,使我十分信仰"学贵不泥,用贵变通"的道理。养成了根据不同情况,变通化裁处理问题的习惯。广泛地阅读中医经典及后世医家的著作,背诵其中的警句,固然必不可少。但更重要的一环是师古不泥,咀嚼消化,在理解的基础上提要勾玄,由博返约,融会贯通。因为以实践医学为主要特征的祖国医药学,是产生、发展于漫长的封建社会个体经济基础之上的。历代医家,也各在一定的范围和条件下,继承学习前人的遗产和积累了自己的实践经验。所以,从整体上来说,这些都是伟大宝库的重要组成部分,皆从不同的角度,丰富了祖国医学的理论和实践,从个体上来看,每个人的经验和认识不可避免地具有其历史的局限性和认识上的片面性。因此,在学习过程中,就必须有一个取长补短,去粗取精,去伪存真,融会贯通的工夫。这样,才能使自己的学术修养,进入更高的境界。

回顾对中风一病的学习及实践体会,足以说明这方面的问题。中风,在中医内科学中是一个重要的课题。因此,历代医家都十分重视,医学文献中有关记载也十分丰富。纵观《内经》至《衷中参西录》二千多年间的文献资料,我发现唐宋以往,皆以"内虚邪中"立论,虽然病机中也提出了"内虚",但将风邪入中放在了重要地位。所以,为了祛散风邪,用药多偏辛散燥烈。金元以降,始有主火、主气、主痰、主虚之论,以及"真中""类中"之分。其中,张景岳矫枉前衍而倡中风"非风";叶天士睿目探源而倡"肝阳化风";王清任注重实践而倡"经络瘀滞";三张(张伯龙、张山雷、张锡纯)参西学而倡"气血冲脑"。前贤立论,绚丽多彩,补苴罅漏,张皇幽眇,使祖国医学对中风一病的理论和实践,渐臻完善,蔚然可观。

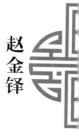

赵
金
铎

根据本人的认识和实践所及,我认为张景岳、叶天士的见解是精辟而符合中风临证实际的。

中风之成,本在真元受戕,精血亏耗,积损颓败,木少滋荣。然而由于脏腑功能失调,阴阳偏倾,气血逆乱,又必然导致出入升降之机被抑,气化功能失常,从而产生气滞、血瘀、生痰、蕴湿、化火诸种变化,形成中风病机中标实的一面。本虚标实的发病机理,决定了中风之治,亟当审明标本缓急,虚实闭脱。除非纯虚无邪、真元欲脱之证,不宜过早滋腻呆补,若逆而用之,必致痰火湿浊、菀陈败血胶固不化,不仅贻误病机,甚则招致神志昏蒙不甦,肢体沮废难复的不良后果。

《素问·至真要大论》说:"诸风掉眩,皆属于肝。"肝为风木之脏,体阴而用阳,故用药大忌辛燥升散,滞腻呆补。因此,我于临床上治疗本病,总以柔肝熄风、清肝利胆、解郁化痰、凉血泻热、益气活血等法则为主,并在借鉴前人立方用药的基础上,选择补肝肾、益精血、清营凉血而无辛散燥涩之虞的药物,自拟柔肝熄风汤(枸杞子、菊花、夏枯草、桑寄生、白蒺藜、制首乌、当归、白芍、怀牛膝、元参、钩藤、地龙、珍珠母)、活血通脉汤(当归、赤芍、丹皮、丹参、桃仁、红花、柴胡、桔梗、枳壳、鸡血藤、台乌药)以及凉血清脑汤(生地、丹皮、白芍、羚羊角、钩藤、菊花、蝉衣、僵蚕、桑叶、枳实、菖蒲、竹沥膏)等方剂,临证使用,颇感应手。

再如痹证,历代医家大都按风痹、寒痹、湿痹、热痹或风寒湿痹、风湿热痹进行辨治,这主要是根据《内经》"风寒湿三气杂至合而为痹也,其风气胜者为行痹,寒气胜者为痛痹,湿气胜者为著痹也"和"阳气多,阴气少,病气胜,阳遭阴,故为痹热"的理论而形成的类分方法。此种类分法突出了邪气致病的特点,具有一定的长处。

《灵枢·百病始生篇》说:"风雨寒热,不得虚,邪不能独伤人……此必因虚邪之风,与其身形,两虚相得,乃客其形。"故风寒湿热只能是形成痹证的外在条件,而正虚才是构成痹证的主要根据。严用和说得好:"皆因体虚,腠理空疏,受风寒湿气而成痹也。"

由于患者资禀有厚薄,形体有刚柔,正气有强弱,邪气有盛衰,病程有长短,病变有浅深,故痹证的临床表现除具有风寒湿热各自偏胜的特点外,在初起阶段多以邪实为主,病延日久,风热则伤阴耗血,寒湿则戕阳损气,临床大都表现为虚实夹杂之证。所以我在辨治痹证时,很注重邪正虚实的关系,并把痹证的病机特点总结为"由实转虚、虚实夹杂"八个字。

对于初起阶段的实证,针对风寒湿热各自偏胜的特点,采用祛除邪气之法。如风气偏胜用大秦艽汤变通,寒气偏胜用桂枝芍药知母汤加减,湿气偏胜用四妙散加味,热气偏胜用丹溪上中下通用痛风方化裁。对于病延日久的虚实夹杂证,采用祛邪扶正并行,寓祛邪于扶正之中,这样扶正不恋邪,祛邪不伤正,可以双方兼顾。若阴血虚者用归芍地黄汤,阳气虚者用黄芪桂枝五物汤,气血虚者用薯蓣丸,肝肾虚者用独活寄生汤。并在扶正方的基础上选加散而勿过、温而勿燥、利而无伤、寒而勿凝之祛邪药物。散风选防风、荆芥、秦艽、桑枝类;温寒选桂枝、巴戟天、仙灵脾属;利湿则选木瓜、薏仁、泽泻辈;清热则选黄柏、知母、银花藤等;挟痰者加服指迷茯苓丸或二陈丸;挟瘀者则合以桃红四物汤或加丝瓜络。

此外,根据痹证的发病特点及《灵枢·本藏篇》"寒温和则六腑化谷,风痹不作,经脉通利,肢节得安"之说,除了正确的治疗外,还主张顺应四时阴阳消长,春夏养阳,秋冬养阴,节饮食,和寒温,保养正气,做到防患于未然,既病防变,愈不复发。

数十年的临床蹀躞,使我深深体会到,理论上不学前人,临床上无方无药,则勾绳皆废,流散无穷;相反,若囿于经典,生吞活剥,势必思想僵化,困死于"必然王国"。

(三)行成于思,毁于随 祖国医学的基本理论,包括阴阳、五行、藏象、经络、营卫、气血、精气神、气化功能、五运六气、子午流注、四气五味、升降浮沉、归经等完整、系统的理论体系,是建立在整体、宏观功能活动及生命运动形式基础上的,它是运动的、变化的,所以在目前科学水平上难以用形态学的方法证明它的科学性。且在其发展过程中,百花齐放,流派竞立,各有千秋,往往使后学者产生望洋兴叹之感。

仅以诊脉而言,诊脉是中医特有的诊断方法,是临床辨证论治及判断疾病发展转归的重要依据。《黄帝内经》论三部九候之诊;《难经》论辨三部九候于寸口;《伤寒论》倡人迎、寸口、趺阳三部合参;王叔和撰《脉经》以分体类象;《濒湖脉学》又列别诸脉之体、象、相类、主病;《医学心悟》以胃神根立论,不愧为精通脉理者……其他名家,各有阐发,难尽列举。加之四肢阴阳之变动,昼夜寒暑之往来,脉气也随之上下,年龄长幼,性别男女,脉象也因之而异,复杂错综,变化难极。且书本上有关脉象的文字记载,大多

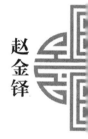

赵
金
铎

形容抽象,令人难得肯綮。纵然读书千遍,心中了了,指下也在所难明。

业欲精,必明理;欲明理,必多思。用现代的话说,就是要想精通某一门学问,必须掌握其固有的客观规律性。中医是如此,中医的脉诊也是如此,学习诊脉,必须着意于脉理。诊脉之道虽繁,然有其一定的规律性。积数十年临证诊脉体会,我初步认为,诊脉应以胃、神、根为纲;体(脉体形象)、势(脉气往来出入之势)、数(搏动至数)为目;举、按、寻为法。更参五脏六腑在气口所属的部位,运用五行生克规律对各部显示的脉象,结合性别男女、身体素质、年龄老幼、病证、病时等具体因素,四诊合参,进行有机地联系和归纳分析,疾病的性质及各个脏腑在病机中的地位及其相互关系,自可了如指掌了。

罗天益说:医之病,病在不思。盖医之为业,生命攸关,临证辨治,务须胆大心细,行方志圆,不走偏、不猎奇、不掩瑕、不藏拙,谨守病机,入微思索。因为人体形同天地,经络府俞,阴阳会通,玄冥幽微,变化难极。且地有高下,气有温凉,年分老幼,性别男女,体质有强弱之别,形志有苦乐之分,外感有六淫之异,内伤有七情之殊,故临床病情之变,数不胜数,慎思熟虑尚嫌不济,岂容草草行事哉!

这方面,我在行医过程中,教训很多。记得在一九三四年夏,是我开始行医的第二年,本村六旬老叟赵某患痢疾,日下数十行,余但据其年老体衰,气怯肢倦,未加思索,即以虚治,用四君子加秫米与之,服后半日,痢未减轻,顿增脘腹膜胀,剧烈呕吐,体温升高,神情时昧。余惶惶然,回家查书思考,方知犯了"实实"之戒,急改投黄芩汤加半夏、竹茹,数日痊愈。

一九五一年冬,我已调县医院工作三年。此时,我从事医务工作也有十八年的历史了。尽管如此,偶因一时疏忽大意,几乎酿成憾事,此事至今记忆犹新,历历在目。

本县南关木材厂李某人,患脑后发疮数月不愈,颈后溃烂如小碗口,疮面紫晦不鲜,僵卧床上,痛苦难堪。

某日,日伏时分,卒发神志昏昧,扬手掷足,躁扰不宁,面赤如妆,汗出如油,急急延我救治。病情确实危笃,于匆忙之中,凭其脉躁疾、舌黑如墨,未加思索即臆断为疮毒攻心,热陷营血,率书犀角地黄汤合护心散与之。诊毕返寓二时许,病家遣人告急,言药后病情更现危重,神昏躁扰,大汗淋漓,四肢厥逆,牙关紧闭……我闻之愕然,窃思辨治未忒,何以致此? 速往观之,病果如述。再详诊其脉,虽躁疾而无根;撬口扪舌,滑如鱼体,脉证合参,反复思索,恍然大悟,愧当初之草草,疚辨治之有误,证非疮毒攻心、热陷营血,乃病延时日,脓血淋漓,真阴耗竭,更因屡用寒凉,阳气式微,虚阳上厥之危候。病属至虚,而在外却表现出烦躁面赤、昏乱闷绝、扬手掷足、脉象躁疾、舌黑如墨的假实之象。再按诊太溪,其脉不绝,因知生机之犹存。遂翻然更张,取前人生脉散、参附汤两方合而用之,以参附汤救垂危之阳,用生脉散敛将尽之阴,更加有情之童便,滋阴和阳,从阳达阴。并依病情需要,采用连煎频服,从暮到夜令三剂尽,始得真阴渐复而守于内,真阳续回而安其宅。迨至子夜阳回之际,始见患者汗止,静卧,四肢渐温,脉变徐缓,安然入睡。嗣后调理月余而起。

此例病人之治,首先失之于乏术,再则失之于欠思。由此可见,临证之际,识病遣药,必须多思,且思路要宽,多做反面假设以自询,察脉证之表现,明病情之缓急,观邪正之进退,定用药之参差,求准而不拘泥,求活务避散漫,做到原则性和灵活性的有机结合。韩愈云:"行成于思,毁于随。"可谓知其要者,一言而终矣。

⤳ 结　语 ⤳

庄子云:"吾生也有涯,而知也无涯。"学习无止境,实践无尽头,必须活到老,学到老,实践到老,通过实践总结正、反两方面的经验,使自己的学术水平不断提高。

时代不同了,人与人之间的关系变了,师生关系变了,学习条件变了。中医学院成立,编写统一教材,有些单位还招了中医研究生等。老师为人民传授技术,学生为人民学习技术,教者愿教,学者愿学。这与我在旧社会学医的情况怎能同日而语呢?

抚今追昔,感慨万端,爰不厌其烦,提出以下三点,供后学者参考:

(一)勤　功夫不负有心人,知识来源于勤奋,要勤就得不怕吃苦,就得有谦逊的态度。古罗马作家大加图说:"学问是苦根上长出来的甜果。"中国也有句古语:"书山有路勤为径,学海无涯苦作舟。"这些有益的格言,寓义何等深刻!马克思以其伟大的革命实践告诉人们:"在科学上没有平坦的大道,只有不畏劳苦沿着陡峭山路攀登的人,才有希望达到光辉的顶

赵金铎

点。""庖丁解牛,目牛无全"的故事也充分说明了"业精于勤,荒于嬉"的至理。

(二)巧 勤奋吃苦不是目的,而是手段。所以,学习不仅要勤,而且要巧。"将升岱岳,非径奚为;欲诣扶桑,无舟莫适。"巧就是要有达到目的之正确道路和方法。这里,据我的体会,最重要的一点是,教者要因材施教,学者要因材而学,一切从实际出发,由浅入深,循序渐进,宁专毋滥,打好坚实的基本功。哲学家洛克说:"学到很多东西的诀窍,就是一下子不要学很多的东西。"

(三)思 孔子说:"学而不思则罔,思而不学则殆。"读书要思考,临证也要思考。因为祖国医学是以宏观的整体为对象,形象思维和演绎推理方法为指导而建立起来的完整的理论体系。所以要想把握祖国医学的精髓,就非有一番贯穿错综、磅礴会通、端本寻支、溯流讨源的取类比象、逻辑推理的思维过程不可。医者,意也。不是没有道理的。

党的中医政策,为中医事业的发展开辟了广阔的前景,中医现代化的目标又赋予我们光荣而艰巨的任务。很多中医老前辈"老骥伏枥,志在千里",争为"四化"做贡献。因此,我也决心将有生之年,贡献给党的中医事业,发扬人梯精神,为解决中医后继乏人的状态而努力工作。同时也希望后学者奋发努力,青出于蓝而胜于蓝。

(本人口述,李炳人、朱建贵整理)

往事重提　温故知新

中医研究院西苑医院儿科研究室主任　　　王伯岳

作者简介

王伯岳（1912～1987），四川成都人。三世中医，以儿科见称。自一九五五年调中医研究院工作，兼任卫生部药典委员会委员，中华医学会儿科学会委员、编委，《中华医学杂志》编委，中华全国中医学会中医理论整理研究委员会常委，北京中医学会副理事长，儿科学会主任委员等职。著有《中医儿科临床浅解》一书及若干学术论文。

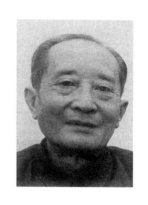

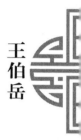

王伯岳

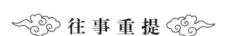

往事重提

在旧中国，学中医总不外乎自学、师授、家传三个途径。辛亥革命以后，成都虽有了官立学校，由于条件不允许，我仍然不得其门而入。

我的启蒙教师中江刘洙源，是我父亲的好友。他在四川高等学堂（四川大学的前身）教经学。同时在家里设一个私塾，带着我们童子六七人，读书学习。

洙源先生善于因材施教。他的教学方法与当时一般私塾截然不同，重在启发、诱导,不主张死读书。从先秦至唐宋,由洙师给我们选讲了不下百篇传世的文章。同时,以圈点《资治通鉴》及"四史"为自学常课。我后来学中医,读中医古典著作,能闯过"文字关",实源于洙源师的教益。

我家原籍是四川中江县,是盛产药材的地方。祖父种过白芍,后来逃荒到成都,寄人篱下做雇佣。父亲先去丰都县福源长药店当学徒,继而跟一位姓陈的老师学中医。回到成都以后,定居下来,一直以中医中药为业。

我读了十年书以后,已经是十六岁的青年了。父亲希望我做一个中医,我本人也有这个志愿。但是,父亲认为医生的儿子不能单凭上辈的声望去行医。他还主张,学医应先学药。这不光对立方遣药上有好处,就是学医不成,卖药也可以糊口。我就是根据父亲这个思想先学药的。

位于成都东城的两益合中药店,是历史悠久的老药店。它经营的咀片、参、茸、胶、桂、膏、丹、丸、散,都很讲究,富有信誉。负责人刘社庭老先生,是一位精于业务的老药师。我父亲就送我到这个药店里当学徒。

第一年,只是做些药材的搬运、加工的粗活。后来,逐渐学习丸、散、膏、丹的配制,并到柜台上进行配方。在配方的时候,接触到不少名医的处方,对我很有启发。

刘老师还经常叫我跟他到药栈采购药材。他对于识别各种药材的真伪、优劣以及药物的标准、规格,具有丰富的经验。经他的指点教诲,使我懂得一些有关生药的知识。

在四年的学徒生涯中,总是白天劳动,夜间读书。除温习一些旧课外,店里也有些书。如《本草纲目》《汤头歌括》《药性赋》等是必备的,也是称药配方人员必学的。过去不少的老药师也知医,一方面是接触得多,一方面是好学。有的时候,医生也来店里配方配药,在闲谈中,有问必答,这也是学。自己家里的人及亲戚朋友有病,主动给开个药方,这也是实践。回想起来,引我入门,使我约略懂得一些浅显的中医知识,实起源于在药店当学徒。

从"两益合"学徒满师后,我的父亲已是成都妇孺咸知的儿科医生了。我想做一个子承父业的家传医生。

但是,父亲不这样做。他有一点自知之明,觉得自己虽积累了一些实践经验,但对系统的理论知识还不够。所以,他本着"易子而教"的原则,要为我择师。

廖蒉阶先生,是我父亲素来钦佩的一位老朋友,是一位精通中医理论和富有临床经验的老中医,并长于教学,是我受益最多,终生难忘的好老师。

廖老每天给我讲课,首先讲《伤寒论》。他认为仲景学说上承《灵》《素》,下启各代。《伤寒》一书,理法方药具备,后世称为方书之祖。从《伤寒》入手,进一步勤求古训,然后旁及各家,确有事半功倍之效。我就是遵循他所指引的这个方法和途径,循序渐入,开始学习的。

廖老擅长温病学。他对吴又可、叶天士、薛生白、陈平伯、余师愚、吴鞠通、王孟英、雷少逸各家学说,深入研究,取各家之长而有所发挥,撰成《时病纲要》一书,分为上下集共十卷。上集以运气学说为纲,分四时六淫病各一类;下集为时行传染病类,分为时行泄痢、瘟疫、痉病、鼓胀等十二类。廖老本此书精义,传授生徒,嘉惠后进。

从开始学医,父亲、老师都要求我写笔记,写日记。一方面便于老师督促检查,一方面便于自己复习。也就是"日知其所无,月无忘其所能"。同时,也积累了学习资料。勤于动笔,又能加深理解,加强记忆。至于写日记,对自己的恒心毅力是一个很好的考验。十年浩劫中,我的学习笔记和长年的日记,都付之一炬。但从中所得到的教益则是尚未全忘的。

当时读的书大多数是木刻本,没有标点符号,还有不少错落。读的时候要圈点断句,要借善本来校订改错。有些不好买的书,只能借来抄。当时都是用毛笔,抄书都是用楷书。所以,从小必须练习写字。父亲在这方面要求最严格,一定要一笔不苟。他不是要求我做一个书法家,而是要我做个有责任感的中医。他认为医生开处方,如果字迹潦草,万一配方的人看不清楚,或者是写错了,那就关系到病人的安全。所以,他要求写处方时,药味、剂量,都要规规矩矩。还有处方上病人的姓名、性别、年龄以及证因脉治,都要写得清清楚楚。我后来随父习诊时,抄的处方,他都要亲自过目,有一点不合格,就命我重新抄过。"驽马十驾,功在不舍。"经过长期的锻炼,而且要永远坚持下去,这种要求是必要的。

跟随廖老师学习一段时间以后,由于父亲的业务较忙,因而我的学习方法有所改变。上午随父门诊,给他抄方;下午廖老师给我讲课。我体会给老一辈抄方,是最好的学习。

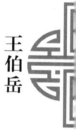

王伯岳

127

在过去，中医当中，有的人处方治病，疗效很好，但说不出道理；有的人长于理论，但实践经验不足，这是客观事实。我父亲自认为他属于前者，因此特别注意理论上的充实，同时注意在实践中加强对理论的理解。当时我家生活并不富裕，但他绝不吝惜花钱买书。凡是他以前未读过的书，必先披阅，并加朱墨。至今我还保留着他"手泽存焉"的几部书籍，这对我的教育是十分深刻的。

业患不能精　行患不能成

我从学药、学医、给父亲助诊，一直到后来独立应诊，中间经过三个阶段：第一阶段是自是则不彰；第二阶段是从失败中吸取教训；第三阶段是活到老学到老。

学习初期，曾产生过"差不多"的思想，以致"好读书不求甚解"。在独立应诊的初期，又如"初生之犊"，自认为什么病都敢治，都能治，正如荀子所说："不登高山，不知天之高也，不临深溪，不知地之厚也。"确有点不知天高地厚。

经过一段时间，遇到不少困难，一些常见病，照书本上学过的处理，但疗效不像书本上说的或我所想象的那样满意，有的还适得其反；还有些没有学过的，或一些不常见的疾病，那就更感棘手了。在这种情况下，真是"别是一番滋味在心头"，思想上很矛盾：这样混下去？于心实在不安；放下不干，另谋出路，更不敢冒这样的大不韪。于是自惭复自悲，一时连有把握的常见病也感到没有把握了。白天诊治过的，效果如何？总是悬想不已。到了晚上，经常是辗转反侧，夜不成寐。"学然后知不足"，这就是第二阶段最痛苦的经历。

在独立应诊以后，仍然从廖老学习，不定期地带着问题去向他请教，求他解惑。当时一些知名的医生如卓雨农、唐伯渊、张澄庵、廖宾甫、陆仲鹤、曾念适等，我也经常过从。有时还在一起会诊，向他们学习，向他们请教，收到了"博采众方"之效，丰富了诊疗知识。

廖老主张，除儿科专著而外，应多看历代各家学说，开拓视野，以增强识见，提高医疗水平。他说，历代各家大都兼长各科，尤其都重视儿科，散在各书中有关小儿的论述应收集。就是内科方面的诸多治法，以及很多学术见解,都可以用之于儿科。

经过起伏转折,才懂得了秦越人"人之所病病疾多,医之所病病道少"这句话的真实意义,从而理解到要治人之病,先要治己之病,治"道少"之病。在这个认识的基础上,坚定了我终生学习中医、研究中医的信心和决心,并于一九三二年取得中医师资格,开业行医,独立应诊。

当我开始独立应诊的时候,父亲给我"约法三章":不定诊费,不计报酬;不定时间,随到随看;不说人短,不道己长。

当时的诊费,有高有低。穷人不但付不起高的诊费,就是低的也有困难。譬如只定十个钱(当时还用铜钱),父亲说,不够十个钱的怎么办?俗话说"一钱迫死英雄汉"。要凑足十个钱,谈何容易。所以,他坚决主张不定诊费,不计报酬。

过去在城市行医的中医,有的规定应诊时间,有的不规定。来我家诊病的多数是小儿。一个孩子生病,全家都着急,兼之小儿一般发病急、变化快,特别是高烧、惊厥这类病,必须尽快地诊治处理。所以不规定时间,应当随到随看。我父亲行医时一贯如此,也要我萧规曹随。

我一开始独立应诊,父亲就将我的寝室移至接近大门的旁室里。只要有病人叫门,或听见患儿的啼哭声,马上起来开门。小儿生病,总要牵连大人。病家大多数是小商小贩、手工业者和小职员,一天不干活,一家人就要断炊。不定时间,随到随看,病家方便,于己也才心安。

另外还有一个原因,当时成都只有很少几个教会医院,一般人根本进不去。至于劳苦大众,就只能望"洋"兴叹了。一般急证以及外伤、骨折等都靠中医处理,而且处理得很好。认为中医只能治慢性病,或者说中医只能治内科病,显然是误解。

有的病不是一个处方或一剂药就能治好的。换个医生看看,希望快些好,这是病家常情。而有的医生则往往认为是前医治坏了才去找他,于是对前医的处方评头品足,揭人之短,炫己之长。这种"同行相忌"和"文人相轻"的陋习,父亲坚决反对,不容许我沾染。

这对我教育很深,我能学有寸进,实源于此。

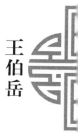

王
伯
岳

关于继承和发扬

古人说:"行年五十方知四十九年之非。"我在治学方面,对于"勤"与"思"的重要性真正有所认识,确是从中年才开始的。

张仲景是我国有巨大成就和深远影响的一位医学家。当我开始学仲景学说的时候,老师教训我,不仅要学仲景的著述,而且要学仲景治学的方法。仲景治学的方法,在"勤求古训,博采众方"八个字,这也可以说是善于继承;而其《伤寒杂病论》,则体现了他在前人基础上的发扬。张仲景之所以受到后世景仰,就是因为他善于继承发扬,把中国医学推向了一个划时代的新高峰。凡是"不留神医药,精究方术""崇饰其末,忽弃其本""驰竞浮华,不固根本"等都是仲景所反对的。因而他在"古训"方面进行"勤求",同时还对"众方"进行"博采"。这对于如何搞好继承,是最好的典范。而其《伤寒杂病论》,既是在"撰用《素问》《八十一难》《阴阳大论》《胎胪药录》等基础上而成的,但又不是引经据典、铺设陈辞,而是独创新格,精奥简详,这又是仲景在发扬方面所显示出来的最好典范。在中国古典医籍中,继《内经》《八十一难》《神农本草》而后,当以仲景的著述《伤寒论》《金匮要略》为最。其特点就在于在继承前人的基础上,联系实际,融会贯通,加以发扬而有所创新。

当然事物总是发展的,永远不会停止在一个水平上。对于祖国医学遗产也需要在继承的基础上加以发扬。

新文化总是在旧文化的基础上建立起来的,继承旧的是为了建立新的。从时间这个概念来说,新和旧与今和古,基本上是一致的。今天的旧,在古代是新;而古代的新,在今天看来是旧。再隔一段时间,后代也会把我们今天认为是新的当成旧的。"后之视今,亦犹今之视昔。"

比如说:《伤寒论》所载的一百一十三方和《金匮要略》所载的二百六十二方,其中究竟多少是汉以前的古方,多少是仲景当代或仲景首创的方,根本无从稽考。仲景在"博采众方"时,可能不分古今,例如崔氏八味丸,显然不是他自制的。其他近四百个处方中,肯定也不都是仲景自拟的。在今天来说,这已都是古方,因为尊仲景著作为经典著作,则又称为经方。其实,在仲景当时都是时方。推而广之,在今天仍然用之有效,具有现实意义的方,何尝不可名之曰时方?

仲景继承《灵》《素》而有所创新,使其为他当时所用,是古为今用;今天我们用仲景之成就,同样是古为今用。这既是继承,也是发扬。

厚古薄今,肯定是错误的;而把过去的一切都说成"今是而昨非",恐怕也不正确。中华民族和中国是一个历史悠久、文化(包括医学)发达的伟大民族和伟大的国家,怎能一无是处?关键在于我们是不是善于继承、善于发扬。

今天的中国医学,就是在不断地继承中发展起来的。温病学说的兴起,就是继仲景伤寒学说之后的一个飞跃发展。

伤寒自来有广义狭义之分。从广义而论,一般外感病,如发热、恶寒、头痛、身痛、无汗或有汗等证,在古代文献中通称为伤寒。《难经·五十一难》说:"伤寒有五,有中风,有伤寒,有温病,有热病,有湿温。"《素问·热论篇》说:"今夫热病者,皆伤寒之类也。"伤寒、温病都是热性病,其他如中风、湿温等都称为伤寒,原则上是无疑义的。但如何鉴别,尤其是寒与热究竟有无区别,如何区别,特别是在治法上有何异同,这是值得深思的。

吴鞠通可称好古敏求之士,他对于以上这些问题,进行了仔细的探索,在继承仲景学说的基础上而有所发展,作为"羽翼伤寒"的《温病条辨》一书,是继《伤寒论》以后的一部名著。温病学家对于寒证、热证的区别,概念更加明确,治用辛温或辛凉,分别也更加清楚。吴鞠通说:"若真能识得伤寒,断不致以辛温治伤寒之法治温病。"很显然,他是在仲景以辛温治伤寒的基础上发展为辛凉治温病的,同样是善于继承和发扬的典范。

我体会到:继承与发扬是不可分割的。搞好继承,才能有所前进,前进就是发扬。以祖国医学而论,如果只是按本宣科、依样葫芦,那不是善于继承。继承的目的在于发扬,必须在继承的基础上勇于创新,使其不断地提高,那才是真正的发扬。

往事重提,目的在温故知新。希望青年同志从我走过的路中取得教训,奋发图强,催促中医学术繁荣昌盛。

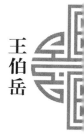

王伯岳

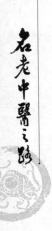

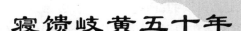

中华全国中医学会常务理事

江西中医学院热病教研室主任　　万友生

作者简介

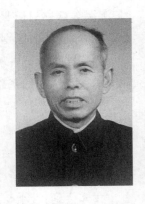

　　万友生(1917～2003)，江西新建人，从事中医内科专业近五十年。解放后，历任江西省中医进修学校、江西中医专科学校和江西中医学院教导副主任，中南区卫生部中医委员会副主任委员，《江西中医药》(月刊)编辑委员会主任委员等职；曾任中华全国中医学会常务理事，中华全国中医学会中医理论整理研究委员会常务委员。精通伤寒、温病学说，曾著有《伤寒讲义》(1959 年)、《温病讲义》(1959 年)、《伤寒论讲义》(1962 年)、《热病学讲义》(1973 年)等。近著有《松庐医案》《伤寒知要》。

　　我的学历是从私塾开始的。由于读过孔孟之书，因而具有一定的古文基础，这就为我考入南昌神州国医专修院(后来改名为江西中医专门学校)，攻克经典难关，提供了一个有利的条件。当时老师不仅特别重视古文水平，同时也很重视书法，考试评分时，字写得好的加分，否则减分。他们认为，中国医学和中国文学结下了不解之缘，古代医学家大都兼通中国文学和书法。当时社会上也常给中医以这种压力，即中医开方时，字写得好的,就会受到病家青睐;否则,就会遭到白眼。

我在江西中医专门学校学了三年中医药学理论,由于日寇侵扰,学校停办,未能临床实习,深引为憾。离校之后,继续寻师访友,曾遥从上海名医陆渊雷为师,尽购其著作而读之。我很钦佩他博通古今的学问,从而开拓了我的心胸和眼界。但对他以西释中的论述,既受到启发,又感到疑惑,并在当时中医界守旧、维新和折中三种不同的学术主张中颇感踌躇,只是由于自己缺乏西医知识,无力维新和折衷,不得不守旧以求自慰而已。因此,在解放前战乱十多年的医途中,一直是坚持固有传统,不断深入钻研的。当时行医的生涯虽苦,但自学的蔗境弥甘。现在重读当年用墨笔正楷书写的《诸病证治提要》《伤寒论六经分证》《药选》和《药物分类提要》等资料,那种一丝不苟的认真态度和乐在苦中的坚毅精神犹跃然纸上,使我老而忘倦。

解放后,执行中医内科业务十多年的我,参加了南昌市中医进修班,比较系统地学了一些西医的基础理论和临床知识。由于寝馈歧黄医学已久,传统观念根深蒂固,所以并未因之而使自己改造成为"西医",相反,在学习西医的过程中受到了不少的启发,更加坚定了自己为继承发扬祖国医药学遗产而奋斗终身的信心。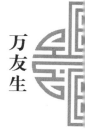

回忆我从临床实践到理论研究这一漫长的历程,是甘苦备尝、不无体会的。这里略谈四点:

(一)关于经方和时方的问题 我在学校学医时,对老师之间的经方派与时方派的争论颇感兴趣,但并无成见。只是由于张仲景乃医中之圣人,因而对经方尤为喜爱罢了。离校走向社会后,在早期临床实践中,虽然喜用经方,但也常用时方,并初步体会到只要用之得当,都能药到病除。但这尚处于一般性的摸索阶段。嗣因先后在江西省中医进修学校、江西中医专科学校和江西中医学院长期教授《伤寒论》,为了进一步印证经方疗效,提高教学质量,才在临床上偏重药味少而用量大的经方(即使有时选用时方,也喜欢药少量大的),并常向学生推崇"少而精"的经方,批评"多而杂"的时方。但我思想上并不排斥"多而精"的时方,认为用药如用兵,虽然"多而杂"的时方,好比乌合之众,杂乱无章,一哄而上,临阵必败,但"多而精"的时方则好比韩信将兵,多多益善,井井有条,临阵必胜。如李东垣方虽有多至一二十味的,但君臣佐使相制相用,条理井然,每奏良效,即其例证。只是当时我寝馈长沙堂室,言行悉遵仲景,对"多而精"的时方,心虽许之,但尚未及深研。"文化大革命"后,我讲课渐少,而看病渐多,为了进一步摸索时方的经验,乃渐偏重于时方,临床用药有时一方多达一二十味,有些同事颇为我在临床上的突变而感到惊讶。近时我已完成《松庐医案》的编著任务,我希望它能及时地同大家见面,获得大家的指教,并让大家从这本医案中看到我对经方和时方虽有偏爱但无成见的态度。但从其中方药用量来看,前期虽然有轻有重,后期则偏于重。这是因为我长期教《伤寒论》课,临床应用药少量大的经方较多,加之晚年所经治者多属疑难顽固病症,往往需重剂量才能取效的缘故。但我并非排斥轻剂量时方,只是对此很少应用、缺乏经验而已。我愿在晚年深入摸索一下轻剂量时方治病的经验,以弥补自己的缺陷。只是由于习惯势力太顽固,大有积重难返之感,尚待努力克服。

(二)关于伤寒和温病的问题　我教伤寒温病课近三十年,先后编写过有关伤寒和温病的讲义多种。近几年来,又在为北京中医研究院与北京中医学院合办的中医研究生班、卫生部委托湖北中医学院主办的全国伤寒师资进修班、贵阳中医学院和贵阳医学院主办的中医研究班和西医离职学习中医班以及本院主办的古典医籍学习班所写伤寒讲稿的基础上,进一步写成了《伤寒知要》。前年五月间,在北京首届全国中医学术会议上提出了《关于伤寒六经和温病三焦、卫气营血辨证论治体系的统一问题》等论文。去年新加坡中医学院为其第十五届毕业纪念特刊来函征文,我在本院党组织的鼓励和支持下,应征投寄了《寒温统一论》一稿(此稿是在我主编的《热病学讲义》基础上写成的),就伤寒和温病两说统一问题,具体地提出了我的主张。而这也就是我从事伤寒和温病教学近三十年来的一个衷心的愿望。我之所以要这样做的理由是:①从寒温学说的源流来看,伤寒学说是温病学说的基础,温病学说是伤寒学说的发展,它们是一脉相承的。且由过去的寒温合论到寒温分论,又到今天的寒温合论,已经成为必然趋势,也是有识之士的共同愿望。②从寒温学说的内容来看,虽然伤寒六经和温病三焦、卫气营血的辨证论治各自有其特点,不容混淆,但它们又都属于外感病的范畴,是一类疾病中的两类证治,显然是相得益彰,应该冶于一炉,融为一体的。例如《伤寒论》虽然对太阳中风、伤寒的桂枝汤证和麻黄汤证论述甚详,但对太阳温病、风温的论述则有证无方;而《温病条辨》则针对其缺陷创制银翘散方以弥补之。又如《伤寒论》对厥阴病的论述不够具体明确,因而引起后人争议,甚至悬为疑案(如陆渊雷《伤寒论今释》指出"伤寒厥阴病竟是千古疑案")。但如能结合后世温病学家有关厥阴病的论述来研究,就可涣然冰释而毫无疑义了。又如伤寒学说详于表里寒证治法而重在救阳,温病学说详于表里热证治法而重在救阴,分开来各有缺陷,合起来便成完璧。③从寒温学说的应用来看,今天中医或中西医结合临床诊治外感疾病,大都是根据具体病情,灵活运用伤寒六经和温病三焦、卫气营血的理法方药,并无成见。④从寒温学说的发展来看,在中西医结合中,中医外感病学的寒温两说必将大大地丰富西医的传染病学,而成为具有我国独特风格的新医学中的重要组成部分。即此可见,伤寒和温病是必须统一的。我在中医院校主持伤寒温病教学中,前期是寒温分立,后期是寒温合并,《热病学讲义》已再版试用达五年之久,虽其内容尚待修改补充,但我认为方向是对头的。应该坚持下去,使之渐臻完善。我愿追随并世贤达,共同完成这一历史性的学术任务。

（三）关于补脾和补肾的问题　脾为后天之本,肾为先天之本,本来都是人体的根本所在,应该是同等重要的。前人之所以有"补脾不如补肾"和"补肾不如补脾"之说,则是由于所处环境和治学途径不同,因而有所侧重罢了。内伤病学中的补脾与补肾两大学派一样,在历史上影响很大,至今遗风尚存,而且正在运用现代科学知识和方法加以研究。我从长期临床实践中深切地体会到,脾胃之病(直接的或间接的)最为常见,因而调治脾胃之法也就用得最多。这就要求临床医生必须善于调治脾胃。我早在行医之初,就很重视脾胃。抗战时,我随家迁居峡江县黄泥岗村,患胃痛甚剧,卧床一个多月,粒米未进,每天只能喝些汤水,大肉尽脱,形容憔悴,势颇危殆。当时我行医未久,经验贫乏,在中西医药杂投无效的困境中,幸自试用香砂六君子汤获效,并坚持服至病愈为止。从此香砂六君子汤方给我留下了极其深刻的印象,凡遇此证,必投此方,常常收到满意的效果,从而引起了我对脾胃学说的兴趣,但那时并不善于调治脾胃。这里试举一例为证:李姓,女,中年。素体瘦弱,患胃中灼热已三四年,饥时尤甚,饮冷则舒,通身皮肤灼热,手足心热,晨起胃脘有气包突起,约半小时自消,大便秘结,小便黄热,白带多,头晕,脉细数而虚弱。初按脾胃阴虚内热处理,投以增液汤加石斛、沙参、石膏、甘草四剂,胃中灼热稍减,气包未再发生,但大便

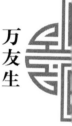

万
友
生

仍秘结不行。乃用增液汤合泻心汤以清下之,再进二剂,胃中灼热未见续减,大便仍艰涩难下。患者迫切要求通便,因予增液承气汤二剂,仅服一剂即感到胃中异常难受,虽微泻几次而不畅,食欲大减,神疲肢倦,患者不敢再服,而别求医治。这是我早年不善调治脾胃的一例挫手案。本例实属脾胃气阴两虚之证。虽然胃中灼热而饥时尤甚,饮冷则舒,并伴有皮肤灼热、手足心热、便秘尿黄、脉细数等症,确属胃中阴虚内热所致,宜用甘寒清热法,但从其体素瘦弱、白带多、头晕、脉虚弱等症来看,可见脾气素虚。脾虚则饮食不为肌肉而身体日形消瘦;脾虚则清阳不升,湿浊下注,带脉不固,而头晕白带淋漓。并由脾气虚导致阴血虚,引起虚火内炽,而现胃热肤热手足心热,脉虽细数而虚弱等症。其大便秘结不行,不仅是阴虚肠燥,更主要的是中气虚弱而无力传导,故虽润以增液而仍不下,攻以硝黄虽得微泻而不畅,且觉胃中异常难受。可见本证虽属脾胃气阴两虚之证,但其病机重点则在于脾气虚。本当遵守东垣之法以甘温之剂补其中而升其阳,甘寒以泻其火则愈,并应知本证是"大忌苦寒之药泻胃土"的。但因当时见未及此,初投甘寒养胃之增液法,尚属以次为主,虽未中肯,犹有微效;继用苦寒泻胃之泻心、承气法,则属损其不足,故使中气不支而致胃中异常难受。这就无怪乎患者对我不再信任而别求医治了。由于临床上的深刻教训,迫使自己认真钻研脾胃学说,才逐渐地能够得之于心而应之于手。这里也举一例为证:李姓,男,中年。患胃中灼热已十余年,虽然胃纳尚可,但食后胃中即有灼热感(晨起空腹时则无此感),继以脘腹胀满,入暮尤甚,嗳腐吞酸,以手从心下向左肋下按之则痛,神疲肢倦,大便溏泻时多而干结时少。初诊时,大便结如羊矢量少而日行三次,舌苔微黄,脉象弦迟。当时有一学生随诊,他从当前主症胃中灼热而大便结如羊矢苔黄脉弦着眼,认为病属脾胃阴虚内热所致,主张用增液汤等甘寒清热。经过共同分析,才认识到本病实属脾之气虚不运而胃之阴火时起的热中症,这可以从其胃中灼热而大便素溏神疲肢倦脉迟上看得出来。因此,放弃了甘寒清热法,采取了甘温除热法,投以异功散加山楂、六曲、麦芽。初服二剂,胃中灼热稍减,大便转成软条,并减为日行一次,虽仍嗳气,但不吞酸;再服二剂,胃中灼热减半,嗳气渐除,时而矢气,颇感舒适,惟食后仍感脘腹胀满;乃守上方加枳实、半夏,又服二剂,胃中灼热全除,脘腹胀满大减。此后常服上方,胃中灼热未再发生,脘腹胀满全除,终获痊愈。从本例胃中灼热是食后即作而空腹则止,并伴有脘腹胀满嗳腐吞酸神疲肢倦来看,可见李东垣根据《内经》"有所劳倦,形气衰少,谷气不盛,上焦不行,下脘不通,胃气热,热气熏胸中,故内热"而提出的"饮食不节则胃病,胃病则气短精神少而生大热"的理论,是符合临床实际的。这种胃中灼热之症,是因脾脏气虚不运,胃腑谷气停滞而阴火内焚所致。它和胃阴虚而气不虚的阳火炽盛的胃中灼热而饥时尤甚,大便但结不溏,舌质干红瘦薄,脉象细数之症是同中有异的。前者属于气虚阴火的虚热证,必须甘温才能除其热;后者属于阴虚阳火的虚热证,必须甘寒才能清其热,二者阴阳大别,是不能混淆的。"文化大革命"后,我曾先后在国内中医杂志上发表过一些有关脾胃学说的论文(如《略谈补脾疗法》《脾胃学说在临床上的运用》《略谈脾虚阴火与甘温除热》《论阴火》等),前年并曾在全国中医学术会议上提出《略论阴火与甘温除热》(包括脾虚阴火与肾虚阴火在内)一文,献其一得之愚,以就正于贤达。

(四)关于中西医结合的问题　前年,卫生部在北京召开了全国中医和中西医结合工作会议,明确提出了中医、西医和中西医结合三支力量都要大力发展,并将长期并存的方针。这是非常必要的。过去从中央到地方都成立了中医研究机构,并发挥了中西医结合这支力量的作用,进行过不少的研究,取得了不小的成绩,但由于未能充分发挥中医这支力量的作用,因而对中医理论本身的研究不多,成绩不大。之所以会出现这种偏向,就是由于缺乏上述三支力量长期并存的思想基础,同时对西医尚难解释的中医理论持怀疑甚至否定的态度。我承认,中医学确实包含了不少的至今还无法解释的"迷信"成分,如同西方的医学也难免不包含着"迷信"成分一样。但迷信和科学,本来就是人类文明的一个发展过程,并无绝对的界限,这是人类对客观世界(包括人的身体和疾病)认识过程中不可避免的现象。西方的医学在发展途中也曾经存有迷信和盲目之处,这同样也是不足为怪的。是"迷信",还是科学,只能用一个标准来衡量,那就是实践和实践的结果。能够治好病,就是科学。近时已有更多的人渐知中医理论包含着丰富的生命科学内容,并已引起国际上的重视。著名科学家钱学森指出:"生命科学是当前世界上普遍受到重视的一门科学,许多国家投入了大量的人力、物力,进行多学科的综合性研究。"他建议"在对现有学科体系进行调整、组合的基础上,建立起人体科学体系,将诸如人体特异功能、气功、中医理论等列入这个体系之中,以便使这一研究工作逐步向更严密、更

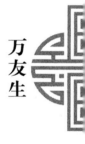

万友生

系统的方向发展"(《文汇报》1980年7月18日一版)。由于他是物理学家,而非中医或西医,因而他对中医理论的推崇是客观的,是特别引人注目的。因此,今后必须进一步端正对中医学的认识,充分发挥中医这支力量的积极性和创造性,加强对中医药理论本身的研究,不仅要及时地继承好当代中医药理论专家的研究成果,还要不断地培养出新一代的中医药理论专家来(当然同时也要培养中西医药结合的新医药学理论专家)。前几年,有的中医医院,实际上西化了,这种极不正常的情况是必须加以纠正的。我认为中医医院,必须从领导到医生到护士,从门诊到住院,从方药到饮食,都突出中医的特点,尤其是辨证论治的特点。它既不同于以辨病论治为特点的西医医院,也不同于以辨病论治与辨证论治相结合为特点的中西医结合医院。必须进一步明确,西医辨病论治和中医辨证论治相结合,虽然是一条可行的正确途径,而且是发展我国新医药学的必由之路,但这并不能说是我国医学科学发展的唯一途径。除此之外,中医和西医两大医学体系还都可以分道扬镳,齐头并进,各自保持自己的特点。事实上三支力量长期并存,对保障人民身体健康更为有利。

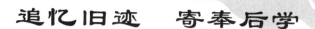

追忆旧迹　寄奉后学

浙江省中医院副院长、主任中医师
中华全国中医学会浙江分会副会长　　魏长春

作者简介

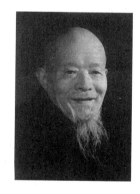

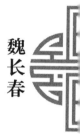

　　魏长春(1897～1987)，字文耀，浙江宁波慈城人。闻业于江浙名医张禾菜入室弟子颜芝馨，曾辑录颜师"温病条辨歌括"载于《中国医学大成》第六集《增补评注温病条辨》之中。一九三五年编写了《慈溪魏氏验案类编初集》，得到海内医家好评。一九五六年调杭工作，翌年任浙江省中医院副院长。临证六十余年，早年擅长外感时病的治疗，后又专攻内伤疾病的调治，在浙江省内享有盛誉，被选为省政协常务委员。著有《魏长春医案》《魏长春临床经验选辑》《中医实践经验录》等。

步入医林

　　我生于光绪二十三年(1897年)。其时，父亲在北京东四牌楼恒源银号当雇员。一九〇〇年因八国联军入侵之乱，父亲带着年幼的我返回故籍——宁波旧慈谿县西乡魏家桥。四年之后，即我七岁时，父亲病逝。

父亲患病时,百医未效,这使我从小就萌发了长大学医的念头。于是,在学了十年私塾之后,来到桐乡石门湾天生堂药店当学徒。当时,药店里有一位善用经方的姚精深中医师,他对我热心指点,并借医书给我读。三年满师后,我除掌握了药工的技术外,通过自学亦有了一定的中医基础,回乡后经友人介绍到宁波鼓楼前富春堂药店当职工。由于接方配药的方便,又使我得以了解宁波市不少有名中医的处方用药规律。当时,我虽然有了可以赖以为生的固定职业,但学医的念头始终非常强烈。所以一直没有间断自学,并试着为一些取药的病人开一些柜头方。

一九一七年,使我真正迈入医林的机会偶然降临。名中医张禾菜的入室弟子、负有盛名的颜芝馨医师悬壶于鼎新街,因其弟子张志济得准自行开业,失去助手,而颜师由于右手风瘫,写字不便,急欲觅寻一个能懂得医药的人协助抄方。我闻讯后立即托人推荐,得以免费学业。颜师通文精医,学验俱丰,尤长于温热,平日诊务繁忙,门庭若市。因此我在短短的二年中,长进很快。但因家境所迫,只得提前结束,而于一九一八年我二十一岁时回家开业。

开始挂牌行医时,由于年轻,不为人们所熟知,来诊人数甚少。后得慈城卫生堂药店店主冯少农先生聘请,在该店定期坐堂为农工义务诊治。我根据姚、颜两师经验,认定农工所患以外感实证居多,治以解表、和中为主,化痰、利湿为佐,屡获良效。此后商界与妇女亦有人请我出诊。我深知当时医家、病员有动辄进补之习俗,小恙重药,粘滞留邪,易致病情缠绵难解。因此,在诊视时常以理气开郁、化湿和胃为法,选用二陈、越鞠、平胃等方,出入调理,果获显效。这一年,有一杨姓五十余岁药业职工患暑热下利,曾先后服过三仁汤、清脾饮、四兽饮不效。患者又自拟方药,用姜、附、柴、枳、芍、桂、木香、藿香等治之。服后半日,忽觉胸中灼热如焚,目赤神昏,冷汗如雨,四肢厥逆。吾审证求因,认为系暑热误用辛温,邪热内迫夹痰上蒙清窍之坏证。乃仿徐灵胎之法,急嘱其家属挖掘新鲜芦根数两捣汁灌服以养阴生津、清解药毒。须臾之际,患者吐出胶痰甚多,继而发出长声太息,神志渐清。遂以栀、豉、芩、连、竹叶、连翘、天水散、杏仁、贝母等清暑达邪,化痰泄热,病即转机。继以上法出入调治四日而愈。由于初出茅庐之人能够治愈前辈未效之重证,病家及同邑都为之赞赏。此后就诊病人日益增多。我不计较诊费,并经常步行出诊,谦逊负责,因此几年后即在当地取得了声誉。

为中医生存抗争

　　一九二〇年,宁波伪警察厅下令中医界人士集中考试,企图用考试的方法取缔中医。对此中医同人十分愤慨,考场里众声哗然。宁波名中医范文虎拍案而起,带头与之抗争,他责问当局举行考试居心何在?并点明试题谬误,他指出:试题"《金匮》论痰饮有四,其主治何在?"是文义不通。当为"《金匮》论饮有四,其痰饮之主治何在?"试官朱某见群情激昂、言之有理,只得退席作罢。在取得考场初战告捷之后,范文虎先生又抓紧时机在报上加以批判揭露。竭力主张各县中医界同仁联合起来共同斗争,并发起成立了宁波中医学研究会作为抵制当局非难、互相激励、交流学术经验的社会团体。在群众公推之下范氏担任会长。他不辞辛劳,出面交涉,呐喊呼号,千方百计争取社会各界的支持。为了启迪后学,培育人材,中医学研究会定期举行学术活动,由当时学验俱丰的前辈名医轮流讲学,评考论文试题。范文虎先生亦身体力行,经常讲学,乐于此道。

　　继宁波中医研究学会成立之后,本县亦由张生甫、严鸿志等名中医组织成立了慈谿中医学研究会。本人通过参加两会的活动,不仅树立了团结同志、奋起战斗的激情,而且通过聆听前辈的讲述和同道之间的相互交流,获得了许多宝贵的经验,提高了学术修养与医疗水平。

　　一九二九年国民政府发布取缔中医的条例,全国中医界奋起抗争。宁波、慈谿的中医学研究会也积极响应。在各界人士的支持下终于迫使政府收回成令。

熟读经典　汇通诸家

　　学好经典著作是学好中医的关键。历代医著汗牛充栋,后世诸家均有阐述发明,但流出由源,不论那种学术流派,均是以《内经》《难经》《伤寒》《金匮》《本草经》等经典著作为基础。因此在理解的基础上,反复背诵、熟记经典著作中的原文是十分必要的。如《灵枢·口问篇》曾说:"上气不足,脑为之不满,耳为之苦鸣,头为之苦倾,目为之眩。"临证时每逢类似之

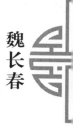

魏长春

症,回想起此段经文,对于病因、病机、治则就有了清晰的概念,能为选用方药做出重要启示。又如治疗毕姓男子,苦嗳气、呃逆,曾先后用半夏泻心、丁香柿蒂、橘皮竹茹等方治疗未效。后想到《金匮》有言:"哕而腹满,视其前后,知何部不利,利之即愈。"而改用大承气汤加味治之,药后便解,气畅、腹宽,呃逆、嗳气即止,一剂而愈。

学有根底,见多识广,才能博采众长,汇通诸家,化裁创新。因此,在熟读精思经典著作的基础上,广泛地学习前人著作和经验是十分重要的,特别是金元四大家及温病学派叶、薛、吴、王的著作,更应反复研读。但在学习时必须择善而从、摒斥门户派别之偏见。在学习各家学说时应着眼于心得发明之处,对各家之特长又应探本求源,追踪其渊源,剖析其发明依据,而对各书陈陈援引,互相重复的内容,则不必深究。

如吐血、便血,仲景有黄土、泻心等法,用于虚寒、实热之证其效甚彰,但对阴虚郁热之证则未予论述。一九六一年本院病房收治一胃溃疡并上消化道出血的患者,曾用止血药及移山参治之未效。我根据患者略有低热、左脉沉弦不扬及少腹有痞气走窜,以陈远公壮水汤(生熟地黄、参三七、荆芥炭)合芍药甘草汤加竹茹治之,一剂获效。又如大叶性肺炎,一般按风温论治,以麻杏石甘汤加减多能收效;但对阴虚体弱患者则不甚适宜。我根据温病学派轻清宣透、甘寒润燥之法,以千金苇茎汤、钱乙泻白散、喻昌清燥救肺汤、吴塘桑菊饮化裁变通,自订六二清肺汤(桑叶、枇杷叶、桑白皮、地骨皮、苦杏仁、冬瓜仁、贝母、知母、空沙参、北沙参、鲜芦根、白茅根)随证加减,屡获良效。重温祖国医学的发展史,我亦感到博采众长,灵活运用,敢于创新,是促进中医学术发展的重要因素。

质疑磋商　取长补短

"学贵于疑。"学习中凡遇似懂非懂之处,都应质疑推敲,直至彻底搞清为止。对于反复思考仍感含糊之处,应虚心向人求教。本人在开业行医之时,遵照颜师关于"读书要留札记,处方要留方底"的临行所嘱,每读一书都做笔录及心得,每诊一病均留方底。在诊后则根据治疗效果随时总结,寻找短处,细心研究,反复推敲,据此制订下一步的治疗措施,并定期将治学、临证情况向颜师口头或书面汇报,请求再予教诲。同时,我还随时利用聚会及函件来往之机,恳请前辈给予辅导教正。在宁波名医范文虎等人来慈出诊之时,我常常主动随诊,留心观察,将其所论之言认真记录。如目前我常用的小青龙汤泡汁饮服治疗支饮咳喘,乌梅安蛔丸捣碎加白蜜用滚开水泡后连渣饮服治疗蛔厥证,就是当年从范文虎先生那里学得的经验。又如昔日麻疹经常流行,不少病人常因治疗、护理不当,而致麻毒内陷而成凶险之证。本人虽曾治愈多人,但自思韩愈《师说》"闻道有先后,术业有专攻"之论,就上门向本地儿科医家舒绅斋求教。他热情指点说:"治瘄(瘄为宁波地区麻疹之俗称)要诀在'升降'两字。初起之时麻疹未透,宜用升药,并注意温复避风;麻疹回后,宜用降药。若升降治法不误则不会出现险证。"他又说:"叶天士深明《内经》因时制宜之旨,在治麻疹时着眼于气候的变化,按时令用药。而《吴医汇讲》中载录陈元益之论,认为今昔气候不同,麻疹治法亦应各异。颧为瘄门,若面颧麻疹红活显明者多吉,若面色苍白黯滞,疹点不透或全无者则凶。"寥寥数言,得益匪浅。

多实践　常总结

俗话说:"熟读王叔和,不如临证多。""多诊识脉,屡用达药。"所以,先师昔日曾反复教导我除善于向书本学习外,更要特别注意"在病人身上多用功夫"。要仔细观察分析病状,然后从症寻书,从理定法,据法处方,按方遣药。某年夏天我曾治一少年昏厥之证,当时因患者不能自言,吾按其脉证处以清解开窍之剂。返家后,我自觉问诊欠详,于是重新赶往病家,仔细询问其家属,得知病因露天看戏又食肉包子所致。遂改按中暑挟食之痧胀症论治,急取一汤匙蘸麻油在患者背部刮之,即见局部呈紫黯之色。片刻后患者知痛大喊,继用盐汤灌服,吐出臭秽积食后神志渐清,胸宇转舒。当时若不重新审察,改换治法,必致误人匪浅。回想此事倍感慎思明辨、反复实践的重要。

医生在临证时必须胆大心细,做到重证不惊慌,轻证不怠慢,用药则务求精当,切忌庞杂。先哲曰:"兵贵精而不在多,将在谋而不在勇。用药如用兵,其理则一。"处方精要,药力专一,既利于治疗,亦利于总结。若用药面面俱到,则药效相互牵制,既不能迅速奏效,亦难以分析总结。在用古人成方时,首先要弄懂古人组方意图,从病人整体着眼,结合具体情况,同中

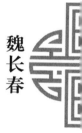
魏长春

143

求异,异中求同,因人、因地、因时制宜,善于化裁加减,审慎用药,取利避弊,以使每味药物都能适合病情,恰到好处。

如一般肿、泻之证大多以燥湿利水之法治之。但常中有变,不能执泥不化。吾曾遇一商人之妻因水土不服而致湿困中州。前医处表散之剂后,又嘱忌口。几旬之后胃纳益差,体肿、腹泻,转我诊治。我详询病情经过,认为与忌口太过、脾胃受损有关。病久体虚,不胜重药,乃以芳香花类拨动气机,并嘱其选择喜食之品以馨其胃,病即转机,体渐复康。

又如盗汗多属阴虚内热之证,但详加审察仍有差异。一九七一年遇一盗汗患者,虽服养阴敛汗之剂已久,但均未见效。我细究病因,知为素体表虚,睡卧草地,感受风湿所致。选用桑枝、桂枝、防己、防风、大豆卷、糯稻根行卫气,祛风湿。药后,盗汗即减,继以原法调治而愈。

患者服药后的病情变化是检验医生立法处方的明镜。因此,对于治疗效果,应及时审核。尤其是典型病例,必须追踪随访,周密调查,详尽记录,经常总结,从中摸索规律。只有通过这样反复的实践,不断地总结,才能将感性认识上升为理性认识,使自己的医疗技术不断提高,渐趋纯熟。

早在一九三五年我就将自己临证十八年的部分治案,结合个人的治疗体会,分门别类予以整理,并寄请近代名医曹炳章先生评按,付印出版,分赠医界同人,以资交流。以后又陆续编写了医话、医案数册,撰写论文多篇。整理编写著作,对个人来说既有温故知新、总结提高的意义,又是一个抛砖引玉、寻求别人教正的过程。此举对己、对人均属有益,至今我仍保持录存医案、随时总结的习惯。

(本人口述,魏睦森记录)

医林寻踪

上海第二医学院附属三院顾问　　　　陈耀堂*

作者简介

陈耀堂(1897～1980)，江苏武进人，为上海名医丁甘仁先生入门弟子。行医六十多年，疗效卓著，活人无算，蜚誉上海。专攻内科，对妇、儿、外诸科也有一定造诣；晚年对气功很有研究。曾任上海市黄浦区联合诊所副所长，参加过上海中医学院筹建工作。遗著有《中医诊断学》《陈耀堂医案选》《气功概要》等。

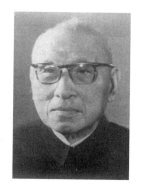

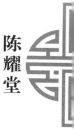

陈耀堂

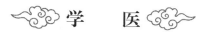　学　医

　　我出生在一个书香门第。先父是秀才，好读书而不谙生产，家道因此中落。他三十二岁时因患伤寒亡于庸医之手，当时我十五岁，已粗通文墨。父亡后，为了支撑家庭生活，我只好辍学去教私塾学馆，在一所古庙里教了十几个与我年龄差不多大的儿童，从《千字文》《百家姓》一直教到《论语》《孟子》。教了两年，觉得前途渺茫。此时听说同乡丁甘仁先生在上海行医，名噪一时，就毅然辞去馆务，孤身一人来到上海。先由亲戚介绍在一家

布店做了三年职员，积下了二百块银元，就去丁甘仁先生家，求赘为弟子。丁先生因与家父有数面之交，又见我古文基础较好，因此，慨然应允。食住均在丁先生家，上午侍诊，下午陪先生出诊，因此经常有机会亲聆教诲，得益良多。丁先生平时貌似严厉，但教起学生来，却能深入浅出，循循善诱，训勉备至。丁先生对《内》《难》二经深有研究，对《伤寒论》《金匮要略》也颇有根底，临诊时按六经辨证施治，用方力求合古，如胸痹用瓜蒌薤白汤，水气用麻黄附子甘草汤，血证见黑色则用附子理中汤，寒湿下痢则用桃花汤，湿热下痢则用白头翁汤等。他又宗奉吴又可、叶天士、薛生白、吴瑭等前辈诊治温病之法，平时用药以轻灵见长，用古方而不泥于古，使古方与时方熔于一炉，疗效卓著，对内、外、妇、儿各科均有极深造诣。在沪行医数十年，求诊者踵踵相接，一个上午要看五六十人。我们十几个学生围坐于先生四周，他切脉问病看苔后，即口授脉案处方。他的处方有一定规格：第一排三味药为主药，第二排第一味药常为云茯苓或炙（生）甘草；根据辨证施治的原则，结合他几十年的临床经验，已构成一套大致相同的成方。我们抄方抄熟了，只要第一排药读出来后，下面的药即能开出，因此看病速度极快。虽然时有"相对斯须，便处汤药"的情况，但因这套处方经过千锤百炼，因此卓有显效。在二十世纪初叶，西医西药在我国尚不普及，而且当时西医疗效也还不高，西药也很少，各种传染病主要依靠中医治疗。从现在的知识看来，当时的各种传染病可能包括流行性乙型脑炎、流行性脑脊膜炎、伤寒、斑疹伤寒、霍乱、天花、猩红热、白喉、流行性感冒等，几乎都纯以中药治疗。回忆当时治疗情况，确有不少死亡者，但救活的多，死亡的少，说明中医中药是能救治各种急性传染病的。这一段临证经验给我留下很深刻的印象，为以后的临床实践打下了良好的基础。

在理论学习方面，其他学生都在中医专门学校有专人教学，我则因交不起学费，只能以自学为主。丁先生诊务繁忙，无暇专为我一人教读，但他对我的功课从不放松，每二至三天规定我读《内经》《难经》《伤寒》《金匮》若干页，仅择主要者略加解释，但均要求熟读背诵。我因有一定古文基础，加上年轻记忆力好，不到两年，对上面几本经典著作及后世的《医宗金鉴》《证治汇补》《医学心悟》《药性赋》《汤头歌诀》等医籍均能背诵如流，这对以后运用经典随机应变地指导临床有很大意义。丁先生对《伤寒论》注家中，最推崇舒驰远的《伤寒集注》，谓舒注伤寒最具卓见，不作随文曲解，有其独到之处。他对李用粹《证治汇补》也颇推崇,谓李氏汇集古今医书,删其繁杂,摘其精华,又补入自己的经验,证治独详,因此要求我们熟读。我认为这些基本功对以后的临床实践帮助实在太大了,可以说一世受用不尽。回顾近年来各中医学院之学生能背诵《内经》或《伤寒论》者极少,有些甚至连《内经》的文字还不能看懂,这样怎能登堂入室呢?

行　　医

在丁先生处学习原定四年,后因丁师挽留,又延长了两年,前后凡六年,就算出师了。承丁先生好意,我虽未参加中医专门学校学习,但仍给予毕业文凭一纸,作为上海中医专门学校第四届毕业生,也算有了学历。毕业后找了一间小屋作为开业之所,同时又在广益善堂坐堂行医半天,每周由丁先生安排至上海中医专门学校讲课四个学时。广益善堂是丁师创办的施诊给药的慈善机构(他看到上海劳动人民生活贫困,有病无钱医治,乃捐献部分诊金收入,加上社会上的一些捐增办了两所广益善堂,后改称广益中医院,一则造福于人民,一则作为新毕业中医的实践场所,同时又可作为中医专门学校的学生实习基地),当时因劳动人民衣食不周,饥饱无时,劳动条件也差,不避风雨寒暑,因此病人极多,病种庞杂,急性病与慢性病均有,尤以急性病居多,目前已少见的烈性传染病也常见,如霍乱、天花均可遇到,半天就诊人数常达五十人以上。当时常想到,病人的生命就决定于自己辨证是否正确,用药是否得当,深感责任之重,对每一重病患者处方前均要仔细推敲。每晚把当天所看之病,回忆一番,作些札记,有疑问或查书,或去请教老师,制订第二天的治疗方案。我当时可说已把自己全部身心扑到了治病救人的事业中去,经常忙得不亦乐乎,但从不觉累,深感我能不负严父之命,能成为一个有益于人民的人而自豪。由于大量的临床实践,疗效渐好,名声不胫而走,出诊也多起来,善堂之职已无暇兼顾,乃辞去兼职而完全自行开业了,中医专门学校的教授之职则仍兼着,直至抗战爆发才停止。回忆这几年善堂生涯,是我学医过程中学业的一个飞跃时期。开始学医时只知死读书,以背诵为主,对如何结合临床实际,考虑不多。跟丁师临证时,先生讲,学生记,独立思考也不多,以后把丁师的一套成方背得滚瓜烂熟后,自己开动脑筋更少,因此要自己独立看病,也还有不少困

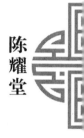

陈耀堂

难。到善堂后，被迫独立作战，面对临床症候的千变万化，先以套方应战，有效有不效；不效者又迫使我进一步思考，应用经典理论而制订第二方案、第三方案，直至收效为止。因此，取得了不少成功与失败的经验。例如有一次遇一湿温病人（相当于今之肠伤寒，当时氯霉素未发明，不论用中、西药物，死亡率均较高），虽当壮年，但精神极萎，高热神昏已十天，渴不喜饮，白㾦布满胸腹，腹满纳少，大便已数日未行，舌红苔黄腻。我先以三仁汤合连朴饮治疗不效，后改苍术白虎汤加减投与，发热始终不退。以往老师教导我：湿温的治疗效果很慢，不求有功，但求无过，以守为主，不宜攻伐。因湿性粘腻，最难骤化，欲速则不达。且湿邪与温相合，或从阳化热，或从阴变寒，且湿温即使治疗确当，但变证蜂起，甚难预测，故用药以稳为主，不宜用猛攻之剂，以免万一病人不幸死亡，引起法律纠纷。这是老师的经验之谈，以往他吃过这方面的亏，被人敲诈去钱财不少。所以我看丁师治疗湿温，也是以三仁汤、苍术白虎汤、葛根芩连汤、甘露消毒丹等方加减，四平八稳，疗效甚慢，病人常一候、二候、三候（三十天）才能步入坦途。加上又限制饮食（忌口），病人愈后只剩下皮包骨头，头发全脱，恢复甚慢，少则半年，多则数年才能复原。我想打破常规，见此人有腹满便结，壮热无汗，形体尚壮，属于阳明胃家实，试以大承气汤合黄连解毒汤加藿香、佩兰、蔻仁等芳香化湿之品。患者服药后得畅便，发热即大减，再以连朴饮合甘露消毒丹加减治愈。时间较之以往缩短很多，病人愈后不久即恢复工作。似这样不断地实践，逐步形成自己独到的经验，我认为这是每一个学医者必须经过的磨炼过程，不然纵读万卷书，还是无用。看到现在一些青年中医在学习中医理论时基础打得既不扎实，浅尝辄止，又不屑于多看病，多实践，看到的病种很少。从全国的情况看，目前中医似乎只能看一些慢性病、调理病，病情稍重，即要转西医治疗。这样肩上担子似乎轻些，但又怎么能取得治疗急性病、危重病的经验呢？中医治疗温病的经验还要不要发展？这些都是培养青年中医必须解决的问题。不然，现在中医学院培养的中医不论是三年也好，六年也好，还是不能达到老一代中医的水平。则今后要谈进一步发展中医，恐非易事。

～⁓ 提　高 ⁓～

"勤求古训,博采众方",是张仲景的一句名言,实际上也应是每一个医生的座右铭。学无止境。只有永不满足于现状的人才能持续不断地取得进步。往昔丁师也勉励我们要虚心学习,采取各家之长。他经常提到叶天士家为祖传数代之世医,家学渊源,早年即已名噪一时,但他并不满足于已有之成就,经常隐姓埋名,先后从师十七人,卒成一代宗师的故事。

我在临床取得一些成就后,曾有些沾沾自喜。认为几年苦功没有白用,家庭经济情况渐趋富裕,滋长了一种安于现状、贪图安逸的思想。我掌握的一套方法对一般病人已能应付裕如,因此晚上就不大肯去钻研书本了,而去钻研琴、棋、书、画。医道不进则退。松懈的结果,使我立刻碰了钉子:有几个"伤寒"病人理应治好,而由于我的疏忽而死去。这对我是当头一击,使我清醒过来,我又回忆起家父死于庸医之手的情景。难道我也要做庸医了吗?我能对得起那些死者吗?从此又把心收回来,再度奋发图强,博览群书。这一阶段以金元四大家的著作及后世的各种医案为主,如《柳选四家医案》《清代名医医案选》《叶天士医案》等均加以涉猎,细心玩味。对警句验案均加以摘录,不数年已积有数十万言。此外,对当时的同道先辈,也虚心请教,以资取长补短。由于我家乡孟河素多名医,如马培之对内、外科均有很深造诣,曾做过清朝的御医;费伯雄、费绳甫亦为传世之名医,其后人如马泽人、费赞臣皆与我过从甚密。我常索取祖辈的医案学习,增长了不少见识,开阔了眼界。与这些名家相比,方知自己之渺小。从此悉心学业,不肯荒废,诊务再忙,白天再疲劳,晚上也要读两小时书才上床,到后来成为习惯,不读书,反睡不着觉。对书、画仍偶一为之,围棋则自此后未下过一盘。

一九二六年,丁甘仁先生不幸因暑温逝世。丁师在弥留之际,仍嘱我们要努力学习,以造福于人,他的这种诲人不倦的精神,实使我终身难忘。从此以后,我除自学书本知识外,只要听到有哪一位医生对某一方面有特长,即去虚心请教,倾心结交,以学习他的一技之长。当时上海有一位从四川来的医生,擅用附子,我从病人手中看到他的处方,确有特

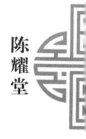

陈耀堂

点,遂请友人介绍与他相识,有空即去看他诊病。见他每方必用附子,最大用量竟用至三两以上,有不少经他医久治不效的病人,在他手中看好了。我向他虚心求教,他说:"附子虽辛温大热,但走而不守,副作用反不如肉桂多。对虚寒证应用附子自不必言,在阴虚内热者,也用少量附子作药引,取热因热用之意,然必配生地、丹皮以监制之。对肝阳上亢之头痛,用附子配生石决明、牡蛎之类,少量附子温补肾阳以蒸肾阴上济肝木,木得水涵,再加生石决、牡蛎之类以使浮阳潜降,头痛自愈。至于用量大小,要视病情,并不都用大量。用量小时,仅用半分。但对阴寒痼冷之症,用量必须要大,但宜渐加,而不能突加。用量超过一两,应先煎一小时以上,则量虽大无害……"真是听君一席言,胜读十年书!这些经验之谈是书本上找不到的。以后我对附子也很有偏爱,是我常用药物之一。曾遇一患者,男性,三十六岁。来诊时正值炎夏,穿单衣犹汗流浃背,而患者身穿棉衣,犹觉形寒怯冷,晚间需盖厚被尚冷不可耐。眠食尚可,脉来沉迟,苔白厚腻,询其工作,乃冷藏库工人。余断此证乃受阴寒太甚,阳气不能运行于外,虽届盛夏,仍冷不可耐,所谓寒入骨髓是也。必须用大剂温阳之剂,补火壮阳以祛阴寒。第一次附子用了五钱(以往从未超过三钱),配以肉桂、炮姜、吴萸、补骨脂、砂仁等。服三剂,觉寒冷稍减,而舌苔仍未化,脉仍沉细而迟。后附子加重至八钱,病人方诉寒冷已止,夏天已可不穿棉衣,原方服至二十余剂而痊愈。又如遇一脱疽患者,肢冷脉伏,患肢青紫而冷,大、二两趾已发黑脱落,余下三趾也有发黑趋势,初用附子五钱,配以当归、桂枝、丹参、红花、黄芪等以益气活血,效不显,中趾更发黑。乃递加附子至三两,患肢肤色始转正常,发黑之中趾也未坏死,以后病情即趋稳定。

　　我除向当时的名医学习外,还向民间医生学习。原来我对土方郎中并不重视。有一次,我的大儿子两岁时患麻疹后并发肺炎,所谓疹毒内陷,病情十分危重。我自己不敢处方,请我的同窗好友来看,用麻杏石甘汤加味,麻黄仅用八分,服了几帖,毫不见效。又换一医,仍用麻杏石甘汤合泻白散,服二帖也无效。眼看儿子呼吸气促,喉间痰声漉漉,面色发青,口唇发绀,恹恹一息。这时有一友人介绍一草医来看,他处方仅五味药:麻黄三钱,凤凰衣一钱五分,桔梗三钱,枳壳三钱,鱼腥草一两。

　　我一见此方,感到十分为难。所谓"麻不过钱,细(辛)不过五(分)"。

这次麻黄要用三钱,对一个不满两岁的小儿似乎量太大了,踌躇难以决断。但他的母亲救子心切,早就叫人把药抓来,已在煎药了。我也就横下心来,死马当活马医,试一试吧。殊不料仅服一剂,就咳出了大量黏痰,呼吸通畅,面色好转。再请这位医生复诊,麻黄减半,再服二剂,病情有显著好转,以后经过调理,才逐渐恢复(但留支气管扩张,常发作咯血)。这一事例,给我很大启发,民间确有好方法,应该加以发掘,以补充常用方之不足。以后我即常在套方中加入一二味草药以提高疗效。如凤凰衣(即鸡蛋壳之内衣)治气喘咳嗽效甚佳,鱼腥草用于急性气管炎、肺炎效好,荠菜花炭之用于肠炎腹泻,乳香、没药研末吞服半克治消化性溃疡之胃痛,丝瓜叶捣烂用麻油调敷治疗脓皮病,大田螺、大蒜捣烂敷腹部以退腹水等,均学自当时的草药医,在临床用之常有效,也属别具一格。

磨　　炼

一九三七年十二月八日,抗战的烽火烧到了上海,我的诊所及全家都在南市区,过去所谓"中国地界",不时遭受轰炸。我带领全家老小仅带了少量衣物细软逃难到法租界,寄居在一个朋友家里。整个家业及几年来积累下的心得笔记及大量书籍均毁于一旦,给了我一次很大的打击;老母因受惊、劳累,竟一病不起,又给予我第二次打击。两次打击使我也受到病魔的侵袭,几乎一蹶不振。半年后,我在法租界找了一间小屋重新开业。因人生地不熟,开始很不顺利,每日收入维持生活尚有困难。过了两年,才又打开局面,但因时局混乱,总不如过去了。国难当头,心情也不舒畅,常借酒浇愁,学业上也无大进展。直至八年抗战胜利,回到老地方,才又重振家业。但真正获得新生、学术上有新发展,是在解放以后。

解放初期,由于卫生行政部门对中医的地位和作用认识不够,中医一度受到轻视和排斥,规定我们这些五十多岁的中医也要全部去学习西医的解剖、病理、生理、内外各科。当时的目的是要把中医全部改行做西医,可是对我来说,觉得学习了西医知识后,很有好处。过去一些想不通的问题,和一些知其然而不知其所以然的问题,通过学习后,获得了部分解决。例如同一黄疸,可以由炎症、结石、癌症等多种原因引起,过去我只知阳黄、阴黄,治好了的是多数,少数治不好也不知其所以然,很可能是癌症。又如腹

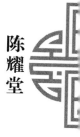

陈耀堂

痛,中医过去只知可由于寒盛、伤食、气滞、血瘀、虫痛等,西医认为腹痛可由胃炎、溃疡病、胰腺炎、胆囊炎、肠梗阻、阑尾炎、盆腔炎等内、外、妇各科的病种引起,这二者之间如何联系,对我来说是一个新问题。过去用中医辨证施治确可治好不少腹痛,但因只掌握了它的共性,没有掌握它的个性,因此不能掌握它的全部规律,就不能全部有效。有些急性腹痛痛极而厥,可能是胃肠道穿孔并发弥漫性腹膜炎而引起的中毒性休克,这在过去我们也常遇到,就是不知是何道理。通过现代医学的学习,其病理生理解释得非常清楚,使我顿开茅塞。

一九五五年,上海市组织了很多联合诊所,我担任了黄浦区联合诊所副所长,这儿中西医都有,相对而坐,我有机会向西医同道学习看病的道理,逐步也学会了看化验单,确实体会到中西医结合很有好处。以往治疗肾炎水肿只要水肿退了,就认为病已好了。现在看了小便化验单中尚有蛋白、管型,表示病并未好,水肿退了只是有所好转,并给我提出了一些新的课题:如何消除尿蛋白和管型? 如何提高肾炎的治愈率? 又如对高血压病,过去我从不量血压,通过辨证施治,症状好了,也不知血压是否下降,能否恢复正常,这也是新课题,迫使我们老中医也要赶上时代的潮流。这一段时间在业务上也有很大提高。

一九五六年,上海筹备成立中医学院,我毅然放弃私人开业和联合诊所的优厚待遇,应邀参加筹建工作,先在学院以教学为主,但非我所长。当龙华医院成立,我即带同学到龙华医院以带教实习为主。由于疗效较好,找我看病的人极多,使同学对学习中医树立起信心。我也要像当初老师教我那样,把我的毕生经验传授给学生,学生也为我抄录积累了不少验案。正当我想把这些医案整理成册时,"文化大革命"开始了,我也和其他老知识分子一样,受到了很大的冲击,收集的验案以及不少古典名著被当作"四旧"处理了,连看病的权利也被剥夺,被下放到药房劳动。一个医生不能为病人解除病痛,这是最大的痛苦。虽然有不少老病人仍来偷偷找我,鼓励我要保重身体,给了我一些安慰,但我总觉万念俱灰,只是在混日子,做些力所能及的事。一九七三年,我被迫退休,在家过着闲散的日子,但为人民服务之心,从无一日稍息。街道和里弄里有什么人生病,我随叫随到,成为一名义务医生。一九七六年,"四人帮"被揪出后,我心情非常舒畅,又恢复了青春,虽然已届八十高龄,仍响应上海卫生局的号召,到上海第二医学院附属第三人民医院担任顾问,专看一些疑难重证,并指导西医学习中医。我虽然已年老多病,还希望在我的有生之年,为发展我国的中医和中西医结合的事业,贡献一些微薄的力量。

（本人口述,陈泽霖整理）

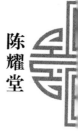

陈耀堂

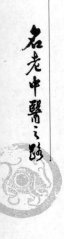

我的老师和我的学医道路

辽宁中医学院副教授 彭静山

作者简介

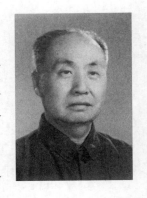

彭静山(1909～2003),辽宁开原人。学医于东北名医马二琴教授。着重钻研针灸学,首倡眼针疗法。历任中国医科大学针灸讲师、辽宁中医学院针灸教研室主任暨附院副院长等职。著有《简易针灸疗法》《妇科病中药疗法》《常见四种慢性病中药及针灸疗法》《普及针灸手册》等。

我学习中医是在二十年代,那时候全东北没有一所公、私立中医学校。学习中医只有三个途径:一个是家传。我的先人并没有做医生的,这当然是谈不到了。二是自学。古语说:"秀才学医,罩里捉鸡。"然而,我还是不到十六周岁的孩子,文言文都看不懂,那里比得上秀才。这条道也不通。三是师承。就是拜老师,从头学起。我只好走这个途径。

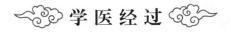

学医经过

我的第一位老师刘景川先生,是不第秀才。在辽宁省开原县那样的荒僻小县,只有两位凤毛麟角的进士,举人一位没有,秀才也不多,因此不第秀才也算名流。刘老先生满腹经纶，能作诗，善制灯谜，下笔千言，文不加点。但是文章憎命，屡试不第，只好设馆教学。刘老先生的父亲、哥哥都是医生，老先生也研究医学，创办"兴仁医学社"，只占一间房子，南北大炕，共有二十四名学生。北炕十二名读四书五经，南炕十二名读医书。这边讲书，那边写字，彼此互不干扰。每年学费二十五枚银圆。我是孤儿，家又贫穷，由我叔父东凑西拼代交学费。一切都按照私塾的方法，讲书，念书，背书，写字，起五更上学，除按时回家吃饭以外，没有运动时间，半夜放学。所安排的课程从《药性赋》《汤头歌诀》《濒湖脉学》《医学三字经》（我们叫做"四小经典"）开始，加上《四百味药性歌括》，刘先生自己编的《本草汇编》七言歌，即把《本草备要》编成歌诀，如"甘温固表生黄芪，炙温三焦壮胃脾"等等，倒也合辙押韵，易读好记。而后再学《内经》《伤寒》《金匮》《本经》所谓"四大经典"以及《医宗金鉴》的几种心法、《中西汇通选读》等，两年来就读了这些医书。刘先生善写医学论文，教给我们怎样写论文，五六百字一篇的文言文，每周写一篇。理法方药，无所不备。

　　读医书的第二年，开原考试中医。彼时没有卫生局，由公安局卫生科办理。我们一共有六位同学去应考，只凭念会了上述有限的医书，加上会写医学论文这点本领，竟敢于一试。主考官是开原两位懂得医学的绅士。一位是当过县长的丁一青先生（辽宁省中医医院成立时，曾聘为顾问，年已八旬，耳聋特甚，任职二年，顾而不问），一位是拔贡出身的女子中学校长王钟珊先生。所出的题并不难，平时我们都做过。考试结果，我们六名同学的名字，金榜高悬。但是榜后出了一道布告，上写着我们六个人的名字，说："查某某六人，试卷虽佳，而年龄过轻，行医未免误人。暂时不发给行医执照。该生等努力为之，前途无量！"我们本来是在老师的鼓舞下，身入考场，见见世面，体验一下考试的情况。用诸葛亮的话说，"笔下虽有千言，胸中实无一策"，自知不具备当医生的本领。但是，眼看着别人领到"行医执照"笑容满面，我们既羡且妒，怅惘地回去向老师汇报。老师哈哈大笑，异常高兴。他的心理是，六名学生全部高中，而且名列前茅，医学社的名誉，从此声价十倍，明年的新生将要成倍增加。可是，实际结果，适得其反。原因是这样：

　　有一天师娘（我们对老师夫人的称呼）抱着有病的孙女，请老师看病，我们破天荒第一次遇见这样的好机会。同学们停下读书，聚精会神地看着老师怎样看病。老师看了半天，一句话也不说。师娘急了，问："她到底是什么

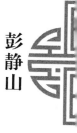

病?"老师也急了,紧张而又难为情地说:"我知道她是什么病!"同学们楞了,互相用眼睛示意,原来老师不会看病。

我想,我们念医书是为了将来当医生。老师不会看病,不论他讲得怎么好,文章作得怎么高,将来和他一样,也只能去教医经。可是如果我也挂个牌子叫什么"兴义医学社",我可还是个小孩子,有谁来给我当学生?所以,第三年我便退学了。人同此心,别的同学也这样想,学生因而日渐其减。

第二位老师是刘景贤先生,他只有二十六岁,自己开设诊所,字号是"瑞霖医社"。东北的医生都备有药材,诊费药费混合在一起,没有单收诊费开方的习惯。刘先生很有名望,每天求诊者络绎不绝。他看病时口若悬河,高谈阔论,谈的一多半闲话,至于病情,只是简单的说几句,给病人丸散药多,开方很少。于是又产生了问号:第一位老师,每天讲理法方药,辨证论治,结果不会看病;第二位老师,病人很多,但不谈医理,病人还很满意,据说吃药有效。那么,会讲的不会看病,会看病的不会讲,我们读了这么多书,究竟理论和临床怎样联系?还是莫名其妙。

这时候,开原城来了一位针灸专业医生唐云阁先生。他专用针灸治病,偶然也用一些药,但以针灸为主(东北针灸专业医生,解放前十余年才有,但是很少),病人很多,兼收徒弟。我和刘景贤先生都拜唐先生为老师,刘先生在中医方面,是我的老师,在针灸方面是我的同学。唐先生教学方法,与众不同,因为病人很多,每天只教两小时。首先教给我们调息吐纳,每人都盘腿坐在炕上,眼睛半闭,叫做"垂帘",看样子像老和尚打坐似的。以后就是练臂运掌,练气运指。这一套要每天早晚自己练习,不许间断。接着就是挂线循经,学习经络走行。唐先生讲经络的方法也很特殊。讲到哪一经,选一名同学,脱了衣服,把这一经的体表全都裸露出来,用织毛衣的毛绳一条,以水浸泡,取出来放在经络循行线上,非常醒目,形象教学,讲得很生动。第三步就是点穴。唐先生说:"点穴要口传心授,每个穴都有特殊的取穴方法,你们不可轻易外传。"到了这一阶段就分班上课,分班的标准,不以学习成绩优劣,而按交学费多少而分。我没有钱,和朋友借了五元钱,遂被分在丙班,总共只教了七十个穴。最后一阶段又合在一起,讲配穴、手法,并让你看病人,学习扎针。唐先生说:"穴位是主要的,很少真传。"如果续交学费,还可以升级补课。我心里着急,但也无可奈何。刘先生是甲班,三百六十六穴全学了,但是我问他,他说没有记住,不知是真是假。

　　开原别无名医,我叔父费了九牛二虎之力,人托人把我送到沈阳。十九岁第一次坐火车,感到处处新奇。沈阳彼时叫奉天,十八道大街,钟鼓二楼,八门八关,人烟稠密,车水马龙,又有生平所未见的"磨电车",弄得眼花缭乱,这都不在话下。我心里所想的是:不知道沈阳的这位老师是什么样的医生。

　　第一天去拜师,令我非常惊异。老师的诊所设在家里的外院。一进大门,古树参天,花木葱茏,满地繁花如锦;藤萝架,金鱼缸,浮水莲,点缀得幽雅清静;房后叠石为山,山旁一片平地,绿草如茵。后来才知道这是老师舞剑的场所。室内都是高级设备,沙发地毯,图书满架,古玩罗列,名人书画不少(有些东西我当时并不知道名字,如浮水莲之类)。拜见老师的时候,见老师不到四十岁,温文尔雅,举止大方。身穿串绸大衫,胸侧钮绊上悬挂半个黑大钱。当时很奇怪,以后听同学说,这是王莽钱,属于珍贵古玩,可值十几元大洋。我听了目瞪口呆,舌翘不能下。

　　幸运得很,这第四位老师是鼎鼎大名的马二琴先生。马老为沈阳名士,学问渊博,往来皆当时名流。马老工诗,善书,尤爱古玩。行医之暇,品茶吟诗,舞剑弹琴。有七弦古琴一张,每当诊余,铜炉焚以檀香,窗明几净,静坐弹"平沙落雁"等古曲,悠然自得。对大鼓书素有研究,深通声韵训诂,名演员如奉派大鼓刘问霞、京韵大鼓张小轩等均受其教益,得以字正腔圆,蜚声艺坛。

　　马老原名英麟,字浴书。因性爱古琴,以后又得了一张据说经过古董家鉴定系明朝严嵩之子严世藩故物的古琴,珍爱备至,遂自号"二琴"。

　　马老最大的贡献是保存了东北的全体中医。在伪满时期,日本主张废除中医,有人说中医能治病,日本要实际考验一下。在全东北调查名中医,只有马老声望最高,派人请马老到长春(伪满叫新京)。马老不去,日本用势力逼去,安置在粹华医院,是长春最大的医院,分为十科,每科设医长一人,都是日本人且都是医学博士。另设中医科,任马老为医长。这是摆擂台比武的形势。过了两个多月,一名化脓性腹膜炎患者,外科医长确诊,决定开刀,吉凶不能保。患者不同意,要求马老治疗。马老用金银花四两、龙胆草五钱,佐以公英、地丁、连翘、乳香、没药、黄柏,一付痛减,二付痛止,三付痊愈。日本医长检查确属治愈,非常惊异。以后由伪民生部保健司决议保留

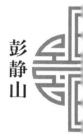
彭静山

157

中医,改为汉医,并改称中药为汉药。

从马先生学习二年,除了讲解过去读过而不理解的医经字句以外,又补读了《温病条辨》。马老为人谦虚诚朴,为海内三张之一张寿甫先生之好友(彼时张锡纯在沈阳行医)。当时统治东三省的张作霖,常请马老看病,人多称赞。马老笑曰:"比如我开个鞋店,张大帅买了我一双鞋,并不等于我的鞋每双都特别好。这不算什么。"我跟马老师所受的教育,除医学、文学、诗词以外,主要是高尚的道德情操,端正的医德品行。马老师教导我们说:"对病人要脚踏实地,全心全意,不要学哗众取宠的开业术。更不可乘人之危斫斧头、敲竹杠。张大帅有钱,吃我的药也和卖给别人一样,八角钱就是八角钱,一元钱就是一元钱。"马老自己写了一副楹联以自勉:十年读书,十年临证。存心济世,存心对天。可以想见其为人。

解放后,马老应中国医科大学之聘,任副教授。他传授中医学术,不遗余力,做出了很大的贡献,在十年浩劫之中,遭受"四人帮"迫害,愤死于一九六九年。惜哉!痛哉!我对亲爱的叔父,尊敬的四位老师,深恩未报,每一思及,不觉怃然!光阴迅速,转眼已过七旬,碌碌平生,一事无成,深愧吾叔吾师教育之苦心,写到这里,惭而流汗。

行 医 时 代

一九三〇年,我开始行医,时虚岁二十二。自己开不起诊所,只有在金匾高楼的大药房挂牌行医,社会上叫做"坐堂先生"。医生收诊费,药房卖药,互相合作,双方受益。我是在沈阳一家大药房字号叫"积盛和",一直干了二十多年,直到全国解放。

初起年轻,没人信。自己没有经验,遇见重病心里也没有底。举个例子:有一家接我往诊,病人是个年轻女人,一量体温39℃,本来是温热病,吃药可以好。那时候,心里没数,又想治,又怕出漏子。想和别人讲一下,证明她的病重,难保不发生变化。他家人都不在家,以后把房东老大爷找来,当面讲清,病得很重,请他作证。老大爷满口应承。我开方时还是战战兢兢,心里总觉不安。第二天接我复诊,病好了。病人笑着说:"我的病也重点,你这先生也小点,昨天你把我吓坏了!"我无言可答,皮笑肉不笑地应付过去,很觉惭愧,给老师写了一封信:"但愿程门立雪,再侍诊十年。"老师回信说:"初行医者,十九皆然。治病时要胆大如斗,心细如发,仔细辨证,不耻下问。平时多读一些参考书。"

说起"不耻下问",这不是容易事。旧社会的医生,"同行是冤家",同在一条街,不相往来。即或是至亲好友,同时行医,可以杯酒畅叙,可以品茗谈天,就是不讲医道,不交流经验。用北京话说:"你学会了我吃么!"遇见重病,互邀会诊,更不可能。一者怕丢面子,被人瞧不起,二者利润被别人分去了。那是经济基础、社会制度的关系,讲起来不堪回首。新旧社会,医生走着云泥不同的道路。

谈到多读参考书,更是遗憾。彼时沈阳卖医书的只有一家德和义书局,一间门市,书少得可怜。那时候没有国家出版社,都是由几个书局出版,鼓楼北虽有商务印书馆、中华书局、世界书局,但医书不多。买医书只好上南门脸旧书摊,有时可能遇到一些,赶巧了还有善本。

更不幸的是在我行医第二年,日本军国主义发动了"九一八"事变,侵略东北,成立伪满洲国,控制文化,关内的一切书刊报纸都不准卖,书店早存的也大部分不许再卖。据说商务印书馆用禁卖的书烧了一冬天锅炉,损失之巨,可想而知。

在伪满十四年沦陷期间,谈不到读书,只在临床治疗方面逐渐摸索出一些经验,病人日益多起来,并且博得小小的虚名。

◈⟿ 钻 研 针 灸 ⟿◈

全国解放以后,一九五一年我就任中国医科大学讲师,组织针灸研究委员会,开辟针灸室,公开对外治疗,以作研究。这是西医大医院开展针灸最早的。

这时有了读书的机会。满洲医大积累了大量中医书,珍本、善本、绝版、抄本,搜罗极为丰富(此皆为满洲医大时代日本冈西为人、黑田原次等所遗。以后人民卫生出版社影印、排印了不少)。那时候全校只有我一名中医,西医对中医还没开始学习,大量中医书由陈应谦校长(陈氏以后为人民卫生出版社社长)批准我随便看。我这时才真正进了中医的宝库,直感到琳琅满目,美不胜收。有的书我久仰大名,无缘相见,现在可以随时随地阅读。有的我以前连书名都不知道,读来更有兴趣。应该感谢党对我的培养,给我这样一个梦寐以求的

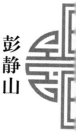

彭
静
山

读书环境。这是很幸运的读书时期。

读了大量的书,温习了二十年所治过的内、外、妇、儿各科疾病,感觉到过去读书太少,思想境界狭窄。其间写了几十本读书心得笔记,十年浩劫,被诬陷为"反动学术权威",家被抄,惜已荡然无存。

过去二十年行医中虽然也用针灸,但只是作为救急及补充疗法,主要以方药为主。现在专搞针灸,回忆起经络学说,多半忘记;运臂练掌、运气练指也早忘在九霄云外;而最遗憾的是唐先生只教了我七十个穴,还不足全部经穴的五分之一。因此,在博览群书之中,以针灸作为重点之一,以《甲乙经》《铜人经》《针灸聚英》《针灸大成》等为主要学习材料。先把经络原文复习熟了,按着经络体外循行,一穴一穴地自己摸索。唐老师点过的七十个穴,都很准确,回忆起来,容易掌握。其他的穴只好读分寸歌,写在小本上,有工夫就念。治病之暇,边喝茶边读,在车上,在厕中,看电影开演之前,甚至于和亲友会面时,也边谈边看。晚间在枕上默诵经脉篇和分寸歌,往往在默诵中睡去,醒了还接着背,这种工夫虽然很苦,却能收到良效。

练针也是这样,除了工作以外,手不离针,左右两手,各持一针,练习直刺、斜刺、横刺、旁刺、反刺、倒刺、浅刺、深刺、重刺、轻刺等等手法。读书的时候把练针枕推到旁边,手里还拿着针,边念边捻,有时用针翻书。有的同志说我搞针灸是科班出身,其实,我也是这样半路出家。通过长期实践,才逐渐地有了一些体会。下面简单谈几点,以供参考。

首先,针灸并不神秘,不是高不可攀,但也不像某些人曾认为的那样"十天八天就可学会"。它除了必须有深厚的中医理论做基础以外,还必须另做一些基本功夫。我主张把三百六十经穴弄得纯熟;至于经外奇穴除了肯定有效的如印堂、膝眼、十宣、四缝之类以外,我认为没有必要层出不穷地找什么新穴。因为,距离经穴周围一寸五分以内还是经穴范畴,无所谓新穴。

其次,我谈淡无痛扎针法;无痛扎针有许多方法,我的方法是十二个字:"准确找穴,躲开毛孔,迅速刺入。"找穴一要"宁失其穴,勿失其经";二要找病穴,即有压痛或以指压穴指下有坚硬、虚软、条索状、小包、硬节等感觉,谓之病穴。如不是病穴,应该更换。穴取得准确,要躲开毛孔。皮肤上有若干星罗棋布的冷点、温点、痛点,躲开痛点就可以避免针刺疼痛。痛点无法辨认，经过我长期体验，凡属痛点多和毛孔一致，针时要在几个汗毛孔的中间进针就可不痛，还应迅速。《难经》云："知为针者信其左，不知为针者信其右。"要发挥左手的作用。左手在针灸时作用大于右手：一可以找穴按压掐穴留痕作为针刺的记号，消毒后手指不必再去摸穴；二用长针时可以挟持针体配合右手；三如病人体位移动即可用左手矫正；四针前可用左手四个指头比齐在穴的上下切循使经络流通以增强疗效。至于使用补泻手法和起针也都需要左手协作，我们文绉绉地说："左手之为用大矣哉！"

第三，我的选穴方法概括起来是八个字：一点，二穴，三线，四面。

一点就是每次治疗只选用一个穴，用以达到治疗目的，使患者少受痛苦。穴位又叫"刺激点"，所以取用一个穴叫做"一点"。

二穴即每次选用两个穴，互相配合，加强治疗效果，提高针灸效率。

三线，选用的穴位在同一经脉循行线上，是纵线；穴位旁边的其他经穴可以连成横线；包括经外奇穴，也可以连成斜线。

四面是选出的穴位，概括成为一个皮肤面，有方形、长方形、等边三角形、斜三角形、扁方形、雁塔形、倒雁塔形等多种形式。

一点只是针灸一个部位，一穴就不同了，十二经都是左右两点。四缝是一只手四点，八风八邪也是如此，十宣则是十点，十二井为十二点，所以点和穴有所区别。

最后，谈谈眼针疗法。十年浩劫，遭到残酷迫害，被打耳聋。以后做内科门诊医生，这却是驾轻就熟，因谬蒙虚声，患者接踵，户限为穿。但是耳聋，不能拿听诊器，不能量血压，感到困难。只好想办法多用望诊，寻找新方法。经查阅多种医书，在《证治准绳》里受到了启发。

华佗根据《内经》指出经络与眼的密切关系，十二经有八个经以眼为集散之地，只有肺、脾、肾、心包除外，但通过脏腑表里关系，可以说十二经都通到眼部。华佗把眼睛划分为八个经区，各属五脏六腑。与眼科的五轮八廓不同，只是看球结膜上的血管形状和颜色改变，能看出病起于何脏，传到何脏。华佗这种望诊方法，到明朝还在流传，被王肯堂写在书里，一直没引起医界的注意。我发现了这种方法，在门诊实验，一个月的时间，观察了初诊一千零三十二例，准确率达到 80%，以后看了六千多例，对望诊扩大了范畴。从而逐渐在眼区研究，改进了原来的划区分配，去掉命门，扩大了三焦在人体的分布，从球结膜上血管的形状颜色之变化，可知病在何经，发

彭静山

161

于何经,病之新久,证之寒热虚实以及轻重转归、预后良否。看过上万人次以后,总结出眼针疗法。不另起穴名,在上、下眼眶边缘二分许,分为八区十三穴,总的叫"眼周眶区穴"。这一周的部位,在古今针灸书上并无穴位。循经取穴,用五分不锈钢针直刺或沿皮横刺,适应证与针灸适应证相同,对疼痛和麻痹效果更好。例如胃痉挛、胆道蛔虫、胆囊炎等,针入以后,剧痛立止。扭伤或其他原因突然不会走路,不能抬臂,不能弯腰,不能回顾之类,新发病一次可愈。曾治过一百多例偏瘫,肌力零级,针一次立即离床行走的十二例,对其他后遗症也有不同程度的效果。曾在合肥、长沙、北京各地医院表演,受到欢迎。已写了一本书,辽宁人民出版社已纳入一九八一年出版计划。

以上是我所走过的路。我认为做为医生,必每天治病,每天读书。治病不忘读书,读书不忘治病,二者联系起来,学以致用。这是我的经验。

回顾与前瞻

上海市卢湾区中心医院顾问　　　陈苏生

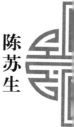

作者简介

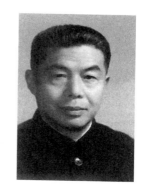

陈苏生（1909～1999），江苏武进人，从事中医工作五十余年。医自师授，曾就学于同乡沈仲芳、海宁钟符卿、山阴祝味菊诸名家。解放前曾任上海盐务总局医官，交通大学、大同大学校医。解放后历任上海市卫生工作者协会常委，上海市中医学会内科学会常委，嵩山区第二联合诊所所长，卫生部中医研究院编审兼任第一届西学中研究班教授，全国中医学术研究委员会委员等职。治学勤于思考，重视实践，对许多问题有独到见解。主要著作有《伤寒质难》等。

颠沛流离　创业维艰

我三岁丧父，十五岁丧母，孤苦零丁，就养于姨母家。十六岁做油坊学徒，得"肺痨"，消瘦咳血，久不已。姨母曰："尔三代单丁，尔祖尔父死于是。今羸弱如斯，求学有困难。盍学医以求自存欤？"因介绍给上海名幼科沈仲芳之门，半工半读。未及一年，得"软脚疯"，脚软不能步履，邻医针灸治之愈。未几又得伤寒病，高烧旬余不解，一病几不起，名医薛逸山治之愈。由是体会到"医乃仁术",足以活人,亦是以防病,从此树立了把学医当作终身职业的志愿。在从师学医三年中,除诵读老师指定的《内经知要》《汤头歌诀》《药性赋》和《幼科痘疹金镜录》以外,还得学习毛笔字,学写笔记,荏苒三年,期满回常州故里,半耕半医。虽然乡间缺医少药,但由于我初出茅庐,求诊的人不多。即使有,亦因贫穷无力买药而自动停诊停药,因此疗效几等于零,医务收入,亦几等于零。加上年岁荒歉,生活无着,不得不背乡离井,再来上海谋生,由亲戚介绍进入一家精盐公司,当上一名小职员,专司誊写呈文信稿等工作。微薄的工资,仅是糊口,遑论顾家。但既有栖身之处,终究难忘自己本身的业务。好在余闲时多,于是重理旧日医籍,致力于叶天士《温热论》、王孟英《温热经纬》、吴鞠通《温病条辨》之学,顺便给公司中小职员工友等治些不很重要的疾病。初亦有效,未尝不斤斤自喜。偶然有一次机会,获得了董事长钟符卿老先生的青睐,收我为门生,于是我第二次再理旧业。

钟老师原是逊清名士,官于蜀,有政声,其医术在川中有神明之颂。其学得之海盐陆介山先生(陆著有《内外证通用方》),其处方淳朴沉重,和沈师的轻巧灵活,大相径庭。无何,精盐公司营业失败,上海居,大不易,我又得尝颠沛流离之苦。钟师念我所学未成,促我应上海市卫生局考试开业。考试成绩名列前茅,钟师大喜,斥资为我开业行医,请章太炎先生为我写招牌,登报介绍,并将自己的病人亲友,介绍我治疗,以扩大营业面。龊龊三年,方始立定了脚跟。

寻师访友　追求真理

在旧社会的上海滩,要想打开出路,真是谈何容易。要维持一个八口之家,如果没有真实功夫,很难拉得住病家。"优胜劣败",关键在于怎样提高疗效。除了在书本上找求自己需要的东西外,我也尝通阅了王冰注《黄帝内经》全文,又把杨上善的《黄帝内经太素》综合起来对照。也曾浏览金元四大家著作和《景岳全书》以及俞根初《通俗伤寒论》。有的地方,古今无殊;有的地方,互相矛盾。自己缺少鉴别能力,真是莫衷一是。于是,产生了寻师访友的念头。在良师益友中,我结识了徐相任、程门雪、陆渊雷、章次公、徐衡之、叶劲秋、祝怀萱和现今尚健在的张赞臣、姜春华等,对我帮助很大。

一九三七年，我依靠的姨丈得了伤寒病，当时我已经头角峥嵘，薄负虚名，因为叨在至亲，所以义不容辞地担当了医疗重任。开首方，根据自己熟习的一套，先与辛散宣解，汗出热不减。照我的经验，知道此病不易速愈。为了审慎起见，延聘当时某大名医前来诊治。他认为姨丈是阴虚体质，汗多伤阴，邪热反炽，所以主张滋清。大家因为他是大名医，据说他有断生断死的本领，方案相当漂亮，所以我亦赞同他的措施。可是一天天的诊治，病况一天天恶化，从烦躁到谵语到昏迷，他说这是一个历程。他预料以后应当恶化到如何程度，然后可以转逆为安。大家信任他，我也信任他。在病的第十天，病态不大妙，神志晦涩，呼吸浅表，时时有厥脱之象，连忙拨号请他。他还说这是"转"，一"转"就有希望的，并嘱我们不要慌张，说完匆匆就走。医生刚送出门，里面已哭声嚎啕。素称强健无病的老人家，就此与世长辞了。这次的经验，使我对于"名医"的话，产生了根本上的动摇；对所学的一套，也产生了莫名其妙的怀疑。

不幸的事，真会接二连三的发生。在姨丈亡故的第二星期，承继父业的大表兄也得了这病！不到一年，第二个表兄又得了这病，情况和姨丈一个路子，都是我挡了一个头阵，也都延聘了当地"名医""专家"或西医会诊，但都失败了。奇怪的是他们都有一套说明自己不错的理论，而且引经据典，凿凿可信，但事实都无一兑现。

在短短的时期中，我经历了三次教训，眼看那责大任重的三位当家人，在医生与病魔的"合作"下，半推半送地结束了辉煌的前程，殷实的家业垮了下来。新年里照例要去拜年，虽然我接二连三的失败，常常负疚在心，可是又不能不去。去了听那两代孤寡的悲恸，真使我局促不安，不知如何是好！从此以后，我经常扪心自问：一个掌握生杀之权的医生，如果单单为了养身肥家，而不能救夭横，将何以医为？似我姨丈一家惨遭病魔丧身的人，全国将有多少?！

为了寻找真理，我着实费了一番功夫。听得人家说，上海名医徐小圃先生，治小儿病有特长，其用药和我沈老师不一样，且有独到之处。我和徐守五凭符铁年先生的介绍，前去学习临诊。去了几次，终是莫名其用药的所以然。后来探知徐小圃先生的用药，是受了祝味菊先生的影响。祝先生以擅用附子鸣海上，时人称之曰"祝附子"。他个性很强，对中医颇有自信

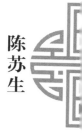

陈苏生

心。他既不鄙弃旧的,也不盲从新的。他不做古人的"应声虫",也不做新医的"留声机"。他掌握了分析与归纳的武器,说明中医治疗的原则,治病有狠劲,博闻强识,辩才无碍。其创立"五段八纲"的学说,的确可以收到"思想经济"的效果(章次公序《伤寒质难》语)。我为了彻底了解祝氏学说之谜,就不揣冒昧,单独前去拜访。在数度长谈之下,听到许多闻所未闻的见解,使我茅塞顿开,不得不拜倒在他的门下。这是我第三次拜师的经过。

那时正是敌伪统治时期,上海租界成为"孤岛",物价飞涨,民不聊生。虽然如此,我每晚仍抽出一定时间,去到祝先生家,畅谈医学原理,常常谈到更深,辄笔记之。前后三年,成《伤寒质难》一书,共二十八万字,就正于老师,先生未尝不点首称善,以为凡所启发,均能深领默喻,达之于文。我承受了这份宝贵理论,一一付诸实践,果然有其兑现的价值。尽管他的见解和古典医学上有格格不入之处,但在我的实践中,证实"祝氏医学逻辑"是一个正确的观点。以上事实的追溯,详见《伤寒质难》跋文中,这也是我学术思想重要转折的开端。

随波浮沉　接受考验

解放前学医的苦难,真是一言难尽。我所努力的目的无非为了生活。医务界名医如林,各有登龙之术,自愧寒酸,未敢仰攀高门。所以同道中接触很少。

由于《伤寒质难》一书的出版,医务界知道我的人多了。前辈先生又对我多所嘉勉,使我格外自负起来。一九五五年一位卫生部领导同志,来我家访问了几次,敦促我放弃上海现有的一些职务,参加卫生部中医研究院开院典礼,为祖国医学贡献力量。我和秦伯未先生、章次公先生,第一批应征去北京报到。秦协助搞医政,章主要搞临床,我则分配到中医研究院任编审之职,参加编辑中医教材及西医学习中医第一班的教学工作,匆匆三年,愧少建树。一九五七年被划为"右派",下放中医研究院图书馆,看到馆内浩瀚的医籍,深惭自己学识之浅,益感往日自大之非。未一年,又回到学术秘书处,担任答复国际人民来信(问病索方的工作)。一九六一年响应党的号召,到新疆自治区中医院,担任病房医疗、门诊带徒、高干会诊等工作。当年国庆节,宣布"摘帽",益自刻厉,埋头于临床治疗,日诊患者百余人,深感惜日所学,远远不能满足人民的需要,方知医学之可贵,在于"行之有效"。于是,专力于疗效之观察,并以此传教门人,直到自己因积劳成疾,咯血昏倒在门诊室中,才负病回上海疗养,迄至退休为止,算来"西出玉门"已整整十三年了。

退休归来　甘作人梯

　　一九七四年因病退休回沪,本地区卫生局听说我又回来了,邀我再度出山,在区中心医院当中医顾问,担任"西学中"的临床带教工作。西学中班集中了一批具有较高水平的西医,有些是主任、主治医师,学习情绪很高。我在带教门诊中,经常鼓励他们,主动提出问题,告诉他们:治学之道,必须要疑;解惑释疑,必须要问。所以"学问"二字,经常联系在一起,"学"是目的,"问"是手段。应该知道,学员有发问的权利,老师有解答的义务。譬如叩钟,大叩则大鸣,小叩则小鸣,不叩则不鸣。如果有疑不问,则惑从何解?学从何进?中西医在共同学习中,教学相长。老师们的水平有限,未必都能解答得很好,但问题提出来总比闷在肚子里好。同时告诉他们:中医治疗疾病,一头抓住"证"(包括可以目睹体验的症候),一头抓住药(包括药和一切治疗方法与工具,如推拿、针灸之类),以物质性的药物,治疗人体物质上所起变化的证。通过临床实践有效,这就是客观存在的宝贵材料,应当是唯物的。但是为了解释疗效的所以然,难免要涉及多种多样的理论,这些都是人们头脑加工的产物,可以由于每人的思想方法不同,学术观点不同,而出现不同的见解,这完全是可以理解的。

　　我国古代春秋时期,诸子蜂起,各有各的见地。唯物主义者荀子就明确指出:"诸子皆有所见,亦皆有所蔽。"我们学习中医的宝贵经验,一方面要听听他们言之有理的理论,更重要的是要观察行之有效的成果。实践是检验真理的唯一标准。理论不过是实践的说明者,我们只能修改理论来结合事实,决不可以歪曲事实来迁就理论。

　　祝先生曾经对我说过:真理,只有一个真是,不许两个都对。古今学说,皆各有所见,亦皆各有所蔽,必须定其一是,去其众非。无可否认,中西医学和其他各国各民族医学一样,都是从实践中成长发展起来的。现在中西医学,尽管还存在两种思想体系,但这是暂时的现象,将来必然会在辩证

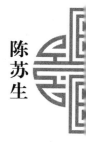

陈苏生

唯物主义思想方法指导和现代科学手段帮助下,统一起来。必须承认,今天的中西医之间,还存在各有所长、各有所短的事实。应当取长补短,不要护短忌长。假使中西医的一方出现了"一无所长",那就不存在什么中西医结合问题了。

我已经是七十三岁的人了,来日苦短。还有许多该看的书没来得及看,还有许多手稿与医案未来得及整理。瞻前顾后,深悔过去用力不专,未能继承名师心传。以往取得一些粗糙的经验,在知识海洋中,正是渺渺沧海之一粟。愿将有生余年,继续带好学生看好病,整理好自己行医五十余年的经验,作为提供后学研究祖国医学的参考资料。好在晚景弥佳,将以此自怡。

(本人口述,陈明华记录,张建君整理)

能定能应谓之成

——谈我的治学经验

上海市中医文献馆馆长
上海市中医研究班主任　　董廷瑶

作者简介

董廷瑶（1903～2002），浙江宁波人。从事中医工作五十余年。曾任上海市静安区中心医院中医科主任。专擅儿科，兼及内科。在治疗小儿痧、痹、惊、痫等常见病上较有造诣，曾在《中医杂志》等刊物发表论文数十篇，著有《幼科刍言》。

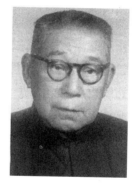

余幼承庭训，专擅儿科，业医已五十余载。在这半个世纪中，祖国医学两逢厄运，几遭毁灭：二十年代末，反动政府亟欲"取缔"；六十年代后期，又受"四人帮"之摧残。真可谓奄奄一息、后继乏人，使侪辈有"末代中医"之叹。事实上，东方医学源远流长，并富有哲理特点，故有别于西方的学说；其中尤以岐黄之道，为东方医学之佼佼，渊博精湛，蕴藏真知，旨趣微妙，自成体系。故其治学方法亦与一般科学有所不同。苟非参透经义，临床证验，则必难登堂入室而味其腴膏也。下面，仅将自己在中医学术活动中有深切体会者，择其要者述之；其间之得失、教训，或有助于后学以为借鉴云。

承继家学 奋发自强

余祖居浙江鄞南乡董家眺,世代从事儿科。先君水樵公,字乾增,号质仙。初,受训于先大父丙辉公。旋游学于同邑儿科前辈石霖汝先生之门,以其勤学苦研,尽得石氏之心传,以痧、痘、惊、疳四大要症为擅长,对其他杂病,亦有心得。中年以后,医名渐噪,求诊者舟楫相接,络绎不绝。

先君晚年得余,虽爱而严。因急欲传授家学,余于十六岁起,即开始习医。鉴于古文对理解中医典籍的重要,特聘一位博学老秀才为余教读,上自先秦诸子,下至唐宋诗词,无不精练熟读。而先君又督教医经,继之各家学说及宋明以来之儿科著作,一一指示;临诊之时悉心带教。如此攻读三年有余,不幸先君弃养!此时余方弱冠,自感学识不足,幸赖前些年的教诲,于理论和临床有了初步的基础。得有今日,缅怀庭训,不能自已。

先君对惊痫的证治心得,对余后来临床有着深刻的影响。关于急惊,其病机初多属于伤寒化温、化热的三阳症,以小儿体脆神怯,不耐高热,易致惊搐,设或不先祛邪,遽投金石重镇、脑麝开窍,是舍本逐末,引寇入室,贻患非浅。故治惊之法,不必拘于惊之名目,当求其致病之由。经云"诸热瞀瘛,皆属于火""诸痉项强,皆属于湿""诸暴强直,皆属于风"。此其不同病因也。而火有虚实,实火宜泻,以钱氏泻青丸、葛根芩连汤、承气白虎及紫雪等为常用之剂。湿为寒水,辛温可化;风寒束表,桂枝汤主之,吐甚加玉枢丹,其发热汗出而渴者加花粉,或佐以葛根。风由热化,寒由风聚,风热挟痰之惊,则用沆瀣丹、金粟丹、抱龙丸等。此治惊之大略也。临床遵此,每可应手获效。

又如痫疾,法陈飞霞与杨仁斋前辈,首在祛痰。痰在上者吐之;痰在里者下之,兼以清心开窍、抑肝顺气。此先治其标,痰去之后,再治其本。古语虽有"见痰休治痰"之说,但指正虚有痰者而言。苟有邪实,有痰在里而不驱之,是为实实,反令益痰。吾家经验,用牛黄抱龙之类豁痰利窍,使痰得上越吐出,或用保赤散以下其顽痰。盖风痰一去,神志即清。后再以金箔镇心丹培元宁神,希痰不再生而心清神安,痫不复作。该丹内配河车,大补气血,尤宜于恍惚失志之癫痫患儿。历年以来,遵法而治,辄见其功。

先君治学经验,乃精于经典,博览群书,洞彻病机,辨证以治。师古而不泥古,灵活机变而不离轨范;或宗成法,或自创新,皆以临床需要为指归。

余在束发之年,经验尚少,初未能取信于人。而当时盗匪横行,在二十一岁时,突被歹徒绑架,勒索巨款,赎回脱险。从此移居宁波城内,一面刻苦钻研,一面求教前辈,学识渐进,诊务日增,得能立足于医林之中。

在一九二九年,当时的"中央卫生委员会议",竟然通过了所谓"废止旧医以扫除医事卫生之障碍案",妄图一举消灭中医。案中极尽诬蔑之能事,公然声称"旧医一日不除……新医事业一日不能向上",并制定了消灭中医的六条措施,强迫中医接受"训练",禁止宣传和不准开办中医学校等。消息传来,群情激愤。全国各地中医自发地组织起来,公推代表去上海商议对策。浙东地区亦不例外。当年三月,上海召开了全国医药团体代表大会。宁波中医界,推选了吴涵秋、王宇高及余三人为代表,出席上海大会。大家当仁不让,奔赴集合。在大会上,组成了中医请愿团,直到南京,强烈要求政府取消议案。在全国人民的大力支持下,当局不得不宣布取消议案。这次保卫祖国医学的斗争取得了初步的胜利。

经过这场斗争,使人感触良深。中华民族数千年之古代医学,乃稀世国宝,其间玄奥神妙,实非浅尝可得。吾辈还应奋起自强,发愤中兴,以免中医事业之消亡。否则,不仅是岐黄之不肖子孙,抑亦为中华民族之罪人。每思及此,不寒而栗。于是白天忙于诊务,夜晚灯下攻读,上溯《灵》《素》,下逮近贤,旁及宋元诸家。披阅既久,渐有所悟,指导临床,深得体会。至于小儿生理、病理、诊治之特点,积累诊察,辄能望而知之,立方遣药,尚能如愿获效。在防治传染病上亦粗具经验。撷伤寒、温病学说为核心,以家学遗训为羽翼,对儿科热病危症,时以一得之见,亦有获救之效,从而得到群众的信仰。旋因抗战爆发,炮火弥天,于是避难至沪,从此定居于上海。

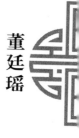

勤求古训　体察儿情

业儿科者深感小儿病之难治,因其呱呱褓褓,不能自白,而脏腑柔弱,易起卒变。故必须了解小儿之生理、病理特点,庶于临床不致困惑。

稚阴稚阳之说,为小儿生理之概括。大凡人体从生长、发育而至壮盛、衰老,乃肾气之所主。经云"女子七岁,肾气盛;二七而天癸至……丈夫八岁,肾气实;二八天癸至"及"人生十岁,五脏始定",可知小儿之体,其肾气处于生长之中,尚未壮盛,五脏亦有待渐趋完善。故前贤反复提出:"小儿气势微弱"(《千金方》);"小儿气禀微弱,脏腑娇嫩"(《小儿药证直诀》);"小儿之阴气未至,故曰纯阳,原非阳气有余之谓,特稚阳耳"(《类经》);"小儿稚阳未充,稚阴未长者也"(《温病条辨》)。《临证指南医案》亦言幼稚质薄神怯,五脏六腑气弱;而《幼科心鉴》言其气血未充,神识未发等。总之,谓其初具形体,各方面均"成而未全,全而未壮",血(阴)气(阳)、脏(阴)腑(阳)、形(阴)神(阳)的柔嫩娇弱,而又蓬勃的生长状态,都可归纳为稚阴稚阳。这样的特点,决定了小儿在病机、诊治上与成人有质的区别,故为中医儿科临床上的指导思想。

尤以"脏腑薄,藩篱疏,易于传变""肌肤嫩,神气怯,易于感触",更因卫表不固,肺脾不足,则外感、饮食及客忤、惊怯均易促发致病。其他食、痰常有积聚,心肝易生风火,又是外感热病迅速传变的内在条件。故为小儿病之易虚易实、易寒易热也。至虚实之间、寒热之间的相互转化,瞬息之变,出现表里上下寒热虚实的错综复杂的症状,此亦不离乎阴阳幼稚而气血、脏腑弱而未壮之故。

在小儿热病中,每易高热神昏、惊厥抽搐,前贤有认为其体禀纯阳,故易风火亢盛。陈飞霞说"小儿阳火有余,实由水之不足",张山雷也以"稚阴未充,其阳偏盛"立论。同时,"脾常不足肾常虚"(万密斋语),则水虚火亢、肝风易动,本乎阴阳、五行之理,阐明了小儿病之易于化风化火,医者必需见机做出适当的措施。

基于这样的认识,临床用药,见神昏抽搐者,不轻投重镇以遏邪;即泻火熄风,亦应存阴、扶脾;高热危症,在气以白虎,里实用承气,方药合拍,辄能转危为安。

仲景《伤寒论》,以桂枝汤为第一方。对小儿临床运用,颇有心得。以其体弱,风寒初袭,汗出恶风的表虚证,桂枝汤常可施用;而营卫不和,易汗、低热、无力、纳减之诸症,则桂枝汤加味治之,每可应手。其他桂枝之类方,如桂枝加龙牡汤,可治小儿营虚心悸、汗多如淋者;桂枝加杏朴汤,可治小儿饮冷感邪、大便溏泄、咳嗽微喘者,效果均较满意。小儿寒疝、偏坠疼痛,桂枝加桂汤再加橘荔核等;风邪卒中、胸腹作痛,用柴胡桂枝汤,其效均佳。至于小建中之治小儿虚寒腹痛,黄芪建中之治虚损汗多,更是效如桴鼓。此乃小儿肌肤柔弱,肺脾不足,易见营卫失调之诸症,适于桂枝类方;

而其气血未充,中土易伤,每见化源不足之诸病,即为建中类方之所主。吴鞠通云:"儿科用苦寒,最伐生生之气也。小儿春令也,东方也,木德也,其味酸甘……故调小儿之味,宜甘多酸少。"在桂枝、建中方里,桂枝、生姜辛温散寒,扶助卫阳而温经暖中,包含少火生气之意;芍药、甘草酸甘相配,和营缓肝而安内攘外,又取酸甘化阴之义;大枣、饴糖甘平滋腻,充裕营液而资生气血,即有益脾抑肝之用。它们的综合,切合小儿阴阳俱稚、肺脾不足而肝木易亢的体质特点,故有其独到之功。此均为长期经历的实践,乃合于小儿之情性而有所体会也。

∽ 不囿成法　随机应变 ∽

小儿麻疹,首重透发。古人以麻疹"内蕴胎毒,外感天行"为其主因。"先发于阳,后归于阴""毒兴于脾,热流于心""脏腑皆有病症,肺经见病独多",为本病的发病机制。透表的意义,就是掌握了"疹性喜透"和"自内达外"的自然规律,采取顺其规律、因势利导,而不拂逆其自然的治疗措施。古人明言"疹宜发表透为先",又"疹毒从来解在初,形出毒解即无忧",说明"毒解"是基于"形出"之理,故"透"为治疗本病的经验总结。

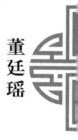

余遵循家学,数十年来,历治麻疹无算,颇具一得之见。一九五八年冬,全国性麻疹大流行,上海地区更是猖獗,病势危重者极多。领导上组织了各方面力量,专设病房进行抢救。余负责中医部门的抢救工作,任务艰巨,责任重大。当时用常规治疗,初期不外辛凉透表,中期清凉解毒,末期清降泻火。讵意是年病势多重,并发肺炎,即转脑炎者,比比皆是,收效不显,死亡率高达10%以上,令人胆寒。为了抢救,日夕不离医院,以便随时观察。通过仔细研究分析,发现患儿初期麻疹见布而两颧䀪白,体温陡高,咳逆气急,鼻煽色青,疹色灰黯,或一出即没;旋因毒向内陷,合并肺炎;继则昏迷嗜睡,迅速形成脑炎,而至死亡。从以上病势推理:由于麻疹以透为主,是蕴毒为时邪所引发,故必自内达外,由里出表,则必经血分。今痧布而两颧灰白者,就因气血阻滞关系也。方书谓:左颊属肝,右颊属肺,而肝主血,肺主气。由于气血运行失常,不能载毒外泄,而向内陷,险象丛生。更因是年连日大雪,严冬凛寒,夫寒则血涩,从结合岁气来说,亦影响麻疹的透发。原因既明,故改用王清任解毒活血汤一法,服一二剂,面色转红,血活疹透,迅速化险为夷。运用此法,顿使麻疹未齐者可齐,已没者亦得毒解而安。高热很快下降,神志渐得清醒,使死亡率降到零数。迨麻疹工作结束时,统计结果,其死亡率平均为3%,是全市最低单位,得到卫生当局的表扬。

一九五九年五月,中央召开全国传染病工作会议,余被推选为代表之一出席。会上交流解毒活血法抢救麻疹逆症的成果,颇得同道的重视。

之后,余又对活血解毒在麻疹危症中的重要性做了进一步观察。在一九六〇年冬到一九六一年春的麻疹防治中,以透为基本原则施治,挽救了许多危重病例。对四十六例重症患者得治的统计,其中用辛凉透表为主者二十二例,以活血解毒透痧者十例,以辛凉解表与活血同用者十四例。后两种情况说明,在危重麻疹中有血分瘀热之病机者,几占一半以上,为临床上不可忽视者也。以第三者情况来说,即在疹淡不明、两颧苍白,或疹暗色紫,或素体虚弱、患有先天性心脏病者,或并发肺炎、脑炎,均需参用活血药物,使其痧透毒泄而安也。此为令人不可磨灭之印象。

急性热病,必自外感始。中医守法,必使邪有出路,防其病邪深入。《内经》谓"因其轻而扬之",如"其高者因而越之"(涌吐法)"其有邪者,渍形以为汗"(熏蒸法)"其在皮者,汗而发之"(解表法)等,这是病位尚浅时的逐邪之法。若邪已传里,经有"因其重而减之"之说,如"其下者引而竭之"(涤荡法)"中满者泻之于内"(消导法)"血实者宜决之"(活血散瘀法)等,都是给邪出路,使邪去而正安。他如水病之开鬼门、洁净府、去菀陈莝,暑痧之取嚏,刺委中放血,小儿口糜之泻火利尿等等,无不以逐邪外出为目标。

前贤每有邪祛正安的治疗思想。近人注疏钱氏医案谓:"病邪不可令其深入,如盗至人家,近大门则驱从大门出,近后门则驱从后门出,正不使其深入而窥寝室耳。"夏禹铸亦曰"治病不可关门杀贼。脏腑之病必有贼邪,或自外至,或自内成,祛贼不寻去路,以致内伏,是为关门杀贼";而"关门之弊,不第不能杀贼,而五脏六腑,无地不受其蹂躏,其为害可胜道哉"。小儿之病,多起于外感、伤食,更需要重视这一治疗思想,以祛邪安正也。

既要师古　又应创新

余因家学的熏陶,亦得各家学说的汇通,临证应变,不断总结,在师古的基础上有所发挥,有所创新。

例如小儿肺炎,临床表现类型很多。在各种不同的类型里,通过辨证论治及中西医间的合作,可有一定疗效,恕不赘述。今特提出讨论的是西医所谓的腺病毒性肺炎。这类肺炎,抗生素多不起作用,高热持续不退,咳逆气急,病程迁延,检验白细胞不高,胸片阴影较淡而呈片状。在治疗过程中,给以一般的宣肺泻热、清里解毒的常法处理,疗效不显,且往往变化复杂,产生不良后果。于是不得不精思殚虑,另觅方药,创制了熊麝散(为熊胆、麝香二味研匀),开水化服,试用以来,疗效显著。多数病例服后一天开始退热,气急和缓;重者三天内热退,气和咳爽,病情就安,屡用屡验。

考熊胆性味苦寒,邹澍谓"为木中之水,其为水木相连,斯上可以泻火气之昌炽,下可以定水气的凭陵,系水火相济之源"。据方书记载,它能开郁结,泻风热,具凉血、清心、平肝、泻火之功,专治小儿热盛神昏、急惊痰火之重证。麝香则味苦而辛,气温而香,开结通窍,解毒定惊,对惊厥昏迷之危症,有救死回生之效。两品相互配合,加强了清热解毒之能,泻膻中之壅热,逐心包之痰浊,平肝风之惊厥,切合温毒犯肺、痰火内郁的病机,是以能出奇而制胜。

由于熊麝散主热毒里郁之重证,但不是任何患者都可应用,必需慎重选择适应病例,施用上不超过三剂。因苦凉之品,中病即止,否则恐损脾胃。同时配合汤剂,较为妥善。此亦根据临床的需要而有所发挥者也。

再如,婴幼儿泄泻中,常遇肠麻痹症(现代医学病名),其势危急,病情严重。时因药入即吐,汤剂不纳。症见腹胀如鼓,叩之中空,作恶呕吐,气促不舒,大便不畅,次多量少,此为脾急气窒,中焦阻滞,升降失职,遂使气阻于下而大便不畅,胃气上逆而呕恶吸促。于是只有另觅途径,采取外治之法,以丁香、肉桂、木香研末为散,加麝香为引敷于脐上,名曰"温脐散"。散中温香诸药借麝香渗透之力,旋运气机,往往在敷后两小时内肠鸣连连,频转矢气,大便通下而吐止气平,然后再以汤药调治。此法颇建奇效,遂使危病转安。这也是因症而制宜也。

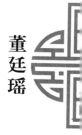

董廷瑶

175

小儿复发性肠套叠,一般来说,必送西医普外科治疗,给以灌肠整复。但本病患儿,每多反复发作,甚至上午复位,下午又发。若手术治疗,则病家每多顾虑。我们通过辨证分析,因其腹痛阵发,痛而拒按,面色晦黯,舌质带青,此为肠局部的血分瘀结,不通则痛也。故采用王清任少腹逐瘀汤活血利气之法,以其功在温经散寒,活血行气,化瘀止痛,且又通达下焦,故较合适。临床上根据情况加减化裁,寒甚必用姜、桂,或选用木香、乳香、桃仁、红花、枳壳、川楝等随宜而施。临床应用,疗效显著,且可根治。

成人慢性非特异性溃疡性结肠炎,一般疗法长期无效。我们曾用过四神、驻车、附子理中、参苓白术、真人养脏等方,粗似对症,但其效均不理想。遂进一步分析症情,反复思索。从病因言,常见由于精神紧张、情绪忧郁,则与肝气有关;从部位言,病变常在乙状结肠及其邻接部分,正是少腹深处,阴分下极,为厥阴所主。故为寒热错杂的下痢。尤在泾《贯珠集》指出,这是由于阳复太过,其热侵入营中所致。从这一考虑,结肠炎与厥阴肝木有一定关联。而厥阴病的要方乌梅丸,仲师明白指出"又主久痢"。吴鞠通在《温病条辨》72条云"久痢伤及厥阴,上犯阳明"者可用之。据此,余乃以乌梅丸改汤剂为主方,加减变化,以治该病,取得了较好的成绩,其疗效亦见巩固,但必数十剂才收全功。

以上各种例子,为长期研读、观察、思考、总结所得。重要的是不执一方以治一病。昔贤陈自明曰:"世无难治之病,有不善治之医。"医者在走弯路之时,应当寻思探索,改弦更张,以求得对症之方。这就需要复习典籍,参阅诸说,广开思路,成方与立新灵活运用,庶几不拘于一隅之见也。

∽ 结　语 ∽

上面简要地叙述了个人的治学经过及点滴的肤浅体会。自感学习、运用祖国医学的经验概括起来则有九要:一曰明理,二曰识病,三曰辨证,四曰求因,五曰立法,六曰选方,七曰配伍,八曰适量,九曰知变。这在中医学术上是环环相扣地组成了一个体系,而在临床的诊治上则是一个完整的过程。其中,明理、识病反映了医者在理论上的修养;辨证、求因是指观察、分析上的能力;立法、选方、配伍、适量是在理论指导下的具体运用;而知变,即随机应变,是对特殊情况下的应对能力和适当处置,集中体现了中医治疗上的灵活性和针对性。若能致力于这九要,来一番苦功,定能提高业务水平而渐臻精湛。由于学无止境,余虽年迈,不敢自怠,惟恐学识不进则退耳,愿与后学诸秀共勉旃。

（本人口述,宋知行整理）

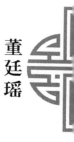

董廷瑶

以"治学三境界"的精神学习《内经》

浙江中医学院副教授
《浙江中医学院学报》编辑室主任　　徐荣斋

作者简介

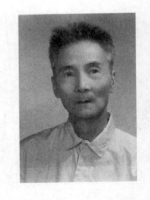

徐荣斋(1911~1982)，浙江绍兴人。医学得自师传，常问业于曹炳章先生。毕生精研《内经》等经典著作，颇有心得。一九五五年重订俞根初《通俗伤寒论》，杭州新医书局出版，上海卫生出版社重印。近年著有《内经精要》《妇科知要》等。

清人王国维的《人间词话》里，说到治学要经过三个境界，我极有同感。他说的第一境界是"昨夜西风雕碧树，独上高楼，望尽天涯路"（意思是说做学问要目中无半点尘，胸中无半点尘，静志澄虑地勤读苦攻，搜集资料）；第二个境界是"衣带渐宽终不悔，为伊消得人憔悴"（是说为了探求学问，苦思力索，不怕人消瘦，只要能够理明心得）；第三个境界是"见众里寻他千百度，蓦然回首，那人却在，灯火阑珊处"（这是说通过不断地辛勤探索，一旦有所发现，解决了问题后的喜悦心情）。这种对治学境界的形象描写，颇具感染力。我这里就文论医，回顾一下我学习《内经》的过程。

第一境界

我祖父是个儒而医者,但死得很早,我不见面,当然非祖传;父亲也早死,那时我只九岁,也不是父传。我只读到祖父遗留下来的半柜木刻本和手抄本医书。从业老师是撰《存存斋医话稿》的作者赵晴初老先生的弟子杨哲安先生,他有学问,有临床经验,我跟了三年,边读书,边侍诊（相当于现在的见习和实习）,打下了一些医学基础。不过对《内经》的知识是很贫乏的,所读只两本李士材的《内经知要》、六本薛生白的《医经原旨》,加上"一知半解九不懂"的《王注内经素问》。实际呢? 还得用雷公对黄帝的话来自我解嘲:"诵而未能解,解而未能别,别而未能明,明而未能彰……"真惭愧!

满师回家,肺病缠身,在两年养病期中,先后购读张介宾的《类经》,马张合注的《素问》《灵枢》。一方面,把《素问》论述精、气、神等篇的经文和注文反复诵习,感到古文气氛浓郁,养生义理跃然纸上,遂作为病中修养;另一方面,却找到学习《内经》的途径,由浅入深,由此例彼,从而引起探索的兴趣。同时也开拓了诵习秦汉医文的眼界。

一九三五至一九四九年的十五年中,恒以半天门诊、半天读书为自课,读书以温习《内经》为主,泛览明清方书为辅。前者作为治学,后者便于应世;治学侧重《素问》,《灵枢》次之。主要原因有二:第一,《素问》注疏多,便于对勘,易于读懂,《灵枢》仅马、张两注;第二,《素问》论阴阳四时、脏腑、经络、诊法、病因病机、治则等,言之有物,可以仰观,可以俯察（其中五运六气部分未理解）,《灵枢》的腧穴、针刺,由于不懂而至今仍未认真学习。

读《内经》从选文到原篇,是一个由浅入深、由易到难的过程。选文从《知要》之约,到《类经》之博,虽不能全部理明心得,但基础总算由此而奠定。一般主张读书由博返约,我因身体弱,资质笨,无一目十行的快速领会进度,只能以蚂蚁啃骨头的笨劲,锲而不舍,循序渐进,主张先约后博。博,先从《内经》本课博起,然后向外发展。张介宾《类经》后三卷"会通类"是触类旁通的博,引而申之的博,我把它看作《内经》主要词汇的索引,颇有收益。

至于读原篇,障碍较多,难字难句每篇有,字典、辞源也解决不了问题,

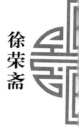

徐荣斋

再加上文字和语法的古今不同,错简时出,不仅仅是文辞古奥难懂而已。关于这些,我常借助陆九芝的《内经难字音义》,高士宗的《素问直解》也有比较明白晓畅的字解和词解,再参阅马、张、张氏三家注释,扫除不少文字障碍。其间口诵、心维、手检,可云劳矣!检阅注家多,有得力处,但有时也会带来影响,遇到两说分歧时,就莫衷一是了。找不着解释,感到望洋兴叹;有不同观点,又感到无所适从。怎么办?丹波氏父子的《素问识》《素问绍识》和《灵枢识》在引述各家注文时,往往做出比较精切的分析,我把他们作为学习《内经》的"辅导员"。

初读原篇,我感到《素问》比《灵枢》难读,幸而有选文作基础,半数文句,还觉得似曾相识,但总不得不依靠注释,来帮助解决理解上的困难。过去有人提出先读无注的白文,我却没有试过。不知读得通否?以俟贤者。

"读书千遍,其义自见",这句话有一定道理,但不能只读不想。孔子有"学而不思则罔,思而不学则殆"的名言,意味着学习离不开思考,所以边读还是要边想。不懂的古奥文句,多读多思,贯串它的上下文,逐渐领会其语法及意义,随着读的遍数的增多,思考次数的增加,全篇也能逐渐弄通。当然,这是相对而不是绝对的。

我读《内经》的方法是:①原文注文,边读边想边记,有时联贯读,有时分段读;②已懂的篇文,读到成诵(成诵的意义后详);③不懂的篇文,检阅注疏及工具书,从字到句细细读;④精短的文句,抄且读(读后抄,能加强记忆,抄后再读,能加深理解)。

不要以为朗诵是没有意义的事。无论是《内经》篇文或医论、脉诀、药性赋及方歌,多读才能成诵,口诵心维,才能牢记。这些事例,凡是中医同志,不论老年的、中年或青年的,都有不同程度的亲身感受。朗诵也要下功夫,要由读到诵,诵出原文的问答段落和句(句号)、读(逗号),诵出原文的音和义;有几段经文是韵文,读起来音调铿然。通过诵,还可以调剂苦读苦记的紧张心情,得到舒松和愉悦,更有助于对经文记忆与巩固。

以上是攻读《内经》的第一关,也是王国维所谓治学第一个境界。事实证明,研究学问,都需要经历过一番苦工。"不经寒彻骨,那有暗香来?"我们口头常说的"书山有路勤为径,学海无涯苦作舟",以勤苦二字作为求学方法,舍此实无捷径。我们前人研读《内经》的精神,亦有坚韧不拔的楷模。王冰次注《内经素问》,"精勤博访,历十二年,方臻理要";滑伯仁创

《素问抄》、汪机作《续抄》、丁瓒作《素问抄补正》，皆穷治一经，跟着前人足迹而攀登。"独立高楼，望尽天涯路"，情景是逼真的。至于我，尚在初学，当然拟非其俦，回忆当年攻读《内经》时的困惑，倒不在于勤学苦练的下功夫，而是下了苦工仍无多收获，尚有待于再接再厉的摸索。

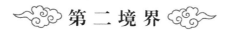

第 二 境 界

全国解放后，中医的事业和学术都来了一个大飞跃，中医学已跻于学术之林，对古典医著的探索与研究，当然更萦回于我的脑际，形势逼人又喜人，学习《内经》的第二境界就此进入。如实地说，这个再接再厉的探索，包含着"为人""为我"两者："为人"，是为了适应教学需要，想把知识灌输给人家；"为我"，是适应提高要求，想把《内经》再搞懂搞通一些。二者都需要再学习。

一九五五年以来，西医学习中医班一次一次地开办，中医学院本科班一届一届地开学，在备课讲课过程中，诚如《礼记·学记》所说："学然后知不足，教然后知困。"由于前面的"不足"，引起后面的"困"；教的"困"由学的不足而来。什么是"教然后知困"的"困"？给《礼记》作疏解的孔颖达回答得很好："不教之时，谓己诸事皆通；若其教人，则知己有不通。而事有困弊，困则甚于不足矣！"我的亲身感受，这个"不足"和"困"，主要是对《内经》理论理解不深，印证缺乏，只能自喻，不能喻人，窘状是可想而知的。既呈困惑，再学习当然是个前提，尽管古人认为"困而学之，又其次也"，我想总比"困而不学"要好得多。

怎样再接再厉？方法仍然是拙笨，还是主攻《素问》，选读《灵枢》，力求在会通中理解，并阅读同类书和参考资料，摘录笔记，反复写教案及讲稿。韩愈所谓"焚膏油以继晷，恒兀兀以穷年"，殆近似之。实际做法，主要为以下四点：

（一）守约以自固　研究学问，一般有专精与博览两个步骤。读医书下手之初，是先约后博还是由博返约？是个值得讨论的问题。我认为，先约后博，循序渐进，不能躐等，这是根据我的精力和学力而择定的。我研读《内经》，重点在《素问》，而《素问》的八十一篇，也不全部都作重点读，譬如讲"刺法"十二篇、讲"岁运"七大论及文理浓于医理的"著至教""方盛衰"

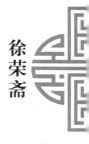

徐荣斋

等六篇，只一般地读。反过来说，研读《灵枢》虽次于《素问》，但如卷一的"邪气脏腑病形"、卷二的"本神"、卷三的"经脉"等，每卷里都有一两篇作为重点攻读。韩愈所谓"术业有专攻"，意味着是专精的课业，我当然不敢妄想专精，但以守约作为自固的手段。

其实，《素问》中关于论述阴阳变化之旨，脏腑、经脉、病、治之要，固为精读深研对象；而针灸如"离合真邪"等篇，岁运如"至真要""天元纪"等篇，亦各有丰富内容可供探索。《周礼》"疾医以五气、五声、五色，视其生死"，这十三字，包括《素问》诊法精义，亦是扼要之言。至于各家注解，除前述七家（王、马、二张、李、吴、高）外，原则上亦少旁骛，既防涉猎不精，更防泛而无适。一九五九年执教中医学院，始泛览诸家，以应备课讲课需要，这已是第二学程的事了。

我还体会到，《内经》的本身内容确实够博大了，光是几个浩瀚渊深的阴阳、脏象、经络等学说，选择其中一段半节进行研究，已非短时期可能穷其精蕴。退一步说，如五脏中的某一脏，病因中的某一因，也足够探索它一年半载。小而至于《内经》中的须、发、唾、嚏等小事物，如果把它们从散在的经文里集中起来研索，也可以小中见大，想"约"也约不了。

就"病机十九条"来说，它原是"至真要大论"中的一个内容，仅176字，刘守真演为277字以为纲领，反复辨论以申之，凡二万余言，成《素问元机原病式》，完全是由约到博的专著。近人任应秋编著《病机临证分析》，根据《病机十九条》所提到三十个病症进行阐述，着重在辨证审治，并强调理、法、方、药的建立和运用。这两本书，都是从约而进入到专，发展到博。前者给我们提供了研究病机的启示，后者给我们提出研究病机的方法，可作专精与博览的参证。

一九六一年，我试写《病机十九条阐要》（内部资料）；次年，写《内经阴阳理论的实践应用》（部分发表于《广东中医》1962年7期）；后又写《内经五郁证治探讨》（发表于《浙江中医学院学报》1980年1期）。这些短篇，可算是"守约以自固"的试作。

（二）互勘以求证　从"守约"到"互勘"，眼界又开拓一步，功夫又花了一番。经文与经文，经文与注文，这家注与另一家注，互相对照；同中辨异，异中求同，以前证后，以此例彼，反复推寻，的确另有新的悟境。这是我研读《内经》方法的又一步骤。"互勘"的实际，即是互相印证，包括同类书与主攻书印证,也包括非同类的参考书与主攻书印证,从字、句、段落到整篇经文,发现疑难处即进行"互勘",借以扩聪明而练识力。古人所谓"读书三到"的心到、眼到、口到,此时都必须全部投入,而且都要发挥作用,一处疏忽,等于放弃一个攻读阵地。分析和思考,要齐头并进,既须求证于对勘书,更要全神贯注主攻书,切磋琢磨,才能磨出火花。

　　互勘的书,我首先阅读杨上善的《内经太素》。其书上足以证皇甫谧,下足以订王冰,确是互勘《内经》的最佳文献;后人崇之为"医家鸿宝",洵非过誉。注虽隋唐间文字,但语气明朗,并不深晦难懂。其特点在于:改编经文各归其类,取法于皇甫谧之《甲乙经》,而无其破碎大义之失;其文先载篇幅之长者,而以所移之短章碎文附于其后,不使原文糅杂;其相承旧本有可疑者,于注中破其字、定其读,亦不辄改经文,以视王冰之率意窜改、不存本字、任意移徙、不顾经趣者,大相径庭。如"痹论"的编次,胜于王注本甚多,其他各类各篇,都可以从互勘中获得新证,我是颇受其益的。

　　其次,我还把《难经》也作为同类书互勘。《难经》这本书,文气卑弱,理境不高,实不足以羽翼《内经》。但其阐发经络流注,奇经八脉的作用,"七冲门"为人身资生之门以及诊候、病能、针刺俞穴等,有未曾见于《内经》,而实能显《内经》之奥义者。滑寿《本义》,更能注胜于《经》,作为对勘,不是劳而无获的。

　　一九六二年夏,读到清・姚止庵《素问经注节解》_(人民卫生出版社排印本),其书是《素问》之节本_(节178处,6686字),并给王冰的次注以更多的补正。我以两个寒暑,按篇按段,互勘《节解》与王冰次注的异同处,勘出后人对王冰编次《素问》之所以不满,主要在于:经文有重出者,王冰存之而未去;残缺赝作者,王冰仍之而不删;再如脱误舛讹、颠倒错杂之文,王冰则聊且顺文而无所发明,或旁引滥收而安于简陋。这些都由于王冰编次时对经文不加细揣,任臆移掇,有难解处,又"逢疑则默",以致所编所注,功过参半。姚氏的重修,撷经文之精要,订王冰之罅漏,作为《素问》之互勘,也是一部值得参阅的书。

　　(三)比类而索义理　研读《内经》,既要理明心得,又要纵横联贯。每个词句,从它们的概念到具体内容,经过比同析异,探其义理,也是帮助理解《内经》的一种方法。这种方法,比读书札记容易搞,只需把散见于各篇的同类句或联绵句汇聚起来,比类而观,义自能体现出一部分。这个方

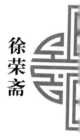

徐荣斋

法，我从《类经》"会通"中悟出，现正在继续留意摘录。

举例说，《素问·上古天真论》"虚邪贼风"，此四字可以连称为一个名词，也可以分称为"虚邪""贼风"，作两个名词。一般解释是：邪气乘虚而入，叫"虚邪"；四季不正常的风，叫"贼风"。"虚邪贼风"连称的，见"上古天真论""太阴阳明论"，而"移精变气论"把这个名词分成对句，为"贼风数至，虚邪朝夕"，意义就更明显。单称"虚邪"者，"八正神明论"凡三见：①"八正者，所以候八风之虚邪以时至者也。"②"虚邪者，八正之虚邪气也。"③"八正之虚邪而避之勿犯也。"《灵枢·九宫八风篇》则谓："谨候虚风而避之，故圣人日避虚邪之道，如避矢石然……"这几段所指俱欠明朗，意味着虚邪即虚风，也即是邪气乘虚而入，所以《难经·五十难》以五行生克来推："从后来者为虚邪。""八正神明论"中另有一段文字："以身之虚，而逢天之虚，两虚相感，其气至骨，入则伤五脏。"这段解释颇能言之有物，后人对"虚邪"二字的定义，想是从此得来。

"贼风"这一名词，《素问·四气调神大论》义明词显地指出，本无烦赘述，可是对照《灵枢·贼风篇》，岐伯答非所问，好像"舟欲近而风引之使远"，或许也是错简，志以存疑。

再如"阴阳应象大论"是《素问》八十一篇中的"皇冠"，理论性强，应用面广，每一句、每一段都有它的丰富内容和指导意义。通过比类对勘，知篇文中有错入文字："在天为玄，在人为道，在地为化，化生五味，道生智，玄生神。"此段系"天元纪大论"文，见于此篇"东方生风"段中，文气不类；下文"神在天为风"的"神"字伪，当与前文"其在天为玄"的"其"字联成一句，律以后文"其在天为热"等四段可证。像这种错简文句，《内经》里所见甚多，前人已通过比类考订方法，给我们指出不少，一经复按，更觉了然。

又如《内经》中多韵文，又多对句，我常从对句里得到易读、易懂、易记的佳遇。"生气通天论"："阳气者，精则养神，柔则养筋"这一句，在阳气功能某一方面，做了细腻熨贴的点出，我由是想到关于阴气的阐述也能发现同样的名隽对句。后读《痹论》，得"阴气者，静则神藏，躁则消亡"句，感到虽非浑然一体，已觉无独有偶。另外，还有分散在各篇常见和不常见的某些名词，如"奇恒""气立"等，词简而义或难明；特别像"气立"这一名词，"生气通天论"一见，"六微旨大论"多见，究竟何所指？尚少明确印证。我已把它们比类搜集起来，或许也是探索《内经》特有术语的一个途径。

（四）汇参而见源流　从"守约"到"汇参"，在研读《内经》过程中，确是迈开了一大步，近于由"约"而向"博"进军。其实犹未也，只不过根据需要阅读一些同类书而已。

怎样汇参呢？大致有"综合汇参"与"分类汇参"两法。综合汇参，如前面所述《内经太素》是一部学术价值高、印证意义大的必参书，每处不同字句都有它的精义；《难经》文虽平衍，然亦时见妙谛，作为综合汇参的旁考书。分类汇参，是取对《内经》某个学说或理论有所阐发的汉、晋、唐、宋有关医籍。如"脉法"参证张仲景《伤寒》《金匮》论脉部分及王叔和《脉经》；藏象内景，参证《中藏经》及《千金要方》论脏腑部分；病因、病机、病症，参证巢元方《诸病源候论》及刘守真《素问元机原病式》；经络针灸，参证《针灸甲乙经》《脉经》及《十四经发挥》(《脉经》所载十二经脉循行文句，与《灵枢·经脉篇》有出入，通过校勘，《脉经》为胜)。另有《内经》所载各种病类，对某些症状有引而未发的，则参考刘守真《素问病机气宜保命集》及骆龙吉、刘浴德的《内经·拾遗方论》，从而了解治宜。多方汇参，力求相得益彰，亦以概见《内经》学说的流派。

"学问之道无他，求其放心而已矣。"所谓"放心"，意味着把读书方法开拓到一定的范围。我这样地"汇参"，是否符合古人所说的"放心"？不能说，但那时却感觉有收获。因为这些汇参书，用以印证《内经》学说，除了相得益彰以外，还具有三种现实意义：

首先，引作汇参的几部书(特别是汉、晋、唐三代的书)，去古未远，他们肯定见到古本《内经》，所引述和阐发的，在一定程度上，多能反映出《内经》的原文原义，字体的假借，文句的异同，术语的变化，都可以作为可靠的校勘本。

其次，医学流派，虽说肇自宋元，其实古已有之。所谓"三世医"之黄帝针灸、神农本草、素女脉诀，是最古的医学派别；《汉志》所说的"医经"和"经方"，更是古医学派之见于记载的。通过汇参，既得以印证《内经》，并得觇出古医学派源流之一角。

又其次，汇参察流的方法，除互勘互证外，还足以启迪心灵，收到触类旁通之益，比读各家注解另有一种妙境。因其著述自成一家，与注解之随文释训、强为凑合者不同，汇参时可获得分析思考的锻炼。

以上这些，是我第二阶段对《内经》"困而学之"的纪实。虽已成明日黄花，不适于用，其中有的还是作为自励法门，并述于此。

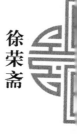

徐荣斋

185

第三境界

　　通过一、二两个阶段研读《内经》，工夫花了一些，收获得了一些，但在十年浩劫中，生活蹭蹬，学业未竟，衰老已侵，计惟抓紧"三补"（前十年蹉跎后十年补，白天时间紧迫晚上补，两耳失聪勤学勤问补），夺些回来。回顾在第二个阶段中，用去的时间最多，学习方法也采用这样或那样，对《内经》主要理论的探索和寻求，虽不是"千百度"，然而几十度次总是有的，但发现得不多，有了一些也不敢自信。为了要在"灯火阑珊处"发现、认识、研究，特在这里谈一下想做而没有做和正在做而尚未完成的几件事：

　　（一）仍然要回顾第二个阶段中，那是一九六五年，为了研读与教学需要，我曾仿秦伯未先生编写的《内经类证》（此书秦氏初稿于一九三三年，与《读内经记》同为当时上海中华书局新出版研究《内经》的读物；一九六一年，《类证》有余瀛鳌重订，条文后补列《素》《灵》篇名，每类加按语，比原编醒目）一书，续辑关于阴阳四时（五行）、经络、脏腑身形、诊法、病因、病机、治则、预防等九百多条，分八章，二十七节，名《内经精要》，不辑病症条文，因已有秦氏之书在，足资参考。编写动机与方式，主要围绕当时《内经讲义》，作为备课时分类引申之助。十五年来，旧稿自珍，看来还是有些用处，现拟再行增删，分节加按，参以近年研读所得，使旧稿有所出新。

　　（二）《内经》理论蕴藏之富，真如一座宝山，经过古今学者的勘探和发掘，各有所得，足证"矿源"是丰富的。如何继续发掘？如何扬长避短、取精去粗地古为今用？确是摆在我们面前急需去做的实际工作。我想应该在过去一系列的成就上，不断创新。例如，对某一理论加以剖析研索时，最好印证临床（包括古人或今人的治验或科学实验），不论是一个学说、一个名词、一个物体，都可以作为探索课题。我准备与青年教师合作，即小就大，做到知和行的统一。以"横刀哪顾头颅白，跃马紧傍青壮年"（华罗庚教授诗句）的精神，实干到底！

　　以上两项，作为研读《内经》第三境界的内容，虽不相称，窃愿比拟。自知学植浅薄，方法粗陋，因而所得不多，可以介绍于读者之前的当然更少了。这也是收获与耕耘的辩证关系，懒汉是种不出好庄稼的。今后要继续努力，使有一个好收成，争取达到新境界！

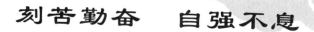

刻苦勤奋　自强不息

南通市中医院院长、主任医师　　朱良春

作者简介

朱良春（1917～），江苏丹徒人。治学勤奋，自强不息。擅长内科杂病，屡起沉疴。对于虫类药的临床应用，尤具心得。著有《传染性肝炎的综合疗法》《汤头歌诀详解》《章次公医案》《虫类药的应用》等。

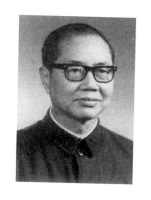

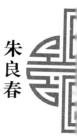

朱良春

〰️ 从师学习　孜孜不倦 〰️

我早年在中学读书时，因病辍学，乃转而学医，拜武进孟河马惠卿先生为师，先命朝夕诵读医经，无法理解其奥义，颇以为苦。但跟随马老师抄方一年，却甚有收获。求治于老师之病员甚多，他用药颇有独到之处，临诊常用对子药，便于记忆和运用。随师抄方一年，使我获得了丰富的实践知识，也初步掌握了一些基本理论，为学好中医奠定了基础。为了系统学习，一年后考入苏州国医专科学校。接近毕业时，抗战开始，乃于一九三七年转学至上海中国医学院继续学习。当时半天在章次公先生处实习，半天在世界红十字会医院中医部工作。我在章师处虽仅年余，由于他诲人不倦，谆谆教导，因而得益较大，学习到抓主要矛盾的辨证手段，灵活选方用药的技巧及由博返约、扣住主题的读书方法。章师学识渊博，理论精深，临床颇多独特经验，对内科杂病，尤擅其长，治验甚多，疗效卓著，这些为我后来登堂入室，创造了条件，打下了基础。章师一贯提倡"发皇古义，融会新知"，他的主张对我影响很深。后来我之所以能兼收并蓄，重视民间单方，走中西医结合的道路，都是章师正确引导的结果。

对我影响较大的还有张锡纯先生。《衷中参西录》中的许多有效方剂，我应用于临床发挥了较好的作用。如治一妊娠恶阻妇人，得食则吐，不食亦呕，叠药不瘥，卧床不起，历时月余，邀我诊治，用张氏安胃饮，一剂知，二剂已。因此有位同道说我得力于"南章北张"，这是符合实际情况的。近年，我在整理《章次公医案》时，仍有温故知新之感受。如章师早年就指出："根据实践经验，有些失眠患者，单纯用养阴、安神、镇静药物效果不佳时，适当加入桂、附一类兴奋药，每收佳效。"这个可贵的经验我至今一直应用于临床而获效。同时，诊余之暇，经常翻阅《衷中参西录》已成了我的习惯，真有百读不厌之慨，乃至使我产生了撰写《锡纯效方发挥》的念头，以把我四十多年来运用张氏效方的体会介绍给读者。

融会新知　推陈致新

我认为学习的成功，不仅在于智慧，还在于毅力。数十年来我除了完成本身的工作任务之外，无论是盛夏寒冬，都起早带晚地阅读各种医学著作，既学习前人的经验，也接受今人的创获。平时还尽可能地挤出时间，搜集资料，分类储存，以利于吸取前人和今人的宝贵经验，指导自己的实践，并为著书立说、撰写论文准备了条件。

我十分重视掌握祖国医学"辨证论治"这个关键。因为"辨证论治"是祖国医学理论体系的精髓，其优点是不论任何复杂的病情，都可依据症状，从阴阳消长、正邪斗争的基本规律中，运用四诊八纲的方法归纳分析，提出整体治疗的措施，这是中医理论体系上的卓越之处。能掌握好"辨证论治"的规律，世界上就没有绝对的"不治之症"，而只有"不知之症"。所以，我对一些疑难杂症，总是深入探索，努力从不知到渐知，转不治为可治。例如一位纺织女工，患子宫内膜异位症(异位至肺部)，就诊时主诉：月经闭止，每月咯血五、六日，伴颧红掌热，口干咽燥，腰酸腿软，叠治无效。我根据其症状辨证为肝肾不足，水不涵木，气火冲激，冲任失调而致血不循经，灼伤肺络，逆而倒行，给予滋养肝肾、清肺凉血而调冲任，连服十剂，月经即循常道而行。又如"血紫质病"是一种原因暂时不明的新陈代谢疾患，比较罕见。一例二十六岁的男性患者，每隔二至四个月必剧烈腹痛数天，用杜冷丁注射始趋缓解，因尿液呈红色，经尿检发现多量紫质而确诊，但多方治疗未能控制其发作。我根据其面色少华、怯冷、纳呆、便溏等症辨为脾肾阳虚，予以温补脾肾之剂，届期未再发作，随访三年，已告痊愈。所以我认为中医"辨证论治"的原则是大经大法，如能认真掌握，灵活运用，就可应付裕如，取得著效。

但是"辨证论治"也存在一些缺点，就是对疾病产生的具体机制和诊断，缺乏客观的指标依据，这对总结提高，似有一定的影响，同时，也常会出现误诊。因此，还必须"辨病论治"。例如直肠癌的早期症状，往往易与痔疮或慢性痢疾混淆，如果不早期确诊，给予相应的治疗措施，就很有可能贻误病机，导致恶化转移。我认为"证"和"病"是一种因果关系，具有不可分割的联系，否定或肯定"病"和"证"的任何一方面，都是片面的、不完善的。因此，"辨证"与"辨病"密切结合，研究疾病与症候的关系，探索临床诊治的规律，必能相得益彰。所以我在临诊时常将二者结合起来，以求缩短疗程，提高疗效。如慢性气管炎急性发作患者一般多见咳嗽痰黄之主证，所以我研制了"咳喘合剂"，由黄荆子、金荞麦各五钱，佛耳草、天竺子各三钱组成，凡遇此类气管炎患者，服用每获佳效。再如我从用蚯蚓液治愈下肢溃疡的经验中，理解它具有对溃疡病灶的修复作用，从而启发我用以治疗消化性溃疡病，取得了良好的效果。这样我们就能不仅是继承，还可扩大思路，触类旁通，引伸发展，扩大药物的疗效，为中西医结合提供线索。

以良方寿世　如春雨膏田

友人书画家鲍伯详同志曾赠我一副对联："以良方寿世，如春雨膏田。"其意虽是赞誉，但却成了我治医做人的标准。

我在学校读书时就练习写作短文，曾在《明日医药》上发表过文章。

后来曾任杨医亚主编之《国医砥柱》、任应秋主编之《重庆国医杂志》以及广东《医药旬刊》的特约编辑，陆续写过一些文章。一九四二年，我自己创办《民间医药月刊》，主要是搜集民间验方，加以验证推广，使我从中吸取了不少经验良方，丰富了治疗手段。

在反动统治下，中医遭到歧视和扼杀，我一度感到非常悲观。解放了，在共产党的领导下，得到了新生，过去曾经憧憬的美好理想，都逐步变成了现实。一九五六年南通市成立了中医院，我被任命为院长，我激动，我兴奋，我决心将自己全部精力都倾注在中医事业上。由于党的教诲、培育，我比较地成熟了，懂得了革命的道理。在和同志们的一道努力下，曾集体编著了几部医书，发掘、整理了两位土专家的经验。一九五九年我院被授予全国红旗单位，一九六二年写成《传染性肝炎的综合疗法》，一九六三年编著《汤头歌诀详解》，江苏人民出版社出版；近两年，又写成了《章次公医案》《虫类药的应用》两部医著。其中《章次公医案》在一九八〇年由江苏科技出版社出版，畅销全国，得到好评。《虫类药的应用》一书，将由中国国际书店和香港三联书店在香港及国外发行。

撰写论文、著书立说是继承发扬祖国医学遗产的一个部分，更重要的是为广大人民健康服务，为病员治好疾病。因此，我除了做好临床工作外，还积极参加科研工作，更多地掌握疾病的诊治规律，提高疗效，缩短疗程。例如创制"益肾蠲痹丸"（熟地黄、当归、仙灵脾、鹿衔草各四两，炙全蝎、炙蜈蚣各八钱，炙乌梢蛇、炙蜂房、炙地鳖虫、炙僵蚕、炙蜣螂虫各三两，甘草一两，共研极细末，另用生地、鸡血藤、老鹳草、寻骨风、虎杖各四两煎取浓汁，泛丸如绿豆大。每服二钱，日二次，食后服。妇女经期、孕期忌服）治疗类风湿性关节炎及增生性脊柱炎等疾病，疗效显著。我认为痹证其"本"在肾，风寒湿热诸邪均为其"标"，故取"益肾壮督"以治其本，"蠲痹通络"而治其标，方即据此而制订。曾治一脊柱弯曲、头向前倾、不能直立，呈严重驼背状且掣及两腿疼痛、行走欠利、手指关节变形的类风湿性脊柱炎患者，叠经使用中西药物，均告鲜效；嗣服"益肾蠲痹丸"，关节变形渐复，能直立，能从事一般劳动，摄片检查增生之骨刺已消失。此丸药深受广大病员的欢迎，医院生产常供不应求，已列为一九七八年科研成果，在市科学大会上受到表扬。又如慢性痢疾与结肠炎，长期腹泻、时轻时剧、迭治不愈、缠绵难解者，辨证往往既有脾虚气弱的现象，又有湿热逗留的存在，呈现虚实夹杂的征象，在治疗上既要补脾敛阴，又要清化湿热，因而创造了仙桔汤：仙鹤草五钱至一两，桔梗二钱，乌梅炭一钱五分，白槿花三钱，炒白术三钱，广木香一钱半，白芍三钱，炒槟榔五分，甘草一钱五分。阿米巴痢另加去壳鸦胆子十四粒，分服。治疗此症，取得比较显著的疗效。

"救死扶伤，实行革命的人道主义。"这是我们每个医务工作者的天职，只要能解决病员的痛苦，我都愿意去协助做好工作。我常与其他单位协作，拟定处方应用于临床，如与市卫生防疫站职业病防治科协作，创制了"止咳化矽糖浆"，对矽肺患者，配合抗矽-14，获得较好的效果。

此外，由于经常在医药杂志上介绍临床经验，因此全国各地来信问病求方者甚多。我对读者来信总是认真阅读，并开出处方，寄给病人，以期减轻患者的痛苦。总之，在我行医的四十多年中，将良方效药给予病员，已成了我最大的愉快。每个疑难杂症患者的治愈，是对我最大的安慰，他们的健康是对我最大的奖赏。

❧ 园丁精心培育　换来春色满园 ❧

为了培养中医新生力量，我早在一九四五年至一九四八年克服了重重阻力和种种困难，自己出资筹建了中医专科学校，培养了二十多名青年中医，现在大部分都在不同的岗位上发挥了骨干作用。

解放后，中医事业有了巨大的发展，但十年浩劫，中医工作也不例外，出现了"中医事业后继乏人"的局面，我觉得要后继有人，还在于我们的精心培育。对于培育中医事业的接班人要有光荣感、责任感、紧迫感。我常对中青年医师说："我们这一代人要承先启后，继往开来，不能虚度光阴，否则将无颜去见轩辕黄帝。"自己不仅在平日工作和学习上身体力行，为中青年医生做出好的榜样，还为他们的成长和提高倾注了心血。我除了完成医院分配的教学工作外，还着重培养了三名青年医生，具体指导他们的临床业务、课外阅读，以便提高他们的写作能力，打好牢固的中医基础，同时毫无保留地向他们传授自己的临床经验，让他们掌握我的诊疗方法及辨证用药特点。现在，如果我因公外出，他们都基本能接替我的诊疗工作，且病员也很放心、满意。

在培养学生的问题方面，我是花了一定精力的，除了在身旁可以面授带教者外，还常收到一些隔山隔水、千里迢迢诚挚求师的学生来信。对于

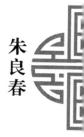

朱良春

他们强烈的求知欲望,我深受感动,因此采取函授的形式,具体指导了三名青年中医(两名在四川工作,一名在泰兴县工作)的学习,使他们的理论水平有了较显著的提高。"老天不负苦心人。"有一份耕耘,就有一份收获。其中四川梓潼县的一位学员考取了北京中医研究院研究生,另两名青年医生在集体转全民的考试中,均名列前茅,被吸收到县医院参加工作。听到这些消息,我是十分高兴的,因为我能够看到我为中医事业后继有人出了一份力。我衷心地希望这些青年人"青出于蓝而胜于蓝",为继承发扬祖国医学遗产做出更大贡献。

我走进医林四十余年,去日苦多,来日愁少,唯一的心愿是珍惜余阴,以有限的生命做更多的工作。"得失塞翁马,胸怀孺子牛。"把全心全意为人民服务作为自己最大的幸福和快乐,努力进修,老当益壮,为我国的中医药事业贡献自己的毕生精力。

(本人口述,张肖敏整理)

教学《内经》的体会

上海中医学院副教授

《内经》教研组主任　　凌耀星

作者简介

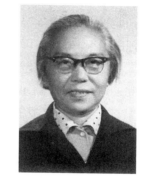

凌耀星(1919～)，上海青浦人，十六世祖传中医。自一九五六年上海中医学院成立起担任《内经》教学工作，二十多年来，孜孜以求，潜心研究经旨，颇有所得。曾参加编写《内经》(第一、二、三版)及内科(第二版)全国教材，著医学论文二十余篇，发表于杂志及内部资料。

我父凌禹声是祖传十五世儒医，早年在青浦开业，后迁至上海。一九三六年我高中毕业后开始随父学医。当时启蒙的书是汪昂的《素问灵枢类纂约注》。初读时，虽有父亲指点，还是困难重重，大多只是囫囵吞枣，连一知半解也谈不上。以后随父临诊，继而独自开业，结合医疗实践反复推敲，逐渐领略到个中趣味，读一遍有一遍不同的体会，越来越领会到《内经》的确是祖国医学遗产中的瑰宝，是中医入门和深造必读之书，其中道理，够我钻研一辈子。

一九五六年，上海市西医离职学习中医的研究班开课，继之上海中医学院开学。那时我虽届"不惑"之年，却犹如初生之犊，不知天高地厚，竟自告奋勇，担负起《内经》课的教学工作。但这也就使我一下子体会到了

"学然后知不足,教然后知困"这句至理名言的深刻意义。教学过程中,常常感到自己学得太不扎实,简直像浮在水面上,遇到问题,经不起问一两个为什么。形势与任务逼着我,只有老老实实从头学起,边学边教,边教边学。

到现在为止,我对《内经》的许多问题仍不得其解。我花过一些精力,走过不少弯路。往往一个问题,苦思冥想,觉今是而昨非,但到了明天,又否定了今天的结论。这里我愿把我在教学中遇到的问题和体会,写在下面,供学习《内经》者参考。其中一定有片面甚至错误的地方,希指正。

✿ 文理与医理 ✿

《内经》是一部医学理论巨著,它的医理是通过一百六十二篇文章表达出来的。文理不通,医理难明。由于《内经》文字古奥,言简意赅,加之成书年代久远,历经战乱毁伤,竹简编绝,文字改革,错简衍脱,在所难免。凡此种种,都给学习上带来困难。我的体会是:如果能掌握一些《内经》文理的情况和特点,可以少走弯路,有利于学习。

(一)原文有错误 历代医家对《内经》文字上的讹误做了不少考据校勘工作,可资参考,但还有未被校正者。举例如下:

1.音误。口授笔录,音同字异而致误。如:

"溢饮者,渴暴多饮而易入肌皮肠胃之外也。"①"易"为"溢"之误。

"仓廪不藏者,是门户不要也。"①"要"为"约"之误。

"其不痛不仁者,病久入深,荣卫之行涩,经络时疏,故不通,皮肤不营,故为不仁。"②"通"为"痛"之误。

"手动若务,针耀而匀,静意视义,观适之变,是谓冥冥。"③"耀"为"摇"之误,"之"为"知"之误。

"别于阳者,知病忌时;别于阴者,知死生之期。"④"忌"为"起"之误。

其他如"留"与"流""如"与"于""已"与"以"等亦常以音似而互误。

2.形误。字形相似,传抄致误。如:

"从欲快志于虚无之守。"⑤"守"为"宇"之误。

"容色见上下左右,各在其要。"⑥"容"为"客"之误。

用篆书时亦常有形误。如篆书"上"作"二","下"作"二","上""下"

两字常互误。如"黑脉之至也,上坚而大,有积气在腹与阴,名曰肾痹。"⑦"上"为"下"之误。又如"推而上之,上而不下,腰足清也;推而下之,下而不上,头项痛也。"①不少注本认为其中"上""下"互误。

再如篆文"上"亦作"上",与"↲"(之字)仅一笔之差。稍有磨蚀或裂纹,亦每致误。如"所谓跗之者,举膝分易见也。"⑧与"胃足阳明之脉,起于鼻之交頞中。"⑨两句中"之"字乃"上"之误。而"寒气稽留,炅气从上,则脉充大而血气乱"⑩之"上"字则为"之"字之误。

此外如"日"与"曰","本"与"末","開"与"闢","搏"与"搏"等亦常因形似而互误。

3.字体误。古代字体多种,亦易致误。如《内经》中常见的"白汗""魄汗",诸家注释大多以肺主皮毛,汗自皮毛而出,与肺有关,而肺色白,肺藏魄,故汗亦称"白汗"或"魄汗"。我认为"白汗"可能为"自汗"之误。查《说文解字》古代"自"字有两种写法,即"𦣞"与"𦣝",均音自。但在作为其他文字的组成部分时,"𦣝"常借作"白"字使用。如"皆"("皆"字),"百"("百"字),由此误以"𦣝"为"白"。以"自汗"写作"白汗",又因古"白"与"魄"通,于是又作"魄汗"。观《战国策》鲍彪"白汗,不缘暑而汗也",其指自汗也明矣。"白",古又通"迫",有时"白"作"迫"解。

除了以上种种字误之外,还有文字颠倒。如"去菀陈莝"⑪应作"去菀莝陈"。"尺脉缓涩,谓之解㑊"⑫应为"尺缓脉涩,谓之解㑊"。"脉尺麤常热者,谓之热中"⑫应为"脉麤尺常热者,谓之热中"等。

其他如衍文、错简,不一一枚举。鉴于原文有些错误存在,在学习中遇到确难理解时,可暂时放下,不解比曲解为好,免得浪费精力与时间。

(二)名词的概念不同 由于古代词汇较贫乏,加之《内经》非出一人手笔,所以常有一个名词、多种概念。如《内经》中最常见的"阴阳"一词,就有多种涵义。归纳起来,大致有三:

1.抽象的哲学概念。如"阴阳者,天地之道也,万物之纲纪,变化之父母,生杀之本始,神明之府也"⑤"且夫阴阳者,有名而无形,故数之可十,离之可百,散之可千,推之可万,此之谓也"⑬中的"阴阳"即是。

2.相对的具体事物。包括相反的两种事物形态、性质、位置、方向、作用、反映等。如脏与腑,男与女,阳经与阴经,内与外,昼与夜,寒与热,升与降,出与入,呼与吸,伸与缩,化气与形成等等。

3.指阳气与阴精。如"年四十而阴气自半也,起居衰矣"⑤"阴在内,阳之守也;阳在外,阴之使也"⑤"阴者藏精而起亟也,阳者卫外而为固也"⑭。

再如"标本"一词。在"移精变气论"中"标本已得,邪气乃服""标本不得,亡神失国"。"标"指医生的诊断与治疗,"本"指病机病情。"标本已得"主要是药能对症,即正确诊断与治疗。而在"汤液醪醴论"中"病为本,工为标,标本不得,邪气不服"句中之"标"虽同样指医疗措施,而"本"则是指机体对医疗措施的反应。"标本不得"即前段"神不使"的意思。指出即使诊断无误,治疗及时,药能对证,但在"神不使"的情况下,还是"邪气不服""标本不得",治之无效的。其他如"标本病传论"及"天元纪大论"等篇中"标本"有指先病为本、后病为标,有指六气为本、三阴三阳为标等等,概念均不相同,学习时必须具体分析,把概念搞清楚。

反过来,《内经》中也有几个不同的名词代表一个东西的,如"汗孔"在"生气通天论"中称"气门"——"气门乃闭";"汤液醪醴论"中称"鬼门"——"开鬼门";在"水热穴论"中称"玄府"与"汗空"——"客于玄府""所谓玄府者,汗空也"。又如桡动脉,在"经脉别论"中称"气口",在《灵枢·禁服》中称"寸口",《灵枢·小针解》中则称"脉口"等。

(三)一字多义 古代文字较少,一字常有多种解释。如以"精"字为例:

1."肾藏精"⑮之"精"为名词,指人体的宝贵物质。

2."阳气者,精则养神,柔则养筋"⑭句中之"精"为形容词,作"清净"解。

3."骨气以精"⑭之"精"为形容词,作"正"字解。

4."云雾不精"⑯之"精"为形容词,作"明"字解。

5."精者三日,中年者五日,不精者七日"⑰句,"精者"指少年,"不精者"指老年。

6."夫精明者所以视万物,别白黑,审短长"①,"精明"指眼睛。

7."脉要精微"、"五色精微"①,"精"作"精细"解。

再以"当"字为例:

1."当踝而弹之"⑱,"当"作"对"字解。

2."万举万当"⑲,"当"作"正确、确当"解。

3."劳汗当风"⑭,"当"作"临"字解。

4. "阳气当隔,隔者当写"⑭,前一"当"字作"挡"解,后一"当"字作"应当"解。

5. "非其位则邪,当其位则正"⑳,"当"作"在"字解。

6. "诊此者,当候胃脉"㉑,"当"作"必须"解。

此外,有些字在古代有特殊解法。如"颇"字,现多作"很"字解,有"多""大"的涵义。但在古代常作"少""小""稍"解。如"在左当主病在肾,颇关在肺"㉑,"颇"作"少""稍"解。此句应语释为"病主要在肾,而稍有关于肺"。又如"病在太阴,其盛在胃,颇在肺,病名曰厥"㉒,"颇"作"虚""不足"解,乃与"盛"相对而言。联系上文,说明"人迎躁盛"为阳明胃有余,"太阴脉微细如发"为太阴肺不足。再如"四十岁……发颇斑白"㉓,"颇"作"稍"解,言四十岁头发开始略有花白了。以上各条如果把"颇"字作"很"字解,则医理全错了。

特别应当引起重视的是"不"字。现在一般都作为否定之词,但在古代,有时作语助词用。如"肝脉搏坚而长,色不青",此处"不"字是语助词,"色不青"即"色青"。联系下文"当病坠若搏,因血在肋下,令人喘逆",因跌仆致伤,有瘀血在肋下,色当为青。再如"寒湿之中人也,皮肤不收,肌肉坚紧"㉔,"不收"当作"收"解,盖寒主收引,故皮肤收缩,肌肉坚紧,于义方顺。不仅如此,有时甚至可作"很""非常""大"解。不,通丕。《说文》:"丕,大也。"如"恶气不发"⑯应解为"恶气大发"。"所谓不得胃气者,肝不弦,肾不石"⑫中"不"字均应作"很"字解,方与前文"但弦无胃曰死""但石无胃曰死""所谓无胃气者,但得真藏脉,不得胃气也"的意义相合。由此可见字义的重要性,不可不加注意。

(四)互词 互词或称互文,是《内经》中常见的一种文体。为了词藻华美,把完整的意义分拆成为一双对句。如"营从安生,卫于焉会"㉕,意即营卫如何生会。又如"故非出入则无以生长壮老已;非升降则无以生长化收藏。是以升降出入,无器不有"㉖。如果作为互文,则原文的文意应为"故非出入升降,则无以生长壮老已(指人与动物),亦无以生长化收藏(指植物)"。说明一切生物在生命过程中都是既要有出入——机体与外界的联系,又要有升降——机体内在的活动。所以原文接着说"是以升降出入,无器不有"。再如"阴中有阴,阳中有阳"㉗,作为互文应为"阴阳中有阴阳",于理更为明确。

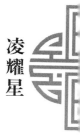

凌耀星

历代医家由于不注意这种互词体例,往往易致谬误。如"湿热不攘,大筋緛短,小筋弛长,緛短为拘,弛长为痿"⑭句,各家注都是随文释义。如王冰注云"大筋受热则缩而短,小筋得湿则引而长",高世栻注云"大筋联于骨内,緛短则屈而不伸,小筋络于骨外,弛长则伸而不屈",朱丹溪云"湿郁为热,热留不去,大筋緛短者,热伤血而不能养筋,故为拘挛;小筋弛长者,湿伤筋而不能束骨,故为痿弱"㉘,张景岳注云:"温热不退而下及肢体,大筋受之则血伤,故为緛短;小筋受之则柔弱,故为弛长"。如果我们作为互词来理解它,则原文应为"湿热不攘,大筋小筋,或为緛短,或为弛长,緛短为拘,弛长为痿"。实际上,大筋、小筋,均可受湿受热。证诸临床,湿热所致的痿症,可以是拘挛性的,也可以是弛缓性的,不论大筋小筋都可以发生。如此,则文理既顺,医理亦明矣。

(五)**不断句** 《内经》原文本来没有断句标点,有时亦可因断句不对而造成误解。例如"风雨寒热,不得虚邪,不能独伤人"㉙,断句应在"虚邪"之后。但不少注家在"虚"字后断句,作"风雨寒热,不得虚,邪不能独伤人"。我认为前者较好。"虚邪"在《内经》中是一专词,且后文有"此必因虚邪之风,与其身形,两虚相得,乃客其形"。一为虚邪之虚,一为身形之虚,是为两虚,其义甚明显。

又如"五色精微,象见矣,其寿不久也"①。"五色精微"应断句,说明面部色泽的变化及善恶之分,至为精微,正如"脉要精微"一样,医者必须细心观察。"象见矣"是指败象出现,即上文所说的"如赭""如盐""如蓝""如黄土""如地苍"等"不欲"之色。败象出现,预示其寿不久矣。但诸家注释均不断句,把"精微象"连在一起,令人非解。

再如"劳风法在肺下,其为病也,使人强上冥视,唾出若涕,恶风而振寒,此为劳风之病。帝曰:治之奈何? 岐伯曰:以救俛仰,巨阳引,精者三日,中年者五日,不精者七日"⑰。"引"是针刺用词。"故善用针者,从阴引阳,从阳引阴"⑤"邪在肝……取之行间,以引胁下"㉚。可见,"巨阳引"是言针刺足太阳膀胱经的穴位。"以救俛仰"是说先要救治俯仰喘息的症状。如"邪在肺,则皮肤痛,寒热,上气喘汗出,咳动肩背,取之膺中外俞,背三节五节之傍,以手疾按之快然,乃刺之"㉚。即是刺足太阳膀胱经的肺俞、膏肓等穴可治热病邪在肺而见气喘咳动肩背的病症,与这里劳风的病机相合。通过正确的治疗,可使劳风之病情缓解,年少者只须三日,中年者五日,老年者七日,文义不是很清楚吗? 但是历代注释都作如下断句:"……岐伯曰:以救俛仰,巨阳引精者三日,中年者五日,不精者七日。"如此文理便完全不同了。如吴崑注云:"巨阳与少阴肾为表里,肾者精之府,阴体也,不能自行,必巨阳之气引之,乃能施泄,故曰巨阳引精。是为少壮之人,水足以济火,故三日可愈,中年者,精虽未竭,比之少壮则弱矣,故五日可愈;老年之人天癸竭矣,故云不精,不精者真阴衰败,水不足以济火,故治之七日始愈。"张景岳注云:"太阳者,水之府,三阳之表也,故当引精上行,则风从咳散,若巨阳气盛,引精速者,应在三日;中年精衰者,应在五日;衰年不精者,应在七日。"为了解释"巨阳引精",不得不兜很大的圈子,却仍旧没有说明问题。其他有的存疑而不解,有的说是衍文。由此可见,断句不当,文理不明,医理亦难晓矣。

(六)比喻 人体的生理病理变化很复杂,且深藏体内,不可得见,要说清楚它是很不容易的。《内经》作者经常借助人们日常生活中比较熟悉的事物作为比喻,进行阐述,使学者通过想象加以领会,这的确是一种生动而有效的办法。例如《素问·灵兰秘典论》中用当时的政体制度十二种官职,形象化地说明人体十二脏腑的主要功能和它们在统一领导下分工合作的整体系统。在不少篇章中用各种生物的形状、神态、颜色、动作来描述那些难以言传的脉象和神色。如以"软弱招招,如揭长竿末梢"来形容正常的弦脉,以"新张弓弦"描写刚劲逼指病态或危重时所见的弦脉,以"如帛裹朱"形容白里透红、光润明朗的健康色泽,以"白如枯骨""黑如炲"描写晦暗、枯滞、病情严重的面色等。像这类内容,我们在学习时,应透过现象找本质,领会它的精神实质,从而了解它所要说明的医学内容。

借鉴与思考

《内经》一向被尊为医书之宗而受到历代医家的重视,故研究、注释、校勘者颇不乏人。他们做了大量细致的工作,花了不少精力和时间。如宋代林亿等对《素问》的校勘,"正谬误者六千余字,增注义者二千余条,一言去取,必有稽考"㉛。张景岳编纂《类经》花了四十年的功夫。各家对《内经》都有较深的钻研,结合他们各自的临床经验,对《内经》中的一些理论,各有见地,颇多阐发,这对我们学习上给予很大帮助,大可作为借鉴。

如王冰对"诸寒之而热者取之阴;热之而寒者取之阳,所谓求其属也"③②一条原文的注释云:"言益火之源以消阴翳,壮水之主以制阳光,故曰求其属也。"这两句话已成为中医治疗阴虚阳虚的理论性很强、指导意义较大的名言了。

吴崑的注释亦有独到之处。如"热论"中"帝曰:五脏已伤,六腑不通,荣卫不行,如是之后,三日乃死,何也? 岐伯曰:阳明者,十二经脉之长也,其血气盛,故不知人;三日,其气乃尽,故死矣"。诸家注释均在"故不知人"处断句。使经文原意尽乖。独吴崑云:"'故不知人三日'六字为句。"这一改,可谓画龙点睛,文义顿明。盖两感于寒者三日即传遍六经,此时病人水浆不入,昏不知人,如此再三日,人体来自阳明的血气,消耗殆尽,故死矣。与前文所讲"六日死"前后呼应。

张景岳的《类经》把《素问》《灵枢》的全部内容,以类分门为十二大类,凡三百九十篇目,条分缕析,便于学习。其中"会通类"将《内经》重要内容摘录分类归纳,注明出自何篇,实可作为学习《内经》的索引。他的注释每较深详而切合实际。如对《素问·汤液醪醴论》中"神不使"的注释云:"凡治病之道,攻邪在乎针药,行药在乎神气。故治施于外,则神应于中,使之升则升,使之降则降,是其神之可使也。若以药剂治其内而脏气不应,针艾治其外而经气不应,此其神气已去,而无可使矣。虽竭力治之,终成虚废已尔,是即所谓不使也。"把针药等医疗措施必须通过机体才能发挥作用的道理,剖析得何等明晰! 此外,如对"神"的问题,不但在"会通类"中把《内经》中有关"神"的资料搜集在一起,并在《灵枢》"天年""本神"等篇对"精神魂魄"作注释时,广泛选引孔、邵、朱、乐诸家的论述,及《淮南子》《黄庭经》等有关资料,旁征博引,提出自己的见解,详加阐述,大有助于后学。

马莳之注亦有可取之处。如对"阳为气,阴为味。味归形,形归气;气归精,精归化。精食气,形食味。化生精,气生形。精化为气,气伤于味"⑤一段,原文注释中指出原文中的"气"有两种不同概念。"阳为气""气归精""精食气"之"气"字乃指食物之气。"形归气""气生形""精化为气""气伤于味"之气,指人身之气。可谓独得经旨,与众不同。

其他如杨上善、高世栻、滑寿、李中梓、汪昂、姚止庵以及日人丹波元简等各家注释均各有特色。学习《内经》有没有这些借鉴是大不一样的,各家注释各有所长,亦各有所短,应择善而从。

但另一方面,必须看到崇古尊经的封建思想使历代医家对《内经》奉为圭臬,或明知有错,仍将错就错,不敢稍加改动;或互相抄袭,以误传误,相沿成习;或以经解经,随文演义,解了仍等于不解;或解不通的想尽办法,曲解使"通"。限于历史条件,产生这种情况不足为奇。如前面所举"巨阳引精"的注释,便是一例。这里再举两例:

《素问·逆调论》:"帝曰:人有四肢热,逢风而如炙于火者,何也?岐伯曰:是人者,阴气虚,阳气盛,四支者,阳也,两阳相得,而阴气虚少,少水不能灭盛火,而阳独治,独治者,不能生长也,独胜而止耳。逢风而如炙于火者,是人当肉烁也。"对"两阳相得"一词,马莳、张景岳等注为"四肢属阳,风亦属阳,一逢风寒,两阳相得";张志聪注云:"四肢者,阳明之所主也。两阳,阳明也,两阳合明,故曰阳明。相得者,自相得而为热也。"只要稍加分析,便可看出二者都难令人信服。因为人均有四肢,也均有阳明,如以此作为两阳相得,那么无论何人受了风邪,四肢无不如炙于火了。殊不知本段经文的主要精神在于突出个体的特殊性,所以原文强调"是人者,阴气虚,阳气盛""是人当肉烁也"。正因为其人是阴虚阳盛的体质,平素即自感四肢热,受风后,风为阳邪,于是内外结合,两阳相得,益觉四肢烦热如炙于火。其云"四肢者阳也"只是为了说明阳气的盛衰在四肢表现为最明显突出而已。故"四肢者阳也"后应加句号。

再如"颈脉动喘疾咳,曰水"⑫。对"颈脉动"诸家均注作"人迎脉",即颈动脉。独王冰曰:"颈脉谓耳下及结喉傍人迎脉也。""耳下"之脉当指颈外静脉。《内经》来源于实践,要正确理解它必须证诸临床实际。对人迎脉的解释便不能无疑。因为人迎脉本来就是动脉,这在《灵枢·动输》中写得非常明确,即"动"是生理现象,如果是病理现象应该写成"动甚"。喘、疾咳而由于水肿者多见于有胸水腹水患者,如右心衰竭较重时右心室扩大,导致三尖瓣功能性关闭不全时,可以见到颈静脉搏动。《内经》的描述是符合实际的。

由此可见,对以前各家注释作为借鉴的同时,必须发挥独立思考,切不可盲目服从。应考虑到我们今天的视野、经历和所掌握的现代科学知识是前人所无法比拟的。今天学《内经》应提出较高的要求。要敢于怀疑,善于思考、剖析以至释疑解惑。正如朱熹所说:"读书无疑者,须教有疑;有疑

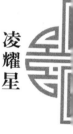

凌耀星

者,却教无疑。到这里方是长进。"首要的是从无疑到有疑,它需要解放思想,发挥独立思考。正如物理学家爱因斯坦所说:"提出一个问题往往比解决一个问题更重要。因为解决一个问题也许仅是一个数学上或实验上的技术而已,而提出新的问题,新的可能性,从新的角度去看旧问题,却需要有创造性的想象力,而且标志着科学的真正进步。"学习《内经》也同样如此。当然,我们不能满足于仅仅提出问题。从有疑到无疑,同样需要艰苦的脑力劳动去解决问题,使自己的认识更上一层楼。

精读与博览

古人用字精炼,言简意赅,寥寥数语常常包含着非常深刻的内容。如"人之病……同时而伤,其多热者易已,多寒者难已"㉝"脉从阴阳病易已,脉逆阴阳病难已"⑫"风热而脉静,泄而脱血脉实,病在中脉虚,病在外脉涩坚者,皆难治"⑫"其腹大胀,四末清,脱形,泄甚,是一逆也。腹胀便血,其脉上时绝,是二逆也。欬,溲血,形肉脱,脉搏,是三逆也。呕血,胸满引背,脉小而疾,是四逆也。咳、呕,腹胀且飧泄,其脉绝,是五逆也"⑥"体若燔炭,汗出而散"⑭"人之伤于寒也,则为病热,热虽甚不死;其两感于寒而病者,必不免于死"㉞。以上对疾病后果的预测,均来自实践经验的总结。"人有所堕坠,恶血留内"㉟一句成为伤科理论与实践的重要原则。"凡刺胸腹者,必避五脏"㊱一句中包含着生命换来的血的教训。诸如此类的内容都是宝贵经验的结晶,在《内经》里是不胜枚举的,在学习时必须联系实际,仔细推敲。

我在学习时先对全文通读一遍,只要求流览,不要求深钻,看不懂的放过,有心得处记下,这样费时不多,而对《内经》全貌,心中有数,全局在胸。在这一基础上,有计划地把内容分为若干单元分段学习。有时候对一个词必须联系上下文及其他原文,始能得其真谛。如读《素问·经脉别论》第一段的"喘",一般注释都理解为呼吸急迫的气喘。但联系上文"黄帝问曰:人之居处、动静、勇怯,脉亦为之变乎?岐伯对曰:凡人之惊恐恚劳动静,皆为变也。是以夜行则喘出于肾,淫气病肺;有所堕恐,喘出于肝,淫气害脾……"分析原文,乃论述各种原因导致"脉之变",则"喘"应指由于急行、跌仆、惊恐而致的心跳加快时的脉象"喘促"。再联系《内经》其他篇中亦常以"喘"来形容脉象之急迫。如"赤脉之至也,喘而坚……白脉之至也,喘而浮"⑦"病心脉来,喘喘连属……平肾脉来,喘喘累累如钩"⑫"脉至如喘"㉝"盛躁喘数者为阳"⑱"脉不通则气因之,故喘动应手矣"⑩等句中之"喘"均作脉象解。有时对一个词要联系临床实际加以领会。如"湿胜则濡泻"⑤一句,联系临床治泄泻常用芳香化湿、淡渗利湿、苦寒祛湿、健脾燥湿、温阳胜湿等,虽病机不同,治法各异,而都不离一个"湿"字,由此体会《内经》原文之精义。

学习《内经》要精读细嚼,一步一个脚印,扎扎实实下苦功。但我又感到不能限于《内经》,囿于《内经》。还要求博览其他有关的书籍。这是因为《内经》本身包含了多学科的知识,而多方面的知识亦有助于《内经》内容的理解和阐发。

《内经》是一部古典著作,学习《内经》必须具备一些古代历史知识和阅读古典文学的能力。例如文中涉及黄老学说对《内经》的思想影响,来自五方不同生活条件的异法方宜,出于诗书礼乐等古代典籍的文字通假等等。我们必须了解《内经》时代的医学概况、风土人情、生产生活和文字特点等,才有助于对《内经》某些内容的理解。

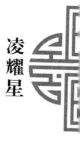

凌耀星

作为古代哲学思想的阴阳五行学说已成为《内经》理论的重要组成部分,渗透到各个环节中去了,起着指导思想的作用。因此,学习《内经》最好能学些古代的和现代的哲学,特别是以辩证唯物主义的哲学观点去分析它、研究它、提高它,才能更好地掌握它。

《内经》是医学著作,学习《内经》最好还应掌握一些现代医学的基础知识。虽然二者的理论体系不同,而研究的对象和目的是一致的。现代医学在认识人身微观世界方面有较大的成就,正可以有助于对《内经》理论的研究,不少水平较高的西医师学习中医成绩卓著,充分说明这一点。有些内容需要自然科学帮助研究。如《内经》中论脉所提出的"来""去"问题,原文有"去者为阴,至者为阳"④"其气来盛去衰……其气来盛去亦盛……其气来不盛,去反盛,……其气来轻虚以浮,来急去散"㊳"来疾去徐……来徐去疾"①"寸口脉中手促上击者"⑫等等。对脉象中的升降形态变化,体味极为细致。可惜历代论脉,均未予重视,鲜有论及者。我想,如果结合现代脉象仪的脉波图形及分析人体中影响脉波图形的种种生理因素,必将有助于脉学的研究。

此外，有人认为《内经》不仅是医学著作，它也是一部知识面很广的自然科学文献，如天文学、气象学、物候学、历法乃至律吕音乐等都有涉及。掌握一些有关知识，也是必要的。

时至今日，科学技术的迅速发展，出现了各学科之间的互相渗透、互相阐发、互相促进的明显趋势。目前，对《内经》的理论研究已大大越出了《内经》的框框。有人从哲学、文学、气象学、分子生物学、免疫学、控制论等角度，以最新的科学成就进行分析、探讨，这更启发我们需要博览多方面的书籍，掌握多方面的知识，以扩大视野，使思想活泼而不致狭隘、僵化。

继承与批判

对待文化遗产必须批判地继承，取其精华，去其糟粕。但究竟如何区分精华与糟粕，那就很不简单了。我一向立足于继承，对批判则抱慎重的态度。坚持做到四个"不"：①不因解释不通而轻易否定；②不简单化地与现代医学"对号入座"；③不以现在的要求去要求古人；④不以现代的理解强加于古人。同时尊重原文的本来面貌，根据一篇里前后文的联系，对照其他篇原文的有关内容，朴素地理解它的原始意义。然后在这一基础上再做比较广泛的联系，如后世医家的阐述和发挥，对当前临床的指导意义以及其对今后医学科学研究方面的科学价值等。

例如《内经》中的运气学说，历代至今都是毁誉参半，甚至视为星相之类当作糟粕来处理。我在一九六〇年对两届西学中班讲课时曾提出我的学习体会：运气学说所要探讨的乃是人们在生活生产实践中通过长期精细的观察，发现历年气象存在着五年六年，十年十二年等周期性规律，由此而带来的天灾虫害、流行病、瘟疫等也同样有周期性现象，因而试图用天干地支为运算工具，以期掌握和预测气象变化的规律，从而为预防自然灾害及瘟疫流行病等提供线索。它的基本观点是唯物的，是与当时那些把"四时之行""万物之生"归之于天的唯心论者针锋相对的。因此，尽管运气学说用天干地支推算的方法可能比较原始和不够精确，这只是有待研究和改进的问题，不能要求古人精确无误，更不能因此而全盘否定。据现代研究，这种周期性变化确实客观存在。太阳黑子的活动对地球气候变动的影响极大，而太阳黑子活动有一定规律，它的周期约十一年又四个月，这与运气学说所提示的十年十二年的数字基本相符。

又如《灵枢·五阅五使》及《灵枢·五色》中所载面部脏腑分部的理论，亦曾被认为无稽而遭无情的批判。而目前面针麻醉、鼻针麻醉、面部及体表特定部位与内脏相关的发现、生物全息现象以及特异功能的发现等，都有力地证明其中包含着科学的内容。它与当代崭新的系统论学说是完全一致的。

由此可见《内经》中尚未被继承的内容是很多的。谈继承，就必须抱老老实实的态度，立足于信，相信其中不少言之成理的内容是古人长期实践经验的总结，或长期观察到的客观现象。在没有搞清楚它是否属糟粕之前，先把有关内容继承下来，不要急于批判。

当然，这不是说《内经》的内容都是正确可靠，不可批判。它究竟是两千年以前的著作，限于当时的历史条件和科学水平，不可避免地有不少糟粕混杂其中，应予扬弃。例如"肝生于左，肺藏于右"见于《素问·刺禁》。前文是"黄帝问曰：愿闻禁数。岐伯对曰：藏有要害，不可不察"。后文又有"刺中肝，五日死……刺中肺，三日死"。可见这二句确实是指解剖部位，非指肝气左升、肺气右降的理论。又如"肝见庚辛死，心见壬癸死，脾见甲乙死，肺见丙丁死，肾见戊己死，是谓真藏见皆死"⑫。这是古人试图从病人在垂危时出现的凶险脉象——真藏脉，按五脏所属及五行相克规律预测五脏病的死亡日期。实际上，临床每一病例情况不同，条件不一，要判断预后，尚必须具体问题具体分析，再从中找出规律，才能符合客观实际。在另一篇中有完全不同的说法："凡持真脉之藏脉者，肝至悬绝，十八日死；心至悬绝，九日死；肺至悬绝，十二日死；肾至悬绝，七日死；脾至悬绝，四日死。"④同样是见五脏真脏脉而预测的死期各异。这就很难说成规律性了。那只有两种可能，或属于主观推测，或属于个别病案的实地记载，不能作为一般规律。

我在学习过程中发现《内经》里还有一种情况，即素材是来自实践，是长期观察中发现的规律性现象，有一定科学内容，但限于当时的水平，无法作出正确的解释。例如"天不足西北，故西北方阴也，而人右耳目不如左明也"⑤。原文提出了一般人左手不如右手灵活，耳目与手足有交叉现象。证诸实际，确是客观存在的。这主要是人类在生活和生产劳动的长期锻炼中习惯多用右手操作，经多少万年而逐渐形成的左侧大脑优势半球支配右

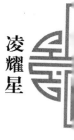

凌耀星

205

侧肢体,而形象、视觉、音乐才能则都属右半球所管辖的缘故。古人缺乏这方面的知识,于是把"昔者共工与颛顼争为帝,怒而触不周山,天柱折,地维绝,天倾西北,故日月星辰移焉;地不满东南,故水潦尘埃归焉"㊴这一当时解释天象和地理特征的传说,牵强附会地来解释人体的这种生理现象。对于这种材料,只有用实践标尺加以检验。

在这里使我想起已故著名老中医程门雪先生的一句话:"要从取其精华方面来扬弃糟粕,不主张从去糟粕方面来留精华。"我体会他的意思是在继承与批判的问题上,你是着眼于精华?还是着眼于糟粕?这是两种截然不同的态度。前者就似地质勘探工作者探宝的精神,我赞成这种态度;后者犹如纺织工人捡坏布挑疵点的方法,以这种态度来研究《内经》,必将是满眼糟粕,一无是处,这显然不是我们的目的。

要正确处理好继承与批判的关系,我认为既要按《内经》那个时代的历史、地理、社会制度、科学水平等条件恰如其分地衡量它,又要以二十世纪的科学知识科学方法来整理它、提高它。《内经》理论来源于实践,古代医家从整体观点出发,对活体进行了长期的医疗实验,发现了许多特殊的联系和规律性的生命现象,都是客观存在,具有较高的科学价值,但由于当时的社会条件限制,其中许多问题,只能做一些比较抽象和朴素的解释,它像珍珠被蒙,宝藏被埋。人的奥秘是复杂的,至今还有许多未知数。这些问题,今天不能作出解释,也不足为奇,随着科学的发展,总有一天会得到证实。基本粒子的发现,并不是已经观察到了基本粒子本身,而是找到了它们在气泡室中的轨迹,并借助理论,通过计算而得到的,因此它也是间接的。对此,我们能因为没有看到基本粒子而否定其伟大发现吗?《内经》中的许多发现不也正类似这种情况吗?从科学发展的历史看,"发现"一词的内容总是随着科学的发展而不断变化,不断向深度广度、宏观微观发展的,发现中再有发现,直至无穷。科学在发展,人类在前进,我深感自己掌握的知识太少太浅,脑力精力又均已衰退。但我愿加倍努力,继续钻研,搞好教学工作,为培养新生力量和祖国医学的继承、整理、发扬,做出自己的贡献。

参 考 文 献

①《素问·脉要精微论》
②《素问·痹论》
③《素问·宝命全形论》
④《素问·阴阳别论》
⑤《素问·阴阳应象大论》
⑥《素问·玉版论要篇》
⑦《素问·五脏生成篇》
⑧《素问·针解篇》
⑨《灵枢·经脉篇》
⑩《素问·举痛论》
⑪《素问·汤液醪醴论》
⑫《素问·平人气象论》
⑬《灵枢·阴阳系日月》
⑭《素问·生气通天论》
⑮《灵枢·本神》
⑯《素问·四气调神大论》
⑰《素问·评热病论》
⑱《素问·三部九候论》
⑲《素问·标本病传论》
⑳《素问·五运行大论》

㉑《素问·病能论》
㉒《素问·奇病论》
㉓《灵枢·天年》
㉔《素问·调经论》
㉕《灵枢·营卫生会》
㉖《素问·六微旨大论》
㉗《素问·金匮真言论》
㉘《格致余论》
㉙《灵枢·百病始生》
㉚《灵枢·五邪》
㉛《重广补注黄帝内经素问·序》
㉜《素问·至真要大论》
㉝《灵枢·论痛》
㉞《素问·热论》
㉟《素问·缪刺论》
㊱《素问·诊要经终论》
㊲《素问·大奇论》
㊳《素问·玉机真藏论》
㊴《淮南子·天文训》

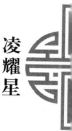

凌耀星

207

学贵有恒 实践第一

作者简介

贺本绪(1906～1990)，山西静乐人。少年时期开始从师学医，青年时期在当地执教兼行医。一九三七年参加革命，历任山西省牺盟会静乐分会协助员、军医、卫生队长、科长等职。一九五四年转业后曾任陕西省卫生厅中医处副处长，陕西省药物研究所副所长，陕西省中医研究所顾问。毕生精研《内经》《本草》等医籍，重视吸收民间医疗经验，学术上讲求实际，对脾、肺、肾学说有独立的见解，并贯穿于诊疗之中。著有《贺本绪医案》《简效百方录》等。

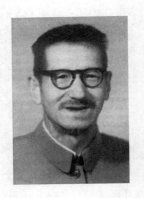

我幼年入私塾，十五岁读完《五经》考入县立高等小学，课余之暇，借邻舍家的《本草备要》《濒湖脉诀》，不求甚解地阅读了一遍，多少有所感受，对医发生了兴趣，于是立志学医。

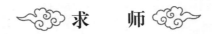

求 师

自学一年多后，虽然文字还能懂，只是医学术语很多，理解较为困难，左思右想，非求师指教不行。十七岁那年过春节，我去给一位秦老医生拜年,我说愿学医,请秦老指教。秦老乃科第出身,品学兼优,擅书法、绘画。他说:"多读书,打好基础,先系统学习《内经》《伤寒》《金匮》以及《本草纲目》等经典,你无钱买书,可拿我的书读。"我求得如此有名望的老师,多么喜悦! 之后我潜心读书,以师礼事秦老,每十天半月到家请教一次,听他讲授,他讲的我都记在笔记本上。一次秦老审阅我的笔记,在本子上批云:"了草,遗误,须留意。浮躁轻率,为医者之大忌。"我接在手里一看,不觉脸红了一阵。回家后冷静思考,才意识到:此不仅是批评文字上的一点毛病,而是要求学医的人务必养成严肃认真,一丝不苟的好作风。语意深长,我久记莫忘。跟秦老学习三年,多半是讲解《内经》,同时对我自学的问题做指导。三年学习,在医学理论上打下了一定基础,为以后阅读历代医家的论著,创造了条件。

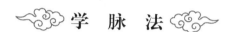

学 脉 法

平时我常去县城外一小寺读书,长老常讲道说法,想引导我修行入道,我顺便请问有关性命之理,这对学习《内经》有关养生的条文很有帮助。因我不入道,未得修真养性之术,但对精、气、神学说有所领悟,对后来临证多有助益,此不多谈。某夏有一游方僧佛名诲惠,宿寺中,谈经说佛,论医道讲诊法。我见非平常乞食游僧,便尊称师父,拱手请教脉法。僧曰:"脉称虽繁,大抵以兼脉为多,总以浮、沉、迟、数四脉为主,兼弦、细、滑、涩,八脉尽矣。于脉有力无力以分阴阳虚实。初学脉必须手持、口授,先认清脉象,日后见证多自然心领神会。"僧留住三月余,每日求诊者只接受十余人,我就有机会亲手切脉,受其指导,学有门径,定部位(寸、关、尺)以分上中下、别脏腑、持九候(浮、中、沉)以察气血之盈亏、脏腑之虚实、寒热之变化。还教以诊趺阳、太溪,断脾肾之有无,决生死顺逆。后来临证遇到危急之症,必诊趺阳、太溪,此二脉有一分动静,即有一线生机,得救颇多。我们相处时间不长,受益却很不少。

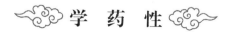

学 药 性

学好药之气、味、功能、主治实不容易,往往看书多遍老记不住。我想

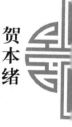

古传神农尝百草以疗疾,我何而不为!通过相识进入一家药店,在老师傅的帮助下先认药——饮片,原药加工炮制也学了一段时间。在认药过程中又亲口尝药,品其气味。或干嚼,或煎服,先尝平性药,后尝剧烈药,先小量,而后中量、大量。然后以相类药合二三味尝试,反复尝过了常用药百余种。根据药后反应,约略知道了部分药物的轻重浮沉、寒热温凉,并试出各类药的一般用量之大小。从尝试中体会出:气轻味薄之疏散药,宜轻剂(量小),重剂反而力小,且有某些副作用;消导药宜中量而缓进,量大则胃腹不适;苦寒泻下药,宜酌情予以中、大量,一般中病而止,多投则损气;剧烈药只宜小量,过多则副作用大;毒性药可引起中毒;滋补药量大方有力,小则无济于事,但宜辅以少许调胃药,否则滋腻难消。这些用药法,在初试时体会较浮浅,临证时长了,体会就深了。

年长二十岁,该自谋生活了。由于家境贫穷,做了乡村小学教师。在安静的环境中可以有较多的时间读书,更为有利的是山区生长药材多。我寻访过几家老药农,听他们讲采药的知识,也跟随上山采药,学会一些采药技术,认识了生药,见到药材的生境、形态,对于了解药性又进了一步,为以后在农村就地采药治病创造了条件。抗日战争时期,根据地医药很困难,我带领一个采药队进入深山野林采药,炮制加工,制丸散药,为部队补充了一部分常用药品。

"十八反"不悉为何人所创,《本草纲目》品列相反诸药,比十八反又多了几种药,但也和其他本草一样没有说明相反之理。我从药性上思索,其中有的是可用的,并不反;有的本身就毒性很烈,与相反无关;有的是炮制方面的原因,反应不同。我尝了几味所谓相反药,如海藻、甘草各一钱同服毫无反应;服二钱胃里稍觉动;服三钱反应明显,觉胃里转动、舒畅。芫花、甘遂本身有毒,经尝试,无论各味单服或各味加甘草服,都有恶心呕吐反应。查本草芫花醋炒,甘遂面裹煨,如法炮制后,单服或加甘草同服均无上述反应。我不习惯用大戟,故未试。半夏、瓜蒌、贝母,每种常与附子同用,不怀疑与乌头相反。曾用半夏与乌头共服,无不良反应。白及、白蔹临床上不可能与乌头相伍,无必要尝试。藜芦本身毒性很大,单服或加党参同服,都能引起严重呕吐,没有轻重之别。经过亲自尝试证明:"十八反"应区别对待,不应一概而论。更希医界高明,提供相反的理由,让大家学习,解开"十八反"之谜。

行　医

我在乡村教学期间,农村医生少,求医很困难,尤其穷苦农民,根本请不上医生。群众见我天天在读医书,就希望我给治疗。我自己也不忍坐视群众的疾苦,于是对一些小伤小病都给予治疗,尽管技术有限,也治好了一些病,日子长了看病的人逐渐多起来。这时为了适应治病需要,又从秦老家借了《千金方》《景岳全书》《傅青主女科》《医方集解》几部书。秦老说:"这些书全在应用上下功夫,你现在能看病,这些书就更实际啦!还有刘、李、朱、张四家的书要读,多读书多开眼界。"教了几年学,看了不少书,可喜者是边看病边学习,得到不少实际经验,并同农民结下了深厚的友谊。

一九三四年,我结束了教学工作,专事医务。友人劝我在城市开业,所谓"求名于朝,求利于市"。我说历代医家多重医德,而名利不可得。修"医德",尚可为,多给穷苦人解除一些痛苦为好。我习惯农村生活,巡回于晋地各农村,不像一些走方郎中,不留姓名行址。群众也认为我是本地人,多愿接近。我看病卖药不说假话,不计报酬,遇穷苦人每施药救治。每到之处常访求当地名医,随时采收民间单方验方,经过六年时间,收集了四百余方,后来日寇扫荡,一炬而烬。解放后经回忆起来的有百余方,编了一本《简效百方录》小册子。这一段时间里,交了不少朋友,相识了许多老医生,学了众人的专长和经验,深有集思广益之感。

走上革命道路

一九三七年"七七事变"后,当国家民族危亡之际,我参加了革命工作。一九三九年组织上调我到部队工作,从此我当上了人民军医,在党的教育下提高了阶级觉悟,坚定了救死扶伤的信念。学习马列主义、毛泽东思想,懂得了一些唯物辩证法知识。我对军事课很有兴趣,尽可能争取听讲,对战略、战术的概念也粗浅地学了一点。把这些知识运用于医学方面,促使我在医疗技术上有所进步,兹略述一二事:

(一)坚持实践第一的观点　认识来源于实践,而实践又是检验真理的唯一标准,研究任何事物都必须服从这一真理。过去我对肾、命问题,由

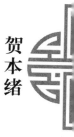

贺本绪

211

于诸家论述不同,不能真正理解。前面说过,我曾听过道家讲"修真"之理,看过《黄庭经》等道学经典,颇有助于学习《内经》有关养生的条文。在会通经文的基础上,尊其理,从其法,试行"定神",呼吸运转丹田,行之日久,逐渐感觉动气在丹田,其气有升有降,上通于脑,下极"命门",因之领悟:肾、命乃为一体,有阴有阳,相互为用,坎(水)离(火)既济,即阴阳相交之理。丹田运气法,至今我仍坚持行之,老躯尚健。本此原理,我对一些虚损劳瘤之症,有须补肾者,"壮水""益火"两不相失,区别阴阳,有所侧重。参景岳制左、右归饮也合此理,就是例证。

又如脾喜燥恶湿的问题,我对这个论说颇有怀疑。《内经》言"脾属土""其气静""其味甘,甘生脾""其德为濡"。此数语互相参证,其静、其甘、其濡,乃气味冲和之象。说明脾既不宜湿,亦不宜燥,湿与燥是脾运失调而产生的两种不正常状态。多方面实践证明,脾既恶湿又恶燥。如补中益气汤,参、芪、归、术量大,升、柴、陈皮量小,更兼甘草以中和之,其性补而不燥。临床所见,由于脾不健运,津液不化,所产生的水液潴留之寒湿证有之;而脾不输布,津液枯涸所产生的燥热症,亦常见不鲜。如一般腹水症,用一般健脾利湿之剂而愈,并不见用辛燥药;常见的无名热,用清热剂而热不退,甘淡健脾法亦不效,而以益气滋脾少佐清润之剂治之乃愈。脾燥之症例甚多,不多举。上述事例说明:理论来源于实践,实践是检验真理的唯一标准。研究任何事物都必须从实际出发。

(二)运用战略战术知识指导医疗实践　打仗有战略战术,治病犹如打仗,亦须有战略战术。某班长在当晚饱食一顿,随即感冒。经用清热、通下,三日不解,仍高热38.8℃,饮食不入,呃逆,大便已四日未解,脉沉细有力,舌绛、苔灰厚腻。按脉沉细为里虚,有力为积,舌绛为热,苔厚腻为胃气虚而健运失职、热毒积聚相并之象。病已入里非下不可,但胃气已伤,胃气虚而用攻下,虚实均须兼顾。拟扶阳以保胃气,通润以降积聚。战略上即为保存自己、消灭敌人,拟采用大柴胡汤合承气汤,用小量大黄,加少量附子以温阳和胃,加当归以润下。只二味药加减,方义就有了变化。一剂初服而便通,次日热退。

知难而进　遇险而越

医者负有操人命、决死生之重责,医德修养十分重要。

一九四三年夏,一农妇怀孕五个月,走娘家归来,路途受热,回家解衣感冒,经五日高热不退,神昏不语,饮食不能进,食入即吐,大便四日不行。前延一医谓:孕妇用药,稍有差错,母子难保。我观察病情重笃,慎重考虑如何保母子两全,虽然坏的结局沉重地压在心头,但终于鼓起勇气拟一方——人参白虎合承气汤加琥珀,芥穗。初服大便稍通,次服通畅;次日热退神志清醒,稍乞进粥;三日能起坐,母子保全。

一九七五年一妇因卵巢破裂,手术后输液反应,初由发热渐入昏迷,血压下降至40毫米汞柱(收缩压),有时测不出,用升压药效果不显,患者一同学来我家告急,我立即应诊,马上开独参汤(人参二两)加琥珀、芥穗,饲管灌下。六小时后血压回升至40毫米汞柱以上,二剂后血压恢复正常,神志清醒,渐好转。

结　　语

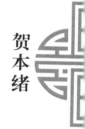

学习祖国医学并不容易,初学阶段要有坚强的意志,多读书,强记忆,为日后深钻进取打好基础。

《内经》是学习中医的根本,医学的经典,不独初学时要学,执医时始终不能释手。医疗经验越多,对《内经》理解越深刻,越有助于发挥理论指导实践的作用。

执医以后,应当多参阅历代各家著作,广开眼界,扩大思路,多吸收营养以充实自己。

多求名师。初学时必投师,求师指导才能入门。执医以后尤当多请教高明,吸取各种不同学派的经验,才不至于固步自封。

学习马列主义、毛泽东思想,坚持唯物辩证法,作为指导理论与实践的根本原则。

余年已七旬有余,一生致力于祖国医学事业,愧才疏学浅,无所造诣。有望后之贤达承先启后,继往开来,群策群力,为创造祖国新医药学努力奋斗。

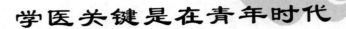

学医关键是在青年时代

重庆市中医研究所所长　　　龚志贤

作者简介

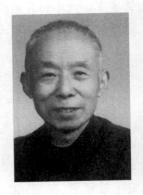

　　龚志贤（1907～1984），四川巴县人，从事中医事业五十余年。对于《伤寒论》《金匮要略》体会较深，擅长灵活运用《伤寒杂病论》方剂于临床实践，经验丰富，医理精湛。近几年来，总结平生所学所得，写出了《四诊概要》《临床经验集》《肝炎、肝硬化的初步治疗经验》等论著。曾荣获第一届全国科学大会和重庆市科学大会奖状，并出席了全国科学大会。

　　我出生于四川省巴县五布乡一个地主家庭。七岁丧父后，同长兄一起在本地一个张姓教师的私塾里开始自己的学业。这位老师是秀才，崇拜孙中山先生，不信鬼神，有民族革命思想，我因而也受到民族革命思想的熏染。一九二〇年我十三岁时，母亲去世了，接着我一个堂兄才二十七岁，又突然患急性病亡去。接连的不幸事件，使我受到沉痛的刺激，这也就成了我立志要学医的动机和目的。

学医与临证

母亲去世后，十三岁的我也辍学了。我同长兄一起，离开私塾，到姜家乡跟李寿昌学习中医。李寿昌是我家嫂的哥哥，对《内经》《难经》《伤寒杂病论》等经典著作有较深的研究。他要求我们对《神农本草经》《伤寒杂病论》要熟读，《灵枢》《素问》各选读一部分。他特别重视经络与内脏的联系，要求对十二经、十五络、奇经八脉和经水、经筋、经别等篇都要重点学习。开始，学习地点是一个山神庙，后因游人喧嚷，迁往东温泉。三年之内，读完了《神农本草经》《伤寒杂病论》，选读了《内经》《难经》等经典医书。

李老师在东温泉时，常有临近病人求诊，也为我们创造了临床实习的机会。李老师治学谨严，对待病人非常关心，诊病力求符合实际，望闻问切，一丝不苟。他常告诫我们："望闻问切四诊，要落在实处，一点虚浮不得。望诊，表证除发赤色而外，余无色；里证，须着重色诊。闻诊，病人的声音、呃、哕、汗、沫、大小便的气味都要包括在内。问诊，要启发病人说话，如痛点在何处，大小便畅利否，尤其是胸部、腹部要用手摸，汉代张仲景就重视腹诊。切脉，要和病症联系起来看，要四诊合参。须知用药的温、清、补、泻，是随病症的寒、热、虚、实来的。凡病要详察原因，水、食、痰、血、气，要详细辨明。"李老师这些扼要的启示，言犹在耳，是我临床的座右铭。

中医力忌头痛医头、脚痛医脚，"治病必求其本"，这是李老师的训言。要求对经典著作下苦工夫，要有心得，要触类旁通。读《伤寒论》要求读原文，不要求同时参看各家注解。《伤寒论》的注释者，多达二百余家，众说纷纭，反而糊涂。仲景原文自加解释之处甚多，不如熟读原文，细心求解，自有心得。例如原文二十五条："服桂枝汤，大汗出，脉洪大者，与桂枝汤，如前法。"前条原文是："太阳病，初服桂枝汤，反烦不解者，先刺风池、风府，却与桂枝汤则愈。"明明"如前法"是指如前条先刺风池、风府之法，因大汗出，脉洪大，与反烦不解，皆同属太阳病有传阳明之势，先刺风池、风府，从太阳、少阳以解其热，然后服桂枝汤则愈。而注家则说是啜热稀粥之法。又如十五条原文："太阳病下之后，其气上冲者，可与桂枝汤，方用前法。"太阳病，下之后，往往因下而为坏病。今下后其气上冲，知太阳病存

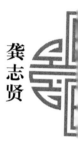

龚志贤

215

在,仍须解肌,方用前法,是指啜粥复取微似汗,使病从表解。二十五条是"如"前法,而十五条是"用"前法,一字之差,意义则大有区别。

我和长兄跟李老师学习三年之后,李老师提议我们共同组织"三友医社",在五布、姜家、二圣三个乡行医。"三友医社"在五布乡东温泉,距离姜家、二圣两乡各有二十余里,我们师徒三人每逢一、四、七日去二圣乡赶场应诊,二、五、八日去姜家乡赶场应诊,三、六、九日在东温泉本社应诊。本社往返二圣、姜家皆步行五十余里,这是很辛苦的工作,但能治好一些病人,我们感到很愉快。

我在临床实习之初,用古人成方往往收效甚微,请教李老师,他指出:"治病必求其本。要了解病因,明白药性,从'四诊''八纲'辨疾病的寒、热、虚、实,在表在里,属阴属阳,从而将方剂化裁灵活运用,才可能取得较好的疗效。若以方套病,势必误人。"我从此即在理、法、方、药上下苦工夫,临证治病疗效较好,自己感到有一定的收获。切脉一事,明于书未必明于心,明于心未必明于手,所谓"胸中了了,指下难明"。我虽然学习了明代李时珍的《濒湖脉学》、清代周学霆的《三指禅》等论著,但结合临床,仍感到茫然。李老师指出:"脉象除十怪脉为危重病象而外,至多不过二十余种,而疾病的治法,或治三阴,或治三阳,或治五脏,或治六腑。病因于内者,先治其内,后治其外;病因于外者,先治其外,后治其内;病在表者汗之,病在里者清之。总之,病有虚有实,当补当泻;病有寒有热,当温当清;病有表有里,当汗当利。治疗法则如此多种,不一而足。病之类别,有风、寒、湿、燥、火、热六淫为病;有皮、肉、筋、骨、脉五体为病,或病形,或病气,或病营,或病卫,或属新病,或属痼疾,人身疾病如此之多,候病的脉象如此之少,岂能只凭脉诊包罗万象。因此,必须用望、闻、问、切四诊综合分析,辨明诸病,用表、里、寒、热、虚、实、阴、阳八纲辨证施治。《内经》说:'闻见而知之,按而得之,问而极之,此亦本末根叶之候也。故曰知一则为工,知二则为神,知三则为神且明矣。'这说明以'四诊'联合为一体的诊察方法极为重要,绝不可截然分割,必如是,则病之在经、在络、在脏、在腑、在上、在下、在中、在前、在后、在左、在右、在气、在形,或症或瘕,或虚或实,或表或里,或寒或热,或阴或阳,均有色可见,有音可闻,详询病情,参考脉象,从而诊断,辨证施治,或可较为正确,较少差误。"李老师对切脉的精辟论述,使我对于切脉有了进一步的了解。总之,切脉一途,要在阴阳二字上用工夫,要诀不出浮、沉、迟、数,有力与无力等。四总脉以浮、沉、迟、数为纲,再以四脉的有力无力分出虚、实、洪、弱等脉象。这样以纲带目、从简到繁、先易后难的切脉方法,初学的人容易掌握。

在东温泉古佛洞学医的地方,有一大片夜合树。早上旭日东升的时候,夜合树向东面的枝叶全部张开,其余树叶则仍闭合;在太阳正午的时候,夜合树的枝叶全部张开;在夕阳西下的时候,夜合树的枝叶则又完全闭合。根据这一启示,我们师徒三人对少阳为枢、太阳为开、阳明为阖,进行了讨论。开、阖、枢三者是随天之阴阳而变化的。少阳旺于寅卯辰,太阳旺于巳午未,阳明旺于申酉戌。少阳为一阳,太阳为三阳,阳明为二阳。少阳之时,阳渐旺,阳气由少到多,由少阳到太阳则三阳开泰。少阳主半表半里,太阳主表,由里达表,故少阳为枢,太阳为开也,阳明为二阳,阳气衰,阴气盛,阳明主里,由阳转阴,故为阖也。天地之阴阳,人亦应之,万物亦应之,从夜合树枝叶之开阖,随阴阳之升降而变化,体会到人体三阴三阳开、阖、枢的道理。当时这一番探讨,至今思之,还未堕入玄学,故录此就正高明!

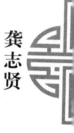

～❀ 重庆开业行医 ❀～

一九三二年,重庆设立了针灸讲习所,我认为中医不熟悉经络,不懂针灸,是不够全面的。于是离开"三友医社",辞别老师和长兄到重庆考入针灸讲习所,学习针灸六个月。结业后与针灸同学唐世丞、曾义宇在重庆正阳街成立针灸科学研究所,因业务清淡,后来垮台了。我又到中医张乐天办的国粹医馆行医,也没有什么业务,干两年就离开了。一九三五年重庆名医吴櫂仙开办国医药馆,荟萃名中医多人,我亦参加在国医药馆执行中医业务。这是我向许多老师学医的好机会。吴櫂仙对《内经》和《伤寒论》有较深的研究,能全部背诵原文,我在诊余时请他解惑析疑,受益不少。同时还向唐阳春、周湘船、文仲宣等几位临床经验丰富的中医师请教。我用番木鳖一两、枳壳三两、白术六两为蜜丸,每丸重一钱,早晚饭后各服一丸,温开水吞下,治疗脏器下垂和骨质增生有较好的疗效,特别对胃下垂疗效更为满意,这是向唐阳春中医师学来的。周湘船中医师对"阴阳五行""五运六气"有较深的研究,临床上善于应用仲景的方剂。我用乌梅丸治疗上热下寒、肝风掉眩的眩晕证(多属现代医学的梅尼埃综合征)，有较好的疗效，这是我向周湘船中医师学来的。我用四逆散(伤寒论方)加味治疗肠痈(阑尾炎)取得较好的疗效，是向文仲宣中医师学来的。肠痈的病因是由于寒温不适、饮食不节、饱食后急走等原因引致大肠运化痞塞、气血瘀滞以致湿热内生积于肠中而发病。用四逆散加味，理气活血，清热解湿，无论热重、湿重、气滞三者皆可用之。处方：柴胡六钱，白芍二钱，炒枳壳六钱，甘草二钱，广木香三钱，黄连二钱，炒川楝三钱。此方治肠痈无论急性慢性均可服。急性服三五剂即可治愈，慢性服三五剂可见显效，但难以根除。愈后复发时，仍可再服此方。

汉代文学家韩愈说："古之学者必有师。师者，所以传道受业解惑也……是故无贵无贱，无长无少，道之所存，师之所存也。"我在重庆行医时，凡能对我传医学之道、授岐黄之业、解疾病疑难之惑的人，无不尊敬为师。不独向同道学习，还要向病人学习，"实践是检验真理的唯一标准"。治好了病，要问一个为什么；治不好病，也要问一个为什么，不能囫囵吞枣。尤其要接受病人的意见，特别治坏了病，要在错误中提高认识，吸取教训。拜人为师也不是轻而易举的事。在旧社会往往"文人相轻"，当时中医又是被国民党政府歧视的对象，多数医生业务清淡，生活困难，只有少数名医诊务好，收入多。医界中有传子不传女的严重保守思想，为了争饭碗，打击别人，提高自己的现象屡见不鲜。拜名医为师，名医诊务忙，对病家应接不暇，门诊出诊之后，已感到精疲力竭，欲求请其传道授业解惑，即使他思想不保守，也已心有余而力不足了。我向名医吴櫂仙学习，他的诊务忙，我的诊务清淡，我就给他抄方，便中请教，因此，受益不浅。记得当时有一位草医，善于用外洗药治疗皮肤湿疹，但很保守，凡对求治的皮肤湿疹病人，他只给药不给处方，把药切成细末混杂在一起交与病家。我请教他多次，他都推诿。当时草医不为医界所重视，但我很尊敬他，亲近他，虚心向他请教，必要时还在经济上给他一些帮助，他终于向我公开了秘方。处方是：苦参二两，蛇床子一两，百部一两，益母草一两。用法：煎水洗涤湿疹，如患全身湿疹，可用药水洗澡。每剂药可煎洗二三次。我配合内服清热解毒的中草药，更提高了疗效。

一九五一年春，我参加了西南卫生部工作，任中医科副科长。一九五四年大区撤裁，我被调北京中央卫生部中医司工作。当时，中医司下设三科,四川名医李重人任教育科科长,北京名中医汪逢春的弟子魏龙骧任科技科科长,我任管理科科长。李重人、魏龙骧是精通中医理论和有丰富临床实践经验的高水平的中医,我们朝夕相处,经常"执经问难",获益非浅。三人还在办公之余会诊和出诊,对冠心病的治疗,用了宣痹通阳、活血化瘀的治疗法则,当时曾选用了红参、三七、丹参等药物,要求患者较长时间服用,取得了较好的疗效。在这期间还广泛阅读了各省来的大量中医科技材料,开拓了眼界,增长了知识。

三 得 四 戒

学医的关键是在青年时代。青年人记忆力好,比老年人精力充沛,只要勤奋学习,刻苦钻研,不断总结辨证论治规律,理论联系实际,就不难攀登医学科学高峰,成为精通理论和有丰富临床经验的高水平的中医。我在青年时学习抓得不够紧,不知不觉混过青年时期。现在年老体弱多病,如求长进,则感到心有余而力不足,所谓"少壮不努力,老大徒伤悲"。因此,我不能不向祖国医学的继承人进一忠告,希望以我为前车之鉴!

我以五十余年的经验教训,向青年中医提出"三得""四戒"的建议,仅供参考。

什么是三得?就是对中医经典著作,一要记得,二要解得,三要用得。欲求记得,就要在青年时代奠定医学基础。对《内经》要选读,仲景《伤寒杂病论》要全读,"温热病"主要著作要熟读,《神农本草经》要全读,古方和时方要选读,青年时映入脑海,终身受用不尽。欲求解得,就要在临床实践时细心体会,把已学习的医学基础和临床医学应用于临床实践,并要向病人请教,验证疗效,根据客观情况反复深思,随时总结正反两方面的经验教训。既记得解得,又要用得下来,须向"四诊""八纲"寻求路径,根据各种病症不同情况,或用"六经"辨证,或用"脏腑"辨证,或用"营卫气血"辨证,或用"三焦"辨证,如此操作不息,十年之后,必有所成。

什么是"四戒"?一戒自高自大,自作聪明。学习要虚心,不能强不知以为知;对老师、对同业要虚心请教,肯学肯问,千万不能自满。二戒弄虚作假,不实事求是。青年人最忌讳说大话、说空话、说假话。一个医务工作者,如不诚实对事对人,吹牛邀功,欺世盗名,堕落成"江湖医生",就不配

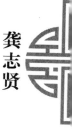

龚志贤

219

为祖国医学的继承人。三戒好体面,不接受病人意见。在一个上进的医务工作者看来,病人往往是自己的老师,医好了病要总结经验,医坏了病,也要总结教训,这样,才能不断前进。医生当然不是包医百病,应了解现在还不能彻底医治的病是很多的。当然,能治的病而治不好,病人或病家对医生提出批评,医生必须诚恳接受意见,接受教训,而不能文过饰非。四戒懒惰散漫,不奋不发。一个人即使天资非常聪明,如很懒惰,结果必然一事无成。

我今年七十有四,在中医药事业中,由于资质钝拙,虽然学习和执行中医业务五六十年之久,对中医学理论和临床实践经验还是一知半解,抱残守缺。总结我大半生的经验教训,我的优点是勤学苦练,尊师重道,乐于向同道和病人请教。我的缺点是,对继承祖国医学遗产不够全面,对仲景的《伤寒杂病论》下工夫多些,百读不厌,在临床实践中,也多用仲景方化裁;对叶香岩的《论温十二则》、吴鞠通的《温病条辨》、王孟英的《温热经纬》等温病著作,知道得很肤浅,不够深入。"马克思主义者认为人类社会的生产活动,是一步又一步地由低级向高级发展,因此,人们的认识,不论对于自然界方面,对于社会方面,也都是一步又一步地由低级向高级发展,即由浅入深,由片面到更多的方面。"(《实践论》)社会是不断向前发展的,自然科学也是不断有所前进的,中医温病学是继仲景《伤寒杂病论》之后逐渐发展起来的,特别在清代有更大的发展,现在还要发展,我忽视对温热病的研究,是有缺点的,应提出自我批评。

（本人口述,龚宗仅整理）

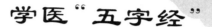

学医"五字经"

湖南省中医药研究所副研究员　　　刘炳凡

作者简介

刘炳凡(1910~2000),湖南汨罗人。从事中医工作五十余年,历任全国血防研究委员会委员,中华全国中医学会理事,湖南省中医药研究所理论研究室副主任、研究生班主任。对于金元四家学说有较深入的研究,对于血吸虫病的中医防治也有一定成绩。著有《晚期血吸虫病辨证分型论治》《脾胃论注释(卷下)》《刘完素学说研究》《朱丹溪学说研究》等。

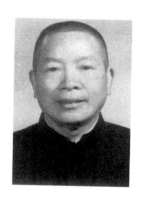

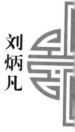

我生于汨罗江畔桃花洞的一个手工业者的家庭。父亲是个篾匠,靠着手艺在长沙市勉强营生。我六岁时,随母亲来到长沙,与父亲相依为命。父亲一把篾刀维持一家生计虽甚觉拮据,但他唯恐后辈又成"睁眼瞎",就节衣缩食供我上学了。我读了四年小学,又念了三年"子曰诗云",习作本上虽然留下了"甲上"连"甲上"的评语,十四岁时也就不得不操起篾刀跟着父亲去"赚饭"了。

我不甘心学业的中断,一边做工,一边自修,生活迫使我走上了自学的道路。我恳求父亲买来《康熙字典》,它便成了我无言的老师。我坚持做到四个"一点":起早一点,睡晚一点,闲谈少扯一点,分心的事少干一点。

这样,三年的工余时间,读完了《古文观止》《资治通鉴纂要》《古文辞类纂》《唐诗三百首》《史记精华》等等,然后走上了岐黄之路。

❧ 从师要讲"诚" ❧

十六岁了,街坊邻舍有的请我去编编竹器,也有的邀我帮忙做做"文笔功夫"。于是我被闾巷称之为"篾匠秀才"。不少的公公婆婆向我父亲进言道:"这伢子做篾匠真可惜了,何不叫他去学门'斯文艺'呢?"父母要我自己拿主意。思忖再三,我认为至善至乐莫过救人一命,于是表明愿学做医生。可怜天下父母心!父亲终于咬咬牙说:"好,再贴几年本!我去跟你寻个师傅吧!"次日清晨,父亲特意去拜访了当时一位比较著名的老中医。回来后,垂头丧气地对我说:"你生错了人家,没有那个命!"原来那位老先生说:"穷不学医,富不学道。李东垣跟张元素学医花了一千两银子。你儿子要学嘛,看在街坊面上,师傅钱就算四百块光洋吧!"这对于一个篾匠来说,那是全家不吃不穿也办不到的!

事有凑巧,我母亲患病了,请那位"大郎中"来诊视,用了十几块光洋,病却越来越重。有人说,不如请寄居在静乐庵的柳四公来看看,花两百文的"包封"也请得动的。果真,仅仅花费几百文就药到病除。母亲说:"这位先生心地好,本事强,你能拜他为师该多好!"父亲立即托人去求,柳四公哈哈一笑,说:"我袖口都开花咧,还带什么徒弟?"反复说明原委后,他问:人沉静吆?好学吆?读了多少书?了解这些以后说:"现在还不谈什么师和徒,先把人带来试试,三个月后再定吧!"于是,我解下腰围裙,掸去浑身的竹屑,步入了幽深的静乐庵。

柳四公名缙庭。只见他端坐在庵堂的太师椅上,虽衣履敝褛,却古貌昂然。他看了看我,又问了几句为人治学的话,就当即点了几篇"药性""汤头",叫我每天夜里去庵中背诵。

三个月过去了,点的书都能背能讲了。他才通知我父亲正式"收徒"。父亲问他,究竟要多少师傅钱,他说:"立张'投师字'吧。"

一张奇特的"投师字":除了双方和证人的签名及一般套话外,就只写了一个"诚"字。我还清楚地记得,他十分严肃地说道:"今日你拜我为师,不要你一分师傅钱,只要你一个'诚'字。"

什么就是"诚"呢？他说了三条。这对于今天的新型的师生关系而言,大概是不必要了。但就其时其人而言,我认为义正理明、言简意赅,有的仍然有着借鉴的价值。姑且录之如下:

一是对医道要诚:终生只为此业,任凭有何艰难,有何风险,不得见异思迁。

二是对学问要诚:触疑即询,遇惑即问,不得不懂装懂,浅尝辄止。

三是对师要诚:"我乃孤单一人,年老力衰,设若四体不用,需得朝夕服侍;寿尽之后,应妥为安葬,立碑为记。"

顿时,我们父子被感动得热泪盈眶,学医也就在这一片赤诚中开始了。

为了照顾我的家庭生计,柳老师让我白天仍然做工,夜晚去庵里由他考核功课,每隔七八天,集中疑难问题讲解一次,这大概就是"勤工俭学"吧!三年业余时间,他指点我按部就班地精读了下列书籍:

第一为方药类:《雷公药性赋》《汤头歌诀》《本草备要》《医方集解》。

第二为脉法类:《濒湖脉学》《脉经》。

第三为医经类:《素问》《灵枢》《难经》《伤寒论》《金匮要略》。

第四为临证类:《医宗金鉴》《温病条辨》《温热经纬》《幼幼集成》《济阴纲目》《外科正宗》。

第四年春节,柳老师要父亲给我做了一件长袍,说:"'熟读王叔和,不如临证多'。今年起,跟我去看病。"

柳老师出门没有车马,看病不要招待,诊费便宜,药费也轻。辨证论治相当准确,处方用药法度甚严。可是,豪门大户嫌他人穷药贱,不大请他。因此,我们师徒经常出入在小吴门、流水沟、大西门墙弯子一带穷苦人家。接触的病例很多,病种也很复杂,而且遇到不少大症、险症,这可真是十分宝贵的实践条件。

在跟师应诊中,柳老师反复强调"一证一得"。有一次,出诊天心阁,患者是一对姐妹,同时患麻疹。其姐发热面红,目赤畏光,苔黄纹紫,疹点已现而色红;其妹面白身冷,微微汗出,偎在母亲怀中,苔白纹青,疹点隐隐可见而色淡红。我当时认为都应透疹,都可给以宣毒发表汤。柳老师却说,前者固可,后者断不可!而改用了桂枝汤,并且再三叮嘱病家,只能煎服一次。走出门来,他说这两个孩子当晚都可以出齐疹子,次日果如其言。我对用桂枝汤思而不解。柳老师道:"善诊者,先别阴阳;临证时,须知顺

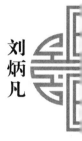

刘炳凡

223

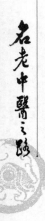

逆。慎思之,明辨之,而后方可言立法处方用药。"接着他剖析道:其姐顺证显见,法当辛凉宣透,故用宣毒发表汤以助之,其疹自透;其妹正气不足,营卫失调,表邪未解,疫毒内攻,故用桂枝汤解肌发表,调和营卫,则阴证见阳,其疹必透,若再服一次,就会助热伤阴。这样"一证一得"的学与练,事半功倍,效益明显。有时在化险为夷的病例的"思"与"辨"的过程中,真有"山穷水尽疑无路,柳暗花明又一村"之感。

不幸的是,那年冬天柳老师一病不起,我晨昏侍奉,心中惶惑。一天,他脸色蜡黄,喘息不止,断断续续地叮咛着:"我不行了,最后教你几句话:要熟读《伤寒论》,掌握'散温(麻桂)、造温(姜附)、清温(白虎)、泻温(承气)、保胃气、存津液'十四字诀。"随着,亲手将他珍藏的书籍以及平时使用的杵钵交给我,并说已经托了另一位老师继续教我,希望学而有成。这位具有真才实学而郁不得志的老中医,就这样默默地离开了人世。我虔诚地殡葬了他,并年年清明节都去祭扫一次,以不忘为我业医奠基的那个"诚"字。

求知必讲"勤"

正在为失去良师而悲伤之际,在落星田开设"红十字医院"的杨春园医师找到了我的家,说他是受柳四公的重托而来的,邀我去他那里一边读书,一边协助应诊。

来到门庭若市的小小医院,抬头一看,大门上悬挂着一块黑底金字的匾额,上书"有仲景风"四个大字。原来这里是当时长沙中医界名流聚会之所。进了书房,看到一个连着一个的满满的书架,我又意识到这里是老师多、病例多、书籍多的求知的好地方。

跟随杨先生仅仅一年,但这是使我大开眼界的一年。很多前辈,如吴汉仙、曾觉叟等,都是在那里拜识的,很多疑难杂病是在那里见识的,《伤寒广义》《皇汉医学》《全国名医验案》《中国医学大成》等很多医籍是在那里读到的,在当年《卫生报》发表的一些文稿也是在那里撰写的。

一九三三年,我二十二岁,家里要我单独开业。通过伍春辉先生的介绍,我加入了国医公会,获得了处方权,就在东长街的篾店里应诊,自题为"仲山医社"。

次年七月,滨湖大水,灾民成千上万逃到长沙,聚居在韭菜园、孤儿院一带。饥寒交迫,伤寒、霍乱、痢疾蔓延不息,尸暴于道,目不忍睹,哀鸣之声,惨不忍闻,政府视而不顾,民众激于义愤,自发组织赈济。国医公会立即响应,决定派我与另两位医师组成"巡回义诊队",我毫不犹豫地接受了这个任务。

一连三个月,早出晚归,看病不少,记得每隔两天公会就要送一叠百页一本的"义诊处方笺"来。每天诊务结束之后,就把当天遇到的典型病例记录下来,并且力求理、法、方、药记载完备。现在有一部分临证笔记就是当时留下的。

一九三八年九月,日本帝国主义入寇岳阳,长沙一片焦土,迫使我只携带着部分书籍和读书随笔匆匆返回故乡,并在乡里开业。可恨日寇连穷村僻壤也不放过,整天狂轰滥炸。只好天天和老老少少一起钻岩洞。在洞里我常找个透光的角落坐下来,边看边写,坚持学习。在家乡四次沦陷期间,我蹲在岩洞里不仅温习了和新读了大量的医学书籍,而且还涉猎了不少文学书籍,记下了十二万字的读书笔记,写成了《医著菁华》初稿。

我体会到,求知必须具备"勤"字和"恒"字。求知的途径无非有三条,而这三条途径都要用"勤"字去开辟。

第一是向书本学。不仅要系统地精读中医经典著作,而且要广泛地阅读各家学说及各地书刊杂志,以便能理清源流,增进新知,了解学术动态。每读一书,应将要点、疑点、难点简明标记,获得解答即时笔录。运用于临床后,有所心得,又随时小结,分门别类加以整理。步入医林以来,我共写下学习笔记近一百万字,有一部分取自绝版或孤本。凡是已经摘录的资料,能够一翻即得。这样做,就不至于临阵磨枪了。记得逃避日机轰炸时,很多小孩因躲进山洞几个月而致双目失明。我一查资料,立即认识到病因是"湿蒙清窍",就重用"治目盲,燥脾去湿宜用"的苍术为主组方,使绝大部分患儿复明。如果平时不积累资料,猝然以杞菊之类投之,是难以毕其功于一役的。

第二是向老师学。谁是老师?"道之所存,师之所存。"不仅要向前辈学,也不妨向后辈学;不仅要向同行学,也可以向群众学。要有"不耻下问"的精神,学人之长,补己之短。我是随身带着笔记本的,以便有师即学,有闻即录,学习"博采众方"的办法,曾积累秘方、验方、偏方、单方十余本,

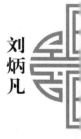

刘炳凡

后来编成了《民间单方验方选辑》。有许多经济简便而又行之有效的方药，确实是医典未载，师道难传的，并且给人以启迪。例如，在搞血防工作时，湖区老太太传授的吊墈黄泥水调湿敷的"泥疗法"，可以速退小儿高热；到云南参观中草药展览时，我向老专家请教获得五种秘传白药配方受到启发，自制"三藤汤"（常春藤、鸡矢藤、鸡血藤）对肿瘤之气滞血瘀的疼痛和风湿阻滞的关节剧痛，均能收到良好的止痛效果；从一位老草医那里学来的治白喉的经验中，我推演出用蛞蝓、地虱婆治疗上颚混合瘤及唇癌，不仅使病者免受手术之烦，而且疗效巩固。如果固步自封，而不勤于学习和采集，又怎能扩大自己所知的领域呢？

第三是从实践中学。如何辨证，如何施治，徒有理论而无实践，那是海市蜃楼，顶看不顶用。例如，对于子宫功能性出血和某些恶性肿瘤出血的治疗，医家见仁见智，各有所长，而我采用归脾汤加蒲黄炭、灵脂炭、荆芥炭，临床医师们重复运用后确认疗效显著而称赞为"刘氏三炭"。其实，这个方法不是我凭空想出来的，而是在长期的实践中比较、分析而得到的。

临证要讲"精"

临证五十年来，我深深感到，要成为一个知深识博、得心应手的中医，除了学好四部经典著作，使学有根底外，还必须在临证中孜孜不倦地追求一个"精"字。要精于求理，精于立法，精于组方，精于择药，而其根本是精于辨证。

任何一个病症的产生，必有其因；任何一个病症产生之后，必具其症。如何在四诊合参中准确地抓住证征，进而无误地审证求因，明阴阳，分表里，别寒热，辨虚实，分清标本，明确诊断，这就是临证的关键。

怎样透过复杂纷纭的症状来明确诊断呢？个人的心得是：在比较牢固地掌握了中医基础理论的前提下，可以按如下四个步骤进行：

第一，抓住主诉，联系诸症；

第二，详询病史，追索病因；

第三，细探四诊，逐一排疑；

第四，纵观整体，反复求证。

也许，这是老生常谈。但这恰恰是最重要的基本功，也是最易疏忽、最难精通的基本功。因此,应十分认真的苦练,切忌主观臆断,自以为是。

有一次,病人以"咽喉疼痛有异物感"的主诉求治。检视前医用药,均系一派寒凉的除热祛风之剂,连投不效。追询病史,便溏、遗精、渴喜热饮而下肢冷。察其面色无华,脉细,舌淡红,苔薄白,咽峡并不红肿,口流清涎。此乃脾肾两虚,是所谓"不肿不红不壅塞,忌寒忌刺忌攻风"的"虚火喉痛",寒凉之品岂能独擅其功?法当引火归原,补肾益脾。主以八味桂附丸,重用健中之淮山,加以温脾之白术,连服数剂,诸症悉除。用"八味桂附丸"者,乃"柔剂养阳,炉中复灰"之意;加白术者,乃健脾燥湿而脾肾同治。由此可见,小恙尚须明于辨证,大证、险证更应精于辨证。

除了辨证求"精"之外,立法、处方、用药等也要求"精"。例如,白术是补脾益气燥湿之品,陈嘉谟却指出它"善闭气而痛症忌投"。多年来,我摸索着当用白术而有禁忌者,若与陈皮同用则气不滞,若与藿香、白蔻为伍则能纠白术之壅,若与丹参归芍相配则大便不闭,若用灵脂、蒲黄相佐则痛症可投。这就打破了白术的禁忌框框,使它也"扬长避短"了。

甚至,在药物的剂型、服法上也要求"精"。例如,治疗口腔恶性肿瘤,我常用蛂蝓(鼻涕虫)、地虱婆(鼠妇)以化毒;治腹主动脉瘤、闭塞性脉管炎,常用水蛭、地鳖虫、蜈蚣等虫类以通络,其疗效虽然满意,但其气味难闻,患者入口即吐,只要加入三分上桂同煎,取其芳香以辟秽,即可达到安胃的目的。又如昼日恹恹欲睡、夜则烦躁不眠的患者,给归脾汤加熟地黄,令其上午服第一煎发挥参芪之力以解其困乏,晚上服第二煎显示归地之功以助其睡眠。不探究这种因气味厚薄而制宜的服药方法,就不能获致益气安神各擅其功的疗效。

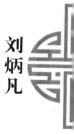

为医勿忘"德"

为医,不仅要具有精良的技术,而且要具备高尚的品德。这里,只想谈谈个人感受较深的两点:

第一,为病人服务要全心全意。这,既非粉饰之词,更非政治口号,而是必须毕生身体力行的医德。在应诊中,应该要求自己做到:耐心地倾听主诉,详细地询问病史,专心地进行四诊,精心地求出诊断,细心地组方用药,详尽地交代服药宜忌。更重要的是,无论病人地位之高下,性别之男女,年岁之长幼,外貌之妍媸,家境之寒裕,关系之亲疏等,均一视同仁。否则,不败于医之技,而将败于医之德。

另一方面,不要以任何理由、任何方式接受病人的礼物。为什么?接受了一次礼物,就暗暗滋生贪婪之心;接受了一个病人的礼物,其他病人也会或出于感激或出于有所需求,甚或出于迫不得已来投其所好。这样,把救死扶伤的高尚的人道主义逐渐变成了卑贱的利己行为。所以,医者和病者之间,是千万搞不得"物质刺激"的。去年,我治愈的一位疑难症患者在春节前寄来了一个包裹,并附上一封热情洋溢的恳求收受礼物的信,我当即原物寄还,并附了一封婉谢的信。今年,一位国外侨胞之子久患精神病,在海外遍治无效,寄养于长沙,由我治获初验。其父不但写信给我所领导表示感谢,而且致函于我,问需要什么。我复函说:"一根灯草也不要!"我相信,凡是立志为病人服务的同志们,都是不会把医疗技术当作变相的商品的,都会是不以受馈为荣而以受馈为耻的。

第二,处世持身,要"躬自厚而薄责于人"。"同行生嫉妒"这句话,是自私自利者的真实而典型的写照。我们的国家要实现四化,我们的中医事业要发展,就必须坚决地、彻底地根除这个旧社会遗留下来的恶习。其实,嫉妒别人,对己、对国家、对事业均有害无益。韩愈早就指出过:"怠者不能修,而忌者畏人修。"个人体会到:处世持身,"不忮不求,何用不臧"。是经得起实践检验的格言。

立业贵在"专"

解放后,我曾担任过从乡至地区的中医教学、科研工作,但我始终没有忘记自己是一个临床中医。我深深地感受到:术贵专攻。

当然,我服从了党的分配,叫干什么就干什么。但是,在干的时候,结合自己的专业,努力钻研,坚持不懈。五十年代,刚刚参加革命工作,党派我搞防疫,我即从事了旧社会遗留下来的各种传染病(如天花、麻疹、痢疾、乙脑、白喉等)的中医防治研究,总结民间经验写出了各种《防治手册》,因而获得人民政府的奖励。六十年代,党派我担负晚期血吸虫病的治疗研究,我住到湖区,挖掘民间导水验方,用"九头狮子草"及自制的"复方防己黄芪丸"治疗单纯性腹水,用益气、养肝、健脾、利尿的方法治疗复杂性腹水,并且搜集血防战线老中医经验,结合自己的实践,将积累九年专题研究之所得写出了《晚期血吸虫病腹水分型辨证论治》,因之有幸获得了中央卫生部的嘉奖。七十年代初期,党派我研究恶性肿瘤的中医治疗,我从"治病必须治人"悟出"留人治病"的道理,坚持"脾(胃)为后天之本,肾为先天之本"的学术思想与治疗原则,着重探求《内经》广义的治本思想和李东垣的《脾胃论》、朱丹溪的《格致余论》、赵养葵的《医贯》,以穷其源而畅其流,用之于临床,从而提高了恶性肿瘤患者的机体免疫力。例如,有一脑肿瘤患者,头剧痛,眼复视,且具顽固性呕吐。西医确诊后,认为必须手术切除,并告患者家属,手术的结果可能是"一死二残三苟延",患者不愿手术而来就诊,我用中药和胃降逆、滋阴养肾、平肝潜阳,坚持服药五个月,现愈已三年,疗效巩固。

经历使我明白,树立热爱中医专业的思想是极为重要的。无论如何繁忙,千方百计不要丢掉了这个"专"字;任何殊荣,任何挫折也不要让自己动摇了这个"专"字。我为了督促自己做到这个"专"字,曾刻了一枚印章盖在自己的书籍上,其辞是"学问思辨",目的是笃行不懈。我毫不怀疑:任何一个有志于中医事业的青年医者,不管资历如何,条件如何,只要专业、专心,"锲而不舍",则"金石可镂"。

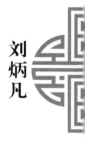

刘炳凡